新冠肺炎综合防控诊治丛书

SERIES IN COMPREHENSIVE PREVENTION, CONTROL, DIAGNOSIS, AND TREATMENT OF COVID-19

互联智慧分级诊疗

分册

河南省卫生健康委员会
河南省人民医院 编写

河南科学技术出版社
·郑州·

图书在版编目（CIP）数据

新冠肺炎综合防控诊治丛书. 互联智慧分级诊疗分册 / 河南省卫生健康委员会，河南省人民医院编写. —郑州：河南科学技术出版社，2020.6

ISBN 978-7-5349-9968-0

Ⅰ.①新…　Ⅱ.①河…　②河…　Ⅲ.①互联网络—应用—日冕形病毒—病毒病—肺炎—诊疗　Ⅳ.①R563.1

中国版本图书馆CIP数据核字（2020）第074466号

出版发行：河南科学技术出版社
　　　　　地址：郑州市郑东新区祥盛街27号　　邮编：450016
　　　　　电话：（0371）65788613　65788625
　　　　　网址：www.hnstp.cn

策划编辑：马艳茹

责任编辑：武丹丹

责任校对：丁秀荣　牛艳春

封面设计：张　伟

责任印制：张艳芳

印　　刷：河南新华印刷集团有限公司

经　　销：全国新华书店

开　　本：787 mm×1 092 mm　1/16　印张：18.5　　字数：330千字

版　　次：2020年6月第1版　　2020年6月第1次印刷

定　　价：120.00元

丛书编委会

本书编委会

主　编　张连仲　梁新亮

副主编　越丽霞　成巧梅　焦建鹏　张文稳
　　　　李　珂　申　理

编　委　（按姓氏笔画排序）

马泽明　王玉华　王雪静　王耀辉

申　理　田　天　成巧梅　刘　丹

李　珂　李　森　李佩丽　张文稳

张连仲　胡铭轩　贾雪山　梁新亮

越丽霞　焦建鹏　穆淑卉

主编简介

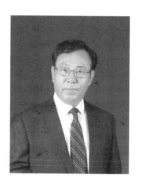

张连仲　教授、主任医师、博士、博士生导师，河南省人民医院副院长，享受国务院政府特殊津贴专家。兼任中国超声医学工程学会常务理事，中华医学会健康管理学分会常务委员，河南省医师协会超声医师分会名誉会长，河南省医学会超声医学专业委员会主任委员。《中华实用诊断与治疗杂志》副主编、《中华医学杂志（英文版）》（*Chinese Medical Journal*）特约审稿专家、《中华超声影像学杂志》特约编委、《中国超声医学杂志》常务编委。发表科研论文 100 余篇，出版专著 3 部，获河南省科技进步奖等 10 余项，承担各类科技攻关项目 20 余项。

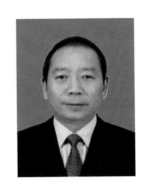

梁新亮 主任药师、药学硕士、工商管理硕士、公共管理硕士生导师，河南省人民医院公共事业发展部主任。兼任中国医学装备协会远程医疗与信息技术分会常务委员，中国医师协会人文医学专业委员会医学人文与智慧医疗工作委员会委员，中国研究型医院学会互联网医院分会理事，河南省药学会理事，河南省医院协会互联网医院分会常务委员，河南省医院协会抗菌药物合理应用管理分会常务委员，河南省医院协会医院分级诊疗管理分会委员兼秘书。发表科研论文 20 篇，出版专著 1 部，获河南省科技进步奖等 2 项，承担各类科技攻关项目 6 项。

序

整合：构建新冠肺炎健康服务生态系统。

Integration: Building COVID-19 Health Services Eco-system.

人类发展史是一部人类与传染病的斗争史。在历史上，危害过人类的传染病有鼠疫、天花、霍乱、麻风、白喉、流行性感冒、梅毒、斑疹伤寒、疟疾、狂犬病、肺结核等数十种之多，其中以鼠疫、天花、流行性感冒影响最大。进入21世纪以来，SARS（严重急性呼吸综合征）、禽流感、埃博拉出血热、中东呼吸综合征等疫情频发，近期新型冠状病毒肺炎（简称新冠肺炎，COVID-19）肆虐，人类与传染病斗争的形势依然严峻。

医院作为重大传染病预警研判、医疗救治、临床研究、宣教培训的综合载体，在疫情防控中的地位举足轻重。但在新冠肺炎疫情暴发初期，也暴露了一些共性短板，如信息传递和反馈滞后、形势误判、决策不当、措施不力、反应迟缓、协调不畅、物资储备不足等。这说明，传统经验式的医院医疗健康服务供给模式，已经无法胜任传播速度快、感染范围广、防控难度大的疫情防控重任。

河南省人民医院是河南省省级新冠肺炎定点救治医院，疫情暴发初期就坚持以生态论、系统论、协同论、制度论、信息论、资源论等方法论为指导，积极整合院内、院外优质资源，构建医院主导、社区支持、社会参与的"三位一体"的新冠肺炎防控健康服务生态系统，取得了"确诊病例全部治愈、医务人员零感染"的成效。

作为奋战在新冠肺炎疫情防控一线的医务工作者，我们不仅有义务提供优质高效的医疗健康服务，更有责任从学术角度寻求在新冠肺炎大流行背景下实施有效干预和优化服务供给的一般规律，以期从临床、护理、社区干预、应急管理、线上服务等多维视角，提供新冠肺炎综合防治示范方案，为巩固我国新冠肺炎疫情防控成果、降低社会经济健康总体代价做出贡献。

基于这种思考，我们着手编写了"新冠肺炎综合防控诊治丛书"。本丛书采用理论分析结合案例报道的形式展开写作，全面总结了新冠肺炎防控健康服务生态系统所涵盖的八个学科在疫情防控中的做法和经验，编著形成九个分册：《应急管理分册》《互联智慧分级诊疗分册》《河南省人民医院公共卫生医学中心分册》《全科与社区分册》《临床诊治分册》《重症救治分册》《护理案例解析及管理分册》和《影像学诊断分册》及其英文版*Image Atlas of COVID-19*。

《应急管理分册》旨在全面总结河南省人民医院构建新冠肺炎疫情期间应急管理体系的做法和经验，涵盖应急管理概述、灾害脆弱性分析、应急管理系统设计、线下服务应急管理、线上服务应急管理、质量安全应急管理、人力资源应急管理、科技创新应急管理、支持保障系统应急管理、信息传播宣传应急管理和境外输入性病例应急管理十一个方面的内容。

《河南省人民医院公共卫生医学中心分册》旨在呈现河南省人民医院公共卫生医学中心尤其是新冠楼的建设成果，真实反映其在疫情防控救治中发挥的重要作用。全书从医防融合、新冠时刻两方面介绍了其建设理念，从区域相对独立、流向合理顺畅、设计标准规范、配套智能高端、防护安全可靠、人性关怀服务六个方面介绍了其特色亮点，从科学规划方面介绍了其支撑保障。

《互联智慧分级诊疗分册》旨在介绍河南省人民医院新冠肺炎线上服务供给，涵盖线上服务系统总论、互联网诊疗、远程医疗服务、96195综合服务及相关制度五个方面的内容。

《全科与社区分册》以医院-社区联防联控为出发点，涵盖疫情下全科与社区的功能定位、新冠肺炎认识、医务人员个人防护、全科及社区工作、信息管理、社区护理、慢性病管理七个方面的内容。

《临床诊治分册》旨在解决新冠肺炎临床诊疗面临的困惑，涵盖新冠肺炎的概述，新冠肺炎临床病例解析，新冠肺炎诊疗热点、难点问题解析，规范化新型冠状病毒临床实验室检测四个方面的内容。

《重症救治分册》重点关注新冠肺炎合并基础性疾病的危重型患者的救治和围术期管理，涵盖新冠肺炎重型及危重型患者在重症监护病房的诊疗及救治，新冠肺炎合并心血管疾病急重症手术及围术期管理四个方面的内容。

《护理案例解析及管理分册》旨在为各级医疗机构新冠肺炎疫情防控护理组织管理提供策略，为护理人员临床护理工作提供切实可行的指导，涵盖新冠肺炎护理案例解析与护理应急管理两方面内容。

《影像学诊断分册》收集了61例典型病例的CT、DR、PET/CT、PET/MR检查，每一张图片都有解释，部分病例还有出院后影像学检查，旨在通过汇编成功救治病例的影像资料，支持临床治疗方案完善。此外，编写委员会还编写了英文版的影像学诊断分册（*Image Atlas of COVID-19*）。

本丛书理论与案例深度融合，图文并茂，可为新冠肺炎临床诊治、社区防控，以及应急管理的日常工作和专项研究提供有益参考，同时也可为政策制定者、高等院校师生及其他有兴趣的社会大众提供借鉴。

本丛书在内容编写上引用了大量文献，皆附书末，在此对原文作者表示感谢。本丛书是在河南科学技术出版社的大力支持下，由河南省卫生健康委员会和河南省人民医院科研与学科建设部、互联智慧健康服务院、全科医学科、公共卫生医学中心、重症医学中心、护理部、影像科共同努力编撰完成，在此一并致谢。

新冠肺炎是新发疾病，研究进展不断更新，加之该病资料有限、编写时间紧迫，本丛书可能存在疏漏和不足之处，恳请各位同仁批评指正。

生命至上，谨以本丛书缅怀每一位因新冠肺炎逝去者，致敬奋战在新冠肺炎疫情防控一线的广大医务工作者！

丛书编写委员会

2020年5月27日

前　言

　　近年来，河南省人民医院全面贯彻落实新时期卫生与健康工作方针，按照国家分级诊疗制度建设要求，在推进医院医疗健康服务系统高质量发展的同时，把提升基层医疗机构服务能力、满足基层群众医疗健康需求、改善医疗服务供给结构作为重要任务，积极探索基于区域协同的互联智慧分级诊疗服务模式，构建了"分工明确、覆盖广泛、资源共享、互联智慧、服务同质、便民惠民"的互联智慧分级诊疗服务体系，建立了持续推动分级诊疗工作的长效机制，促进了优质医疗资源共享和技术下沉。

　　新型冠状病毒肺炎（简称"新冠肺炎"）发生后，在以习近平同志为核心的党中央坚强领导下，举国上下同时间赛跑、与病魔较量。2020年1月21日，河南省人民政府部署新冠肺炎疫情防控工作，河南省人民医院依托互联智慧分级诊疗服务体系，第一时间设立"联防联控-新冠肺炎患者远程会诊中心"，联通100余家新冠肺炎医疗救治定点医院，在电脑端和移动终端上实现基层医疗机构、河南省人民医院公共卫生医学中心、河南省人民医院互联智慧分级诊疗医学中心三地远程视频会诊、远程影像会诊、远程教育培训等，指导基层医疗机构的疫情防控与救治方案；开展24小时线上诊疗服务，指导民众居家观察防护、疏解恐惧焦虑情绪，避免人群涌向医院造成交叉感染，把院内的医疗资源留给更多有需要的人，助力新冠肺炎疫情防治，彰显百年省医的主动作为和责任担当，受到多方好评。

为贯彻落实党中央、国务院关于加强新冠肺炎疫情防控工作的决策部署，分享信息化在辅助疫情研判、创新诊疗模式、提升服务效率等方面的典型做法，切实做好疫情发现、防控和应急处置工作，早日战胜疫情，维护人民健康，河南省人民医院在做好新冠肺炎医疗救治工作的同时，组织人员编写了《新冠肺炎综合防控诊治丛书：互联智慧分级诊疗分册》。本书全面系统地介绍了河南省人民医院互联智慧分级诊疗服务体系、线上医疗健康服务体系的构建与实践，详尽描述了线上问诊、远程会诊、远程诊断、远程教育培训、电话热线咨询等在新冠肺炎疫情综合防控诊治中的应用和典型案例。书中既有基础平台构建、业务运行模式的详述，又有具体场景、实施案例和组织管理的分享；不仅有科学理论知识，更有丰富的实践应用，图文并茂，通俗易懂，可供医院管理人员、临床业务人员、远程医疗服务人员参考使用。

本书在编写过程中，得到了河南省人民医院和河南省内外互联智慧协作医院同仁的大力支持，在此致以衷心的感谢。各位编委以高度的责任心和热情，对编写工作倾注了大量心血，尽力保证各章节的编写质量。但由于时间仓促，且典型做法源自自身经验体会，难免有谬误与疏漏之处，恳请读者批评指正，也期盼同道不吝赐教。

张连仲　梁新亮

2020年4月

目　录

第三篇　远程医疗服务

第四篇　96195综合服务

附篇　相关制度

第一篇

总　论

没有全民健康，就没有全面小康。2020年是十三五规划、全面建成小康社会收官之年，也是新医改进行的第12个年头。十余年来，政府坚持"保基本、强基层、建机制"基本原则，坚持统筹安排、突出重点、循序渐进的基本路径，攻坚克难，扎实推进医改各项工作，人民群众健康状况和健康服务公平性、可及性持续改善，取得了举世瞩目的丰硕成果。新医改注重公立医院公益性重塑，持续推进城市公立医院改革，提质提速推进分级诊疗制度建设和医联体建设，促进区域医疗资源合理配置，明确各级医疗机构功能定位，引导优质医疗资源下沉，提升基层医疗机构综合服务能力，建立"基层首诊、双向转诊、急慢分治、上下联动"的分级诊疗就医新秩序，保障人民群众生命健康。大型公立医院作为医疗卫生事业的主力军，在新医改浪潮中，更是无法"独善其身"，要始终坚守"为人民群众生命健康服务"的初心和使命，强化责任担当，积极探索，创新实践，推动新医改各项工作落实。

河南省注重发挥省属三级公立医院在推进分级诊疗制度建设中的带动引领作用。2015年，河南省人民医院率先在全省实施覆盖省域的互联智慧分级诊疗制度建设，以远程医疗、医联体建设、学科联盟组建、适宜技术推广为抓手，建成了涵盖省、市、县、乡村社区的四级医疗机构分级诊疗协作网络。4年多来，河南省人民医院紧盯分级诊疗制度建设目标，突出"互联、智慧、健康服务"特色，把提升基层医疗服务能力作为重要任务，以远程医疗信息系统为支撑，推动优质医疗资源共享和技术下沉，积极探索区域协同互联智慧分级诊疗服务模式，取得了明显成效。

河南省人民医院作为新冠肺炎医疗救治省级定点医院，在努力做好发热患者和新冠肺炎患者收治工作的同时，充分发挥"互联网+医疗健康"服务优势，依托线上医疗健康服务系统，为市、县级互联智慧协作单位提供新冠肺炎防控救治的远程医疗支持，为社会大众免费提供新冠肺炎线上咨询服务，肩负起河南省新冠肺炎防控救治的重任，切实发挥互联网医疗在疫情联防联控中的有效作用，助力全省疫情防控阻击战。

第一章

医院发展战略创新：互联智慧分级诊疗

第一节 构建背景

一、医改时代的分级诊疗

近年来，随着中国医疗卫生事业改革与发展工作的全力推进，人民群众健康水平大幅提升，基本医疗保障显著改善，疾病负担得到有效缓解，基本医疗保障制度、基本医疗公共卫生服务、基层医疗卫生机构建设发展和公立医院改革等各个领域均取得了显著成效。然而，当前伴随着中国人口老龄化、城镇化等社会经济转型过程，人民群众基本健康需求快速增长，且呈现出多样化特点，给现有基本医疗卫生服务体系带来了挑战和压力。一方面，现有医疗服务体系布局不完善、优质医疗资源不足和配置不合理，不能有效满足人民群众激增的健康服务需求；另一方面，经济发展新常态下，医疗卫生事业也面临着提能增效的发展重任，以三级医院为主提供常见病、多发病的诊疗服务模式不仅使用大量优质资源，而且引起居民就医不便，造成医疗费用负担加重，出现"门庭若市"和"门可罗雀"之怪象，不利于从根本上解决"看病难、看病贵"的问题。

基于此背景，党的十八大提出要合理配置医疗卫生资源，构建分级诊疗服务体系的要求，为医疗卫生服务体系和基本医疗保障制度改革指明了方向。分级诊疗成为新时期深化医改的一项重要内容，扎实有序推进分级诊疗制度建设，标志着中国医改进入新阶段，医疗服务发展模式开始转型。

公立医院作为我国医疗服务体系的主力，公立医院改革得好不好，直接关乎新一轮医改的成败。2015年，国务院办公厅印发《关于城市公立医院综合改革试点的指导意见》，明确提出："推动建立分级诊疗制度……构建基层首诊、双向转诊、急慢分治、上下联动的分级诊疗模式。"同年，国家卫生计生委（现国家卫生健康委）就分级诊疗制度的基本要求及实现手段进行了明确的阐述："建立并完善分级诊疗模式，建立不同级别医院之间、医院与基层医疗卫生机构、接续性医疗机构之间的分工协作机制，健全网络化城乡基层医疗卫生服务运行机制，逐步实现基层首诊、双向转诊、上下联动、急慢分治，以形成分级诊疗秩序为目标，积极探索科学有效的医联体和远程医疗等多种方式。"

分级诊疗制度的建立旨在扭转当前不合理的医疗资源配置格局，解决资源配置不均衡问题，围绕城乡区域协同医疗卫生服务网络建设，依托各级医疗卫生机构，探索合理配置资源、有效盘活存量、提高资源使用率的医疗卫生服务体系，保障人民群众生命健康。2015年9月，国务院办公厅印发《关于推进分级诊疗制度建设的指导意见》（本段下文简称《意见》），部署加快推进分级诊疗制度建设，形成科学有序就医格局，提高人民健康水平。《意见》明确提出：到2017年，分级诊疗政策体系逐步完善，优质医疗资源有序有效下沉，就医秩序更加合理规范；到2020年，分级诊疗服务能力全面提升，保障机制逐步健全，基层首诊、双向转诊、急慢分治、上下联动的分级诊疗模式逐步形成，基本建立符合国情的分级诊疗制度。《意见》的出台，从顶层设计层面，明确分级诊疗制度建设重点工作任务和要求，统一思想认识，厘清未来一段时间的工作目标和任务，为推进分级诊疗制度建设提供政策和机制保障。

随后，国家相继印发出台《关于印发"十三五"深化医药卫生体制改革规划的通知》（国发〔2016〕78号）、《关于开展医疗联合体建设试点工作的指导意见》（国卫医发〔2016〕75号）、《关于推进医疗联合体建设和发展的指导意见》（国办发〔2017〕32号）、《关于印发医疗联合体综合绩效考核工作方案（试行）的通知》（国卫医发〔2018〕26号）、《关于进一步做好分级诊疗制度建设有关重点工作的通知》（国卫医发〔2018〕28号）等，从政策、制度层面，进一步统一思想，明确任务目标，为推进分级诊疗制度建设奠定了坚实基础。在党中央、国务院的坚强领导下，各地政府、各级医疗卫生机构坚定信念，强化工作主动性和创造性，因地制宜探索推进分级诊疗服务体系建设工作，一时之间，分级诊疗成为当前新医改的"弄潮儿"。

二、"互联网＋医疗"新业态

"互联网＋"是一种新兴经济业态。习近平总书记指出，要推进"互联网+教育""互联网+医疗"等，让百姓少跑腿、数据多跑路，不断提升公共服务均等化、普惠化、便捷化水平。宏观政策设计层面，国家积极推动互联网技术在医疗领域的应用，将互联网等信息技术作为医疗卫生行业供给侧结构性改革的新的思路和手段，加速推进分级诊疗体系建立。

2014年，国家发展改革委、卫生计生委《关于组织开展省院合作远程医疗政策试点工作的通知》，国家卫生计生委《关于推进医疗机构远程医疗服务的意见》和《远程医疗信息系统建设技术指南》作为国内远程医疗领域的政策性文件，为我国远程医疗的长期发展营造了良好的政策生态。2015年3月5日，李克强总理在第十二届全国人大第三次会议《政府工作报告》中首次提出制订"互联网+"行动计划。2015年3月，国务院办公厅发布的《全国医疗卫生服务体系规划纲要（2015—2020年）》中指出，开展健康中国云服务计划，积极应用互联网、物联网、云计算、可穿戴设备等新技术，推动惠及全民的健康信息服务和智慧医疗服务。2015年7月，国务院印发《关于积极推进"互联网+"行动的指导意见》，围绕重点行业融合创新的发展需求提出了11项具体行动，旨在通过国家政策引导将互联网的创新成果与经济社会各领域深度融合，推动技术进步、效率提升和组织变革，培育新兴业态和创新公共服务模式。2016年6月，国务院办公厅印发《关于促进和规范健康医疗大数据应用发展的指导意见》，提出规范和推动"互联网+健康医疗"服务，发展智慧健康医疗便民惠民服务，全面建立远程医疗应用体系，推动健康医疗教育培训应用。2016年10月，国务院办公厅印发《"健康中国2030"规划纲要》，提出要发展健康服务新业态，积极促进健康与互联网融合。2018年1月，国家卫生计生委印发《进一步改善医疗服务行动计划（2018—2020年）》，指出以"互联网+"为手段，建设智慧医院，医疗机构围绕患者医疗服务需求，利用互联网信息技术扩展医疗服务空间和内容，提供与其诊疗科目相一致的、适宜的医疗服务。2018年4月，国务院办公厅发布《关于促进"互联网+医疗健康"发展的意见》，鼓励并支持"互联网+医疗"的发展。2018年7月，国家卫生健康委发布《关于深入开展"互联网+医疗健康"便民惠民活动的通知》，明确提出推行便民惠民活动的十大具体措施，要求加快创新应用互联网信息技术，提升便民服务能力，进一步优化服务流程，改善就医体验。2018年9月，国家卫生健康委发布《互联网诊疗管理办法（试行）》《互联网医院管理办法（试行）》《远程医疗服务管理规范（试行）》三个文件，对互联网医院的功能设置、服务范围、技术标准、诊疗要求等方面做出明确规定。2019年8月，国家医保局印发《关于完善"互联网+"医疗服务价格和医保支付政策的指导意见》，提出通过合理确定并动态调整价格和医保支付政策，支持"互联网+"在实现优质医疗资源跨区域流动、促进医疗服务降本增效和公平可及，以及改善患者就医体验、重构医疗市场竞争关系等方面发挥积极作用；"互联网+"医疗服务价格，纳入现行医疗服务价格的政策体系统一管理；积极适应"互联网+"等新业态发展，提升医疗服务价格监测监管信息化、智能化水平，引导重构医疗市场竞争关系，探索新技术条件下开放多元的医疗服务价格新机制。

"互联网+"与医疗的深度融合势在必行，"互联网+医疗健康"注重技术的应用和创新，强调需求导向、问题驱动，在分级诊疗、健康管理、公共卫生、医药流通等方面正逐步发挥重要支撑作用。它能够解决医疗卫生资源纵向流动，优化、提升、创新服务流程，满足多样化健康服务需求，提高服务效率、降低服务成本，改善就医体验和缓解医患矛盾等。随着"互联网+医疗"的纵深发展，政府、医疗机构、企业等多方主体已经纷纷开始探索"互联网+"在预约挂号、分级诊疗、线上咨询、慢性病管理等方面的应用，催生出以在线医疗服务平台、互联网医院、云医院为代表的医疗卫生发展新业态。如"好大夫在线""39问医生"等在线咨询服务，"39健康网"等健康教育和信息平台，"春雨医生""平安好医生""百度医生""趣医网"等移动医疗平台，以实体医院为基础的"广东省互联网医院""浙一互联网医院"等，开创在线电子处方、延伸医嘱、电子病历共享等先河的"乌镇互联网医院"，企业与银川市政府合作成立的"银川智慧互联网医院"，等等。

然而，"互联网+医疗健康"行业的发展并非一帆风顺，也经历了一番波折。2014、2015年可以说是互联网医疗新兴之时，发展态势迅猛。但是由于医疗资源的稀缺性、运营模式的模糊性、宏观政策的约束性等诸多因素限制，互联网医疗在短时欣欣向荣发展之后，随之而来的是数年沉寂低迷，一段时期之内，不少当时怀揣鸿鹄之志的互联网医疗企业黯然宣告离场。2020年突如其来的新冠肺炎疫情，驱动互联网医疗供需双增，让原本暗淡无光的互联网医疗充分展现出其独特的服务优势与作用。

2020年2月5日，国家卫生健康委办公厅发布《关于加强信息化支撑新型冠状病毒感染的肺炎疫情防控工作的通知》，提出要充分发挥互联网医院、互联网诊疗的独特优势，鼓励在线开展部分常见病、慢性病复诊及药品配送服务，降低其他患者线下就诊交叉感染的风险。

2020年2月7日，国家卫生健康委办公厅再发布《关于在疫情防控中做好互联网诊疗咨询服务工作的通知》，文件中指出，要充分发挥互联网医疗服务优势，大力开展互联网诊疗服务，特别是对发热患者的互联网诊疗咨询服务，进一步完善"互联网+医疗健康"服务功能，包括但不限于线上健康评估、健康指导、健康宣教、就诊指导、慢性病复诊、心理疏导等，推动互联网诊疗咨询服务在疫情防控中发挥更为重要的作用，让人民群众获得及时的健康评估和专业指导，精准指导患者有序就诊，有效缓解医院救治压力，减少人员集聚，降低交叉感染风险。2020年2月28日，国家医保局、国家卫生健康委联合印发《关于推进新冠肺炎疫情防控期间开展"互联网+"医保服务的指导意见》，明确指出，对符合要求的互联网医疗机构为参保人提供的常见病、慢性病线上复诊服务，各地可依规纳入医保基金支付范围；互联网医疗机构为参保人在线开具电子处方，线下采取多种方式灵活配药，参保人可享受医保支付待遇；等等。

随着社会经济发展水平不断提高，人民群众健康意识显著提升，健康需求猛增。在新冠肺炎疫情期间，各地均采取严格防控举措，部分诊所、医疗机构相关科室门诊暂时停诊，更是激发人民群众在线问诊的需求。同时，受到此次疫情影响，医疗机构、医务工作者、公众的行为也在发生悄无声息的巨大变化。新冠肺炎疫情暴发后，为做好新冠肺炎疫情防控工作，减少患者间交叉感染，提高医疗资源运营效率，全国各地越来越多的实体医疗机构选择建设互联网医院，提供互联网医疗服务。越来越多的医务工作者开始主动融入互联网医疗服务中，积极为广大公众提供新冠肺炎及其他疾病线上咨询、诊疗服务。疫情期间，按照疫情防控工作要求，公众要减少外出，减少人员聚集，促使公众消费、就医行为发生转变，越来越多的公众开始将消费、就医由线下转向线上。

在宏观政策利好、互联网医疗行业发展、疫情防控等多重因素驱动下，线上看病、购药、医保支付的就医闭环已经彻底打通，2020年互联网医疗必将迎来真正的爆发，助推"互联网+医疗健康"行业发展进入一个崭新阶段。

三、大型公立医院在发展变局中的挑战与机遇

当前，新医改已经进入深水区和关键攻坚期，持续推进分级诊疗制度建设新形势下，医疗服务市场和卫生资源配置将有重大布局调整，国家将进一步落实"健康守门员"制度，全力提升基层医疗卫生机构综合服务能力，限制城市大型三级医院规模扩张，由规模发展转向高质发展。按照国务院办公厅《关于推进分级诊疗制度建设的指导意见》，在新的医疗卫生服务体系框架中，各级各类医疗机构要明确诊疗服务功能定位，城市三级医院主要提供急危重症和疑难复杂疾病的诊疗服务。到2020年，患者县域内就诊率提高到90%左右，基本实现大病不出

县，基层医疗卫生机构诊疗量占总诊疗量比例≥65%。届时仅有10%左右的患者被转往县域外城市大型三级医院，这无疑给城市大型三级公立医院带来严重考验与挑战，势必导致城市大型公立医院面临门诊量下降、技术服务难度变高、医疗风险加大、医师多点执业管理难度增大、同行竞争日益攀升等诸多难题。

然而，公立医院作为实现人人享有基本医疗卫生服务的中坚力量，非营利性和公益性决定其有义务帮助政府实现对医疗卫生领域的宏观调控，为社会提供优质的基本医疗服务，有责任解决当前群众看病难、看病贵及基本医疗公平性、可及性等医疗领域突出的社会问题，有责任积极投身于分级诊疗制度建设中，促进优质医疗资源下沉，推动区域内医疗协同发展，带动基层医疗卫生综合服务能力提升。分级诊疗服务体系建设的持续推进，不同级别医疗机构明确诊疗范围，承担不同疑难易程度疾病的诊治，城市大型公立医院可以调整业务结构，实现常见病、多发病诊治"减负"，精心专注于疑难、危重、复杂疾病的诊断治疗和科学研究，谋求医院发展"量"到"质"升华。"小病在基层、大病到医院、康复回基层"分级就医新格局的逐步建立，能够实现大医院与基层医院的良性互动、循环，有效利用医疗资源。

"互联网+医疗"作为行业发展新业态，"互联网+医疗健康"兼具传统医疗健康服务与互联网的特性，具有便捷性、时空无关性、资源共享性等特点，正在创新医疗服务模式，重塑医疗健康生态圈。在相关政策及技术、产业发展的大力推动下，互联网医院、移动医疗、O2O（Online To Offline）医疗服务模式等"互联网+医疗健康"迎来爆发式发展。互联网医疗通过重构、再造医院业务和服务流程，提升患者就医体验；创新健康服务与疾病管理模式，优化资源配置，满足群众多样化健康需求，提高医疗服务可及性；逐步进入诊疗方法和疾病处理能力等临床决策的医疗核心环节，促进临床与管理工作智能化，不断推动和创造新的医疗生态；拓宽传统医疗协作服务模式，实现便捷、高效的远程医疗协作，助力分级诊疗体系高效运转。可以说，互联网医疗对解决医改难题、助推分级诊疗建设，推进健康中国战略实施具有非常重要的现实意义。然而，互联网医疗虽然有着诸多服务优势，但是同样其发展也面临着一些问题，比如：互联网医疗服务标准和规范、服务监管、技术保障、信息安全等。

在新医改深入持续推进、互联网医疗蓬勃发展的形势下，城市大型综合公立医院既要彰显社会责任担当和公益性，融入医改浪潮，又要适应互联网医疗发展新业态要求，积极投身于互联网医院建设，在挑战竞争中谋求发展良机，充分发挥互联网医疗优势作用，创新突破，持续提升。

第二节　发展战略

河南省人民医院前身是中华基督教内地会1904年创办的开封"福音医院"，拥有116年的悠久历史文化，始终秉承"仁爱、博学、严谨、卓越"的医院精神，服务保障人民群众健康，担当人民医院社会责任，铸造"人民医院服务人民、百年省医健康福音"值得信赖的品牌形象，在学科实力、科技创新、服务形象、品牌声誉等方面持续提升。河南省人民医院作为河南省卫生健康委直属的大型综合性公立医院，近年来，在河南省委、省政府和省卫生健康委的正确领导下，顺应新医改和"互联网+医疗"新业态发展要求，河南省人民医院积极发挥区域引领作用，创新谋划布局，多措并举，推动区域医疗协同和线下线上协同发展，提升医疗卫生服务效率，为人民群众生命健康保驾护航。

一、医院宏观发展战略

2015年，河南省人民医院新一届领导班子立足百年老院的历史沉淀和发展硕果，围绕三级大型综合公立医院的功能定位，落实国家卫生与健康工作要求，制定出医院宏观发展战略蓝图——构建医疗健康服务系统，为未来一段时期医院持续健康发展指明方向。

紧紧围绕"人才、学科、互联智慧健康服务"工作主线，坚持"多区多院规模适度、重点学科特色突出、内涵发展文化引领、互联智慧健康服务"发展战略，以"压减床位规模、调整学科结构、提升质量效能、优化全程服务"为主要举措，谋划布局构建以多区多院为实体、以互联智慧健康服务为全域功能的全方位、多层次、立体化、创新型医疗健康服务系统，努力建设省内领军、国内一流、国际知名的国家区域医学中心。具体来讲可以概括为："两个医院""三维协同""八大体系"。"两个医院"即实体医院与"互联智慧健康服务院"（"河南省人民医院互联智慧健康服务院"的简称）；"三维协同"即线上线下协同、区域协同、供给协同；"八大体系"即科技创新体系、教育培训体系、学科建设体系、人力资源体系、健康管理体系、运营管理体系、质量安全体系、文化品牌体系。

二、互联智慧分级诊疗服务体系

"互联智慧分级诊疗服务体系"是河南省人民医院医疗健康服务系统子战略之一，即区域协同战略。河南省人民医院紧盯国家新医改发展形势，积极贯彻落实国家分级诊疗制度建设工作要求，抢抓发展机遇，立足河南省经济社会和医疗卫生事业发展实际，认真调研分级诊疗制度建设现状，借鉴学习国内外经验做法，结合医院总体规划定位和发展战略，2015年9月底，率先在全国创新提出构建"河南省人民医院互联智慧分级诊疗服务体系"这一区域协同服务模式。依托品牌、人才、学科、技术、服务等优势，按照"平等自愿、资源共享、优势互补、协同提高"原则，横向联合、纵向带动，建立以河南省人民医院为龙头，以市级医院为区域中心、以县级医院为基础纽带、以社区卫生服务中心/乡镇卫生院为预防教育网底的四级联动互联智慧分级诊疗服务体系。

（一）服务理念与特色

以提高基层医疗卫生服务能力为重点，以信息化、互联网技术为载体，以常见病、多发病、慢性病、急危疑难重症分级诊疗为抓手，以学科分级联合和教学培训、质量控制为切入点，全力打造以"互联、智慧、健康、服务"为特色的分工明确、覆盖广泛、资源共享、互联智慧、服务同质、便民惠民的分级诊疗服务体系。

●**互联** 不同医疗机构间信息系统互联互通，实现医疗、教学、科研资源与个人健康信息共享共用。

●**智慧** 利用信息技术、互联网手段、现代医学技术再造优化流程，实现服务更加精准、更加智能、更加高效、更加智能。

●**健康** 大健康服务理念，集医疗、康复、养老、养生、应急处置、慢病防治、健康教育和健康促进为一体。

●**服务** 为广大群众提供优质化服务、人文化服务、多样化服务、持续化服务、全链条服务。

（二）具体内容

互联智慧分级诊疗服务体系服务内容实现"线下""线上"两维协同，重点包括核心服务20条举措、学科联合、适宜技术推广、远程医疗服务、96195综合服务等多路径、多举措，引导优质医疗资源下沉，实现区域内不同层级医疗卫生机构协同发展，促进基本医疗卫生服务的公平可及，逐步形成"基层首诊、双向转诊、急慢分治、上下联动"的分级诊疗服务新格局，为健康中国、健康中原做出积极贡献。

1.远程医疗协作网，共享优质"线上"资源　依托互联智慧分级诊疗协同平台，实现河南省人民医院与互联智慧协作医院、河南省人民医院与国内外知名医疗机构或医学中心间信息互联互通，不同级别医疗机构间共享优质医疗资源，便捷化开展远程会诊、远程诊断（病理、心电、影像、超声等）、远程教育、手术演示、远程指导、重症监护等远程医疗服务。

2.学科联合，增强基层学科发展动力　织密互联智慧专科联盟网络，组建互联智慧专科联盟，河南省人民医院优势专科与协作单位专科联合共建，建立诊疗分中心等，增强基层学科发展外生动力，从人才培养、技术培训、质控管理、科研共创等方面展开学科间协作，推动基层学科快速发展，提升疾病诊治能力，惠及基层百姓。

3. 20条服务举措，促进服务"落地生根"　为持续扎实推进互联智慧分级诊疗服务工作，结合工作实际和基层需求，河南省人民医院制定了包括11个特定服务日（专家坐诊日、专家手术日、专家多学科会诊日、专家健康讲座日、专家教学培训日、省医患者向下转诊日、专家远程查房日、专家质控管理日、专家对重点专科建设签约服务日、专家到基层医院患者随访日、专家合理用药指导日）和9类特定服务项目（专家重症患者24小时救治会诊服务，河南省人民医院就近区域延伸病区服务，图书馆、培训和模拟中心基层医院全天候开放服务，远程影像全天候诊断服务，远程心电图全天候诊断服务，远程超声全天候诊断服务，远程病理全天候诊断服务，全天候各类预约检查服务，专家健康管理服务）的服务互联智慧协作单位的20条核心帮扶举措，深入协作单位常态化开展多形式帮扶指导。

4.适宜技术推广，提升基层医疗技术水平　坚持以基层需求为导向，以技术推广为手段，以提高服务能力为目的，启动三年百项适宜技术推广工程，促进安全、有效、方便、价廉的适宜技术在基层的推广普及和规范应用，提升互联智慧协作单位技术服务水平，减轻基层百姓的就医负担。

三、线上医疗健康服务体系

"线上医疗健康服务体系"是河南省人民医院医疗健康服务系统子战略之一，即线上线下协同：实体医院与"互联网+健康"协同发展战略。为适应"互联网+医疗健康"新业态发展形势，河南省人民医院依托实体医院，借助信息化和人工智能技术，进一步完善"互联网+健康"战略布局，在2016年已建成运行的互联智慧分级诊疗协同平台和96195综合服务平台基础上，整合打造国际一流的高水平云端医院——互联智慧健康服务院，全力构建以互联智慧分级诊疗协同平台、

96195综合服务平台、互联智慧健康服务院为支柱的线上医疗健康服务体系，实现线下、线上有机协作融合，实体医院与"互联网+健康"协同发展，为社会公众提供触手可及的全周期医疗健康服务。

（1）互联智慧分级诊疗协同平台：是服务基层医疗机构的远程医疗协同信息化平台，致力于为互联智慧协作医院提供便捷化远程会诊、远程诊断、手术演示/指导、远程急救、重症监护、远程教育等远程医疗服务及双向转诊等线上服务。

（2）96195综合服务平台：是服务于社会公众和医护人员的综合咨询服务话务平台，实行服务外包形式，提供预约挂号、预约床位、咨询、投诉受理、后勤调度、危重症转诊调度等贯穿院前、院中、院后的24小时不间断优质服务，打造"96195省医好服务"最美名片。

（3）互联智慧健康服务院：是面向基层医疗机构和社会公众开放的互联网医疗健康服务平台，基于"大健康、大卫生、大服务"理念，将实体医院医疗健康服务移植于线上，实现"触手可及见名医，省医专家在身边"。针对各类常见病和慢性病，开设以专病、专症、专诉为特点的远程专科门诊、护理门诊、药事咨询门诊等，选派河南省人民医院各科室优秀医生，通过在线视频、语音、图文形式提供互联网诊疗服务。患者可通过电脑端、移动终端多渠道登录，进行在线预约、在线视频咨询、在线医技诊断、在线随访、在线药物配送、在线支付等诸多线上服务。

历经艰辛谋划建设，2018年6月底，河南省人民医院线上医疗健康服务体系初步建设完成，形成以三大线上服务平台为支柱的全周期线上医疗健康服务生态，为医疗机构、社会公众提供全方位"互联网+医疗"健康服务。

第二章
互联智慧分级诊疗战略实施

第一节　组织管理

"互联智慧分级诊疗服务体系"区域协同服务战略、"线上医疗健康服务体系"线上线下协同发展战略制定以后，河南省人民医院领导高度重视，多次召开多部门研讨会，研究部署相关工作，加强组织管理，细化责任分工，完善工作机制和制度，组织调动全员参与积极性，凝聚共识，上下一心，迅速行动，全力推进互联智慧分级诊疗服务体系和线上医疗健康服务体系建设工作落地。

一、加强组织领导

将互联智慧分级诊疗服务体系和线上医疗健康服务体系建设项目提到医院工作的重要位置，院长作为项目总负责人，亲自参与指导，分管院长作为项目执行负责人，公共事业发展部作为项目牵头部门，网络信息中心、后勤保障部、运营管理部等作为支持配合部门，相互协同协作，保证项目建设按时保质完成。

推行行政业务管理扁平化、大部制改革，整合管理资源，在公共事业发展部下设互联智慧分级诊疗医学中心，其下又设立一室五中心，分别是综合管理办公室与远程医学中心、96195综合调度服务中心、教育培训中心、质量控制中心、学科联合中心，理清岗位职责，提高管理效能，保障互联智慧分级诊疗服务工作和线上医疗健康服务工作有序、有效开展。随后，根据线上医疗健康服务体系业务发展需要，医院成立互联网医学科，统筹管理互联网医学相关业务工作。

二、创新服务管理机制

互联智慧分级诊疗服务工作作为医院重点工作任务，实行全院全员参与，创新各项服务管理机制，推进工作有效落实。院领导按照河南省18个地市进行分片包干负责，总体协调指导。调动院内临床科主任、亚专科主任参与积极性，临床科主任、亚专科主任分别担任互联智慧协作医院首席学科专家或名誉院长、副院长，每月至少一次到协作医院开展帮扶活动。实行互联智慧联络专员地图式服务，11位专员按照协作医院地域分布进行地图式定位责任管理，专职负责日常沟通协调、信息上传下达、20条核心举措落实等服务工作。创新实行"竞争式申报、订单式帮扶"机制，2019、2020年分别推出"互联智慧分级诊疗帮扶基层十条""互联智慧分级诊疗区域协同服务基层20条"，协作医院根据实际需要主动申报服务项目，实现基层"点菜"、河南省人民医院"下单"的精准式帮扶。

三、完善工作绩效考核

充分发挥绩效考核的激励、约束和导向作用，有效调动院内医务人员参与互联智慧分级诊疗和线上医疗健康服务工作积极性，将互联智慧分级诊疗服务工作落实情况纳入临床科主任负责制目标管理考评细则，与科主任管理和考核挂起钩，月考核、季讲评、年统算。每月查阅服务记录、照片、协作医院分级诊疗服务工作量统计表、相关工作量原始资料等，汇总各临床病区或医技科室工作人员每月落实互联智慧分级诊疗服务协作医院措施情况，按照考核细则计算临床病区和医技科室得分，考核结果兑现到每个三级医师组，考核结果应用于个人分级诊疗绩效奖金的发放。按照路途远近，为下沉协作医院开展帮扶服务的专家发放差旅补助、劳务补助，探索扎实推进、落实分级诊疗工作的院内工作激励机制。

四、实行制度化管理

树立科学管理理念，完善互联智慧分级诊疗和线上医疗健康相关制度建设，保障各项工作做到有章可循、有法可依。制定并印发《河南省人民医院互联智慧分级诊疗服务体系建设实施方案》《河南省人民医院三年百项适宜技术推广工程实施方案》《河南省人民医院互联智慧专科联盟服务管理办法》等医院红头文件。制定出台关于远程会诊、远程教育、危重症转诊、96195综合服务、互联智慧健康服务院等一系列工作制度、工作流程和质量控制标准，明确各岗位工作职责，促进工作开展更加标准化、制度化和规范化。

第二节　建设运行

进入21世纪，信息技术发展和应用所推动的信息化给经济社会发展带来愈发深刻的影响，成为推动经济增长的"发动机"和社会发展的"均衡器"。随着信息技术的快速发展，信息化在医疗卫生行业的应用同样具有非常重要的意义，既能提高医疗服务质量、挖掘医疗潜能，又能合理调配资源、保障医疗安全、提升运营效能。当前，越来越多的医疗机构加速实施基于信息化平台、HIS（hospital information system，医院信息系统）的医院信息化、智慧医院建设，革新医疗服务模式，提高医院服务效率和水平，增强医院核心竞争力。

河南省人民医院在信息化建设方面也始终不甘落后，为确保信息化建设与医院发展相适应，医院制定了《"十三五"信息化建设发展规划》，并于2016年启动了"1226"智慧医院建设项目，对全院原有的30多个信息系统进行整合，形成了互联互通的统一信息集成平台，构建了全新的信息标准体系和安全保障体系。"互联智慧分级诊疗服务体系""线上医疗健康服务体系"均涉及远程医疗服务、互联网医疗等线上业务内容，线上服务内容的正常、有效开展离不开信息技术和互联网技术支持，离不开互联智慧分级诊疗协同平台、96195综合服务平台、互联智慧健康服务院等信息化平台支撑保障。

一、互联智慧分级诊疗协同平台

互联智慧分级诊疗协同平台是开展医疗机构间远程医疗服务的信息化服务平台，在互联智慧分级诊疗线上服务方面发挥着重要支持保障作用。根据国家远程医疗信息系统建设技术指南，按照"总体规划、分层分步实施"方式，平台由河南省人民医院和第三方技术企业联合开发建设完成。

（一）平台建设原则

互联智慧分级诊疗协同平台建设过程中，始终遵照标准性、先进性与成熟性、可靠性与安全性、可扩展性等原则。

1.标准性　业务软件系统、硬件支撑系统严格按照行业标准，做到开放兼容。软件系统遵从国家远程医疗信息系统建设规范，在与院内外各类信息系统对接中严格按照相关标准规范进行开发；IT支撑系统具备可开发性和兼容性，以保证不同厂家的不同产品能够集成共享，互联互通。

2.先进性与成熟性　坚持先进性与成熟性原则，使用先进的技术方案来满足业务要求，避免日后频繁的升级换代；架构设计、软硬件选型和IT管理等采用经过大规模商用实践检验的架构方案和软硬件产品选型，保障方案的成熟性。

3.可靠性与安全性　确保平台的可靠性，避免出现系统故障而导致涉及河南省内外的远程医疗业务和分级诊疗业务中断。采用成熟、稳定、可靠的技术，构建严密的安全防护系统，保证平台运行的安全和稳定性。

4.可扩展性　平台可以在业务、数据、硬件等多个层面上进行扩展，实现平台整体的灵活升级、扩容，以适应未来信息化建设和应用系统的发展，满足远程医疗服务业务变化需求。

（二）平台特色

1.功能齐全、涵盖内容广泛　互联智慧分级诊疗协同平台涵盖日常管理和具体业务运行功能模块。具体来讲，日常管理包括权限管理、数据维护、信息推送、统计分析等；具体业务运行包括远程会诊、远程影像诊断、远程心电诊断、远程病理诊断、远程教育培训、远程手术示教/指导、远程查房、远程门诊、远程重症监护、远程急救、双向转诊、学科联盟等。

2.信息系统互联互通　以信息化、网络化医疗协作为突破口，以信息互联互通为基础，搭建互联智慧分级诊疗协同平台，将河南省人民医院与不同层级医疗机构间HIS、LIS〔laboratory information system，实验室（检验科）信息系统〕、PACS（picture archiving and communication system，医疗影像与信息系统）、病理、心电、急救、重症监护等信息系统联通，开展多样化远程医疗服务，打破不同级医疗机构之间信息互不连通的"孤岛"现象，实现信息共享共用。

3.服务全终端、全时空、多协同　互联智慧分级诊疗协同平台能够实现远程医疗服务的多终端服务，可以在固定电脑端，也可以在移动手机/平板电脑端，只要设备连接外网，均可进行远程医疗服务活动，实现服务全终端、全时空。

基于互联智慧分级诊疗协同平台构建"医院总会诊中心+专科分会诊中心"服务模式，突破以往专家只能在医院集中会诊中心进行远程会诊的传统方式，实现远程医疗服务多协同，更大程度发挥院内专科、专家参与远程医疗服务的积极性，激发内生活力，提升远程医疗服务整体效能。

二、96195综合服务平台

96195综合服务平台是开展96195综合服务的信息化平台，按照IVR（interactive

voice response，互动式语音应答）规模≥18路、座席规模≥9席、录音规模≥9路实时录音、并发能力满足30 IP、具备适当的扩展性等要求，由第三方公司开发建设完成。

96195综合服务平台涵盖呼叫中心、在线录音系统、IVR系统、报表管理系统、工单管理系统、知识库管理系统、考核系统、外呼管理系统、WEB后台管理系统等功能系统，保障就医咨询、预约挂号、预约床位、投诉受理、后勤调度、危重症转诊调度、统计分析、自助查询、录音、知识库管理等具体业务和日常管理有效运行。

三、互联智慧健康服务院

互联智慧健康服务院是河南省人民医院全力打造的触手可及、服务同质、智能高效、全生命周期，大融合、广覆盖、多渠道、全流程的线上健康服务平台，通过购买服务形式建设完成。依托互联智慧健康服务院平台，河南省人民医院致力于打造以精细化管理、智能化决策为核心的新医疗服务模式，应用移动互联网、大数据、物联网、5G等新技术，构建移动化、智能化、便捷化的线上医疗服务新生态。

进一步整合线上医疗健康服务业务，互联智慧健康服务院功能涵盖综合预约、线上问诊、家庭医生签约、线上学院、健康教育、慢性病管理、云随访、远程医疗、药品配送、国际医疗服务等。互联智慧健康服务院登录方式：社会公众、各级医疗机构医务人员可通过电脑端、移动终端登录"两网"（河南省人民医院官网云医院模块、互联智慧健康服务院官网）、"一微"（"河南福音省医"官微服务号）、"一App"（"河南省医"App）。

第三节　实施成效

河南省人民医院将"互联智慧健康服务"作为医院发展的工作主线，十分重视"互联智慧分级诊疗服务体系""线上医疗健康服务体系"建设运行发展，给予人、财、物等大力支持，推动区域协同、线上线下协同战略有效实施、高质量发展，助推省医医疗健康服务系统发展战略实施。

一、工作成效

自2015年底以来，在各级领导的正确领导和关心支持下，河南省人民医院全体职工齐心协力，担当作为，务实创新，分级诊疗区域协同和线上医疗健康服务工作取得骄人成绩。互联智慧分级诊疗区域协同发展体系日趋完善，以远程医疗和互联网诊疗服务为主体的线上医疗健康服务量持续攀升，96195综合服务电话量突破100万个。

（一）20条核心帮扶措施常态开展

持续完善覆盖河南省内外130余家协作单位的互联智慧分级诊疗服务体系建设，常态化开展20条核心帮扶措施，建立院领导回访工作制度，强化考核评价和激励，创新开展"竞争式申报、订单式帮扶"精准帮扶机制。自2015年底至2020年3月底，河南省人民医院赴互联智慧协作医院开展多轮次精准帮扶工作，累计下沉专家1.63万人次，义诊患者15.3万人次，查房10.77万人次，疑难病会诊2.97万人次，示范手术3 065台，教学培训4 072场。

（二）远程医疗协作网络持续完善

持续完善远程医疗协作网络建设，建立河南省人民医院与基层医疗机构、国内外知名医疗机构等上下联通、覆盖广泛、功能齐全、高效协调的远程协作关系，开展多样化远程医疗服务活动，提升基层医疗服务能力和效率。目前，河南省人民医院已与省内外138家地市级、县级医院及新疆生产建设兵团第十三师红星医院、埃塞俄比亚提露内丝–北京医院和黑狮子医院、美国加州大学洛杉矶分校（UCLA）、梅奥医学中心、美国MD安德森癌症中心、中国人民解放军总医院（301医院）、中日友好医院、首都医科大学宣武医院、首都医科大学附属北京天坛医院（以下简称北京天坛医院）、上海交通大学医学院附属瑞金医院、中南大学湘雅医院等医疗机构建立远程协作，为疑难罕见病例提供远程医疗服务。

（三）线上医疗服务工作量持续攀升

2018年6月26日，互联智慧健康服务院正式上线开诊，河南省人民医院顾建钦书记（时任院长）亲自坐诊，接诊第一位复诊患者，开出第一张处方，互联智慧药房工作人员同步接到指令，仅用11分钟就及时高效完成线下药品配送到患者家中。2018年8月22日，在河南省人民医院互联智慧健康服务平台首次完成跨越国界的线上问诊。

截至2020年3月底，互联智慧健康服务院累计完成线上咨询2.9万余人次，累计注册用户7.9万余人。与协作单位累计开展远程会诊2.14万例，远程心电6.79万例，远程病理5.46万例，远程影像1 551例，远程超声会诊68例；远程手术示教20

场，远程麻醉示教16场。开展远程教育培训971场，课程内容涉及临床、护理医技和管理等，听课人数7.5万余人次；录制上传在线点播培训视频280个，包括临床专科类、医技类、护理类、医院管理类、科普类。医护人员可以随时随地进行在线课程点播学习。举行消化道肿瘤、胸部肿瘤、乳腺癌等多学科会诊，麻醉疑难病例讨论、皮肤科疑难病例讨论等远程直播活动108场。96195电话总量106.2万余个，预约挂号18万余人次，危重症车辆调度5 260余次，后勤调度3 430余次，投诉受理520余个，短信推送52万余条。

（四）互联智慧专科联盟密织网络

发挥河南省人民医院专科优势，以专科业务协作为纽带、以信息网络技术为支撑，持续推进互联智慧专科联盟建设，打造龙头带动、资源共享、服务同质、协同共赢的专科共同体。在技术扶持、人才培养、专科培优、远程协作、科研培育、双向转诊等方面开展学科间精准帮扶，促进优质专科医疗资源拓展扩延，最大程度发挥专科医疗资源使用效率，提升基层专科医疗服务能力。目前，已牵头组建眼科、重症医学、病理、肿瘤多学科诊疗、疼痛、耳鼻喉、生殖医学等互联智慧专科联盟54个。

（五）适宜技术推广深入基层

全面启动三年百项适宜技术推广工程，面向院内组织适宜卫生技术推广项目申报和评选，经专家评审后，建立医院适宜技术项目资源库，并编印《互联智慧分级诊疗适宜技术推广服务手册》。坚持按需推广、注重实效的原则，根据协作单位培训对象、硬件设备条件等，采取线上、线下多样化的推广形式，提升协作单位技术服务水平。截至2020年3月底，河南省人民医院已在84家互联智慧协作医院开展106项适宜技术推广活动228次，参与专家433人次，培训医务人员2万余人次。

（六）跨区域紧密融合医联体探索建立

2017年，河南省人民医院积极探索政府-医院合作下的跨区域紧密深度融合医联体建设模式，与新蔡县人民政府签署《托管新蔡县人民医院合作框架协议》，通过发挥品牌、管理、人才、技术、服务等方面的综合优势，"托管式"帮扶新蔡县人民医院。经过2年多来帮扶，托管后新蔡县人民医院实现飞跃式发展，业务量成倍增加、医疗服务能力显著提高、人力队伍趋向合理、新技术新业务层出不穷、专科建设历史性突破，赢得了政府、医院、职工、群众多方满意。2020年，河南省人民医院扩大跨区域紧密融合医联体建设合作范围，与叶县人民政府合作托管叶县人民医院，进一步提升医院托管品牌效应。

二、获得赞誉

4年多来，河南省人民医院在互联智慧分级诊疗服务区域协同、线上线下医疗健康服务协同方面的具体探索和工作实践，扎实有效，取得了显著成效，得到了国家卫生健康委、河南省委省政府、河南省政协、河南省卫生健康委等各级政府部门和各级领导的肯定，受到河南省内外医疗同仁的认可，获得中央电视台、河南卫视、人民网、新华网、央广网、光明网及《健康报》、《医药卫生报》等诸多新闻媒体广泛关注。

（一）获奖情况

1.亚洲医院管理奖　2018年7月18~20日，由亚洲医院管理大会组织的医院管理亚洲峰会及亚洲医院管理奖（中国奖）颁奖典礼在无锡召开，中国大陆地区共有55家医院168个项目参与申报，通过6名国际评委两轮严格评审，有25家医院的32个项目登上了最终的领奖台，获奖率只有19%。河南省人民医院榜上有名，荣获两项国际级大奖：年度医院院长大奖——"建立医疗卫生服务体系模型"；最佳社区参与项目——"96195服务平台为患者提供优质的医疗服务"（图1-2-1）。

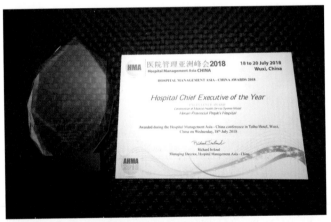

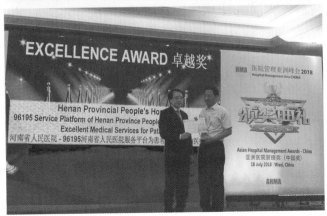

图1-2-1　河南省人民医院获亚洲医院管理奖（中国奖）

2018年9月中旬，亚洲医院管理奖公布获奖名单，河南省人民医院病理科申报项目"病理远程会诊——互联智慧医疗体系"荣获亚洲医院管理奖移动与在线支付卓越奖。

2.第七届全国医院品管圈大赛一等奖　2019年11月1~3日，由中国医院品质管理联盟、清华大学医院管理研究院主办的第七届全国医院品管圈大赛在河南省会郑州隆重举行。由河南省人民医院急危重症医学部、公共事业发展部协同完成的"e健通圈质量改善项目——重症心肺疾病ECMO区域协同救治模式构建"（ECMO，extracorporeal membrane oxygenation，体外膜肺氧合）以总分排名第一的好成绩，荣获第七届全国医院品管圈大赛课题研究型专场一等奖（图1-2-2）。

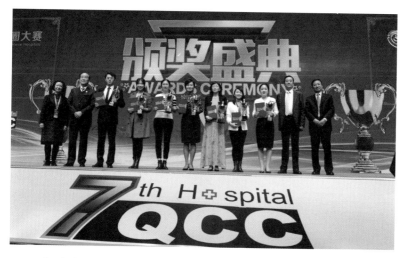

图1-2-2　河南省人民医院获第七届全国医院品管圈大赛课题研究型专场一等奖

3.第三届河南省医院品质管理成果大赛一等奖　2019年8月23~25日，由河南省医院品质管理联合会主办、河南省人民医院等8家医院承办的第三届河南省医院品质管理成果大赛暨海峡两岸医院品质管理高峰论坛在郑州举行。由河南省人民医院公共事业发展部、急危重症医学部等多部门参与的"e健通圈品质管理项目——重症心肺疾病体外生命支持技术区域救治模式构建"在全省82家医院208个圈组中脱颖而出，荣获第三届河南省医院品质管理成果大赛进阶场一等奖（图1-2-3）。

4.智慧医院创新大赛二等奖　2019年3月25日，中国医师协会智慧医疗与医学人文工作委员会在长沙成立，第一届中国医学人文与智慧医疗高峰论坛同期举行，河南省人民医院张连仲副院长当选中国医师协会医学人文与智慧医疗工作委员会副主任委员。会议由中国医师协会主办、湖南省人民医院承办，中国医师协会秘书长、中国医师协会人文医学专业委员会常务副主任委员、中国医师协会编

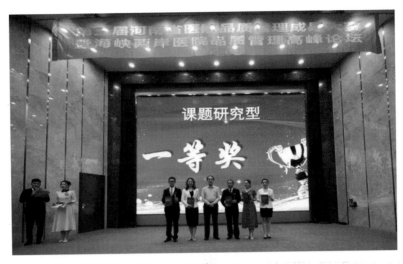

图1-2-3　河南省人民医院获第三届河南省医院品质管理成果大赛进阶场一等奖

辑部主任等领导和专家出席大会并讲话。会议既有学术交流，也有同台竞技，同时举行了智慧医院创新大赛，来自全国的21支队伍参加比赛。河南省人民医院推荐案例"基于互联网思维的全程全面全周期医疗健康服务模式"获大赛二等奖。

5."互联网+医疗"模式创新奖　2019年5月19日，中国医学装备协会远程医疗与信息技术分会联合国家卫生健康委远程医疗管理培训中心在北京举办2019远程医疗与智能装备技术峰会，河南省人民医院荣获"'互联网+医疗'模式创新奖"。

（二）媒体关注

自开展互联智慧分级诊疗服务体系、线上医疗健康服务体系建设工作以来，中央电视台《新闻联播》头条、中央电视台财经频道晚间《财经新闻评论》、《国务院深化医药卫生体制改革领导小组简报》、光明网、人民网、新华网、央广网、《健康报》、河南省卫生健康委网站、《河南卫生计生动态》、河南卫视、《河南日报》、《医药卫生报》、《大河报》、映象网等新闻媒体、网站和刊物先后给予关注报道，肯定和认可河南省人民医院在分级诊疗区域协同发展、线上医疗健康服务方面的显著成效。

第三章

互联智慧分级诊疗的抗疫作为与未来发展

第一节　抗疫防控中彰显责任担当

　　新冠肺炎疫情发生后，党中央、国务院高度重视，习近平总书记做出重要指示，强调要把人民群众生命安全和身体健康放在第一位，坚决遏制疫情蔓延势头。李克强总理做出批示，要求完善应对方案，全力以赴做好防控工作。河南省委、省政府多次召开专题会议研究部署新冠肺炎疫情防控工作。

　　疫情就是命令，时间就是生命。河南省卫生健康系统按照省委、省政府对疫情防控工作的要求，发扬"敬佑生命、救死扶伤、甘于奉献、大爱无疆"的精神，取消春节放假，全员在岗，积极应对，主动作为，全力以赴抗击新冠肺炎疫情，真正做到早发现、早报告、早隔离、早治疗，坚决防止疫情扩散蔓延，保障人民群众人民安全和身体健康。河南省人民医院作为河南省卫生健康委直属公立医院，积极贯彻落实党中央、国务院、省政府和省卫生健康委关于疫情防控工作决策部署，把人民群众生命健康放在首位，迅速全面响应，建立完善"区域分设、双向引流、专楼专用、精准防控"模式及智慧防控，铺就全面覆盖、全员参与、纵深下沉、联防联控、线上线下的疫情防控网络，众志成城，坚决打赢疫情防控的人民战争、总体战、阻击战。

　　河南省人民医院作为河南省省级定点救治单位之一，在努力做好发热患者和新冠肺炎患者收治工作的同时，充分发挥"互联网+医疗健康"服务优势，依托河南省人民医院线上医疗健康服务系统，为市级、县级互联智慧协作单位提供新冠肺炎防控救治的远程医疗支持，为社会大众免费提供新冠肺炎线上咨询服务，肩负起河南省新冠肺炎防控救治的重任，切实发挥互联网医疗在疫情联防联控中的有效作用，助力全省疫情防控阻击战。

在接到疫情防控工作部署安排的第一时间，河南省人民医院多部门协同协作，迅速启用"联防联控-发热患者远程会诊中心"，基于互联智慧分级诊疗服务体系，快速联通省内外138家地市级、县级协作医院（包括104所新冠肺炎医疗救治定点医院），以公共卫生医学中心远程会诊平台为分中心，组织高资历、高职称专家组成会诊团队，借助互联智慧分级诊疗协同网络，通过远程会诊为互联智慧协作单位防控救治"隔空把脉"，制定精准高效的诊疗策略，展开疫情联防联控工作。

为满足公众疫情期间就医、健康咨询等服务需求，河南省人民医院立即开通互联网诊疗咨询服务和电话咨询服务。2020年1月24日，在互联智慧健康服务院平台上线新冠肺炎线上咨询服务门诊。汇聚感染性疾病科、呼吸与危重症医学科、全科医学科等相关专业200余位专家，就患者关心的新冠肺炎问题提供免费及时的线上诊疗咨询服务，适用范围包括轻症患者（发热低于38 ℃）、自行在家隔离人员、有其他健康问题咨询的人员，减少外出行为，避免交叉感染，减轻医院就诊压力。积极做好卫生健康与疫情防治知识科普宣传，借助文字、视频等多媒体传播手段，集中刊载群众关心的卫生健康知识、疫情防控方面的科普作品。及时发布新冠肺炎疫情防控专业学术权威解读，刊载国家、省内相关权威部门发布的防控指南以及权威专家发布的疾病防控方案、经验。

96195综合服务平台也立即开通新冠肺炎电话咨询服务专线，由经过新冠肺炎防控知识系统专业培训的96195客服专员，为社会公众提供新冠肺炎病情咨询、预约诊疗、发热患者就诊流程咨询、重症患者转诊转运、患者回访等24小时全天候服务。

第二节　新技术融合引领未来发展

以移动互联网、大数据、云计算、物联网、5G等为代表的新一代信息通信技术发展突飞猛进，正在全球范围内掀起新一轮科学技术革命和产业发展变革。信息技术正在加速与各领域行业深度融合，医疗卫生行业同样在加快医疗健康服务与"云大物移"新一代信息技术的融合应用，尤其是随着5G正式商用的到来，以及与物联网、云计算、大数据、人工智能等前沿技术的整合运用，未来以5G赋能的"云大物移"将不断驱动医疗卫生行业创新发展，智慧医疗和"互联网+医疗健康"必将成为医疗健康领域的服务新常态，极力推动医疗卫生服务模式和管理模式革新，优化再造医疗卫生服务流程，持续提升医疗卫生服务整体效能。

一、前沿技术发展

（一）5G技术

第五代移动通信技术简称5G（5th generation mobile networks）或5G技术，是最新一代蜂窝移动通信技术，也是即4G（LTE-A、WiMax）、3G（UMTS、LTE）和2G（GSM）系统之后的延伸。5G的性能目标是高数据速率、减少延迟、节省能源、降低成本、提高系统容量和大规模设备连接。

近年来，国家从政策倾斜、技术标准制定等方面超前部署，助力5G技术加快发展。2015年国务院办公厅印发《关于加快高速宽带网络建设推进网络提速降费的指导意见》。2016年全国人大在颁布的"十三五"规划中提出实施网络强国战略。2016年12月国务院《"十三五"国家信息化规划》中提出新一代信息网络技术超前部署行动，行动目标为：到2018年，开展5G网络技术研发和测试工作，互联网协议第6版（IPv6）大规模部署和商用；到2020年，5G完成技术研发测试并商用部署，互联网全面演进升级至IPv6，未来网络架构和关键技术取得重大突破。2017年3月5日，国务院总理李克强在第十二届全国人大第五次会议《政府工作报告》中提到："加快培育壮大新兴产业。全面实施战略性新兴产业发展规划，加快新材料、人工智能、集成电路、生物制药、第五代移动通信等技术研发和转化，做大做强产业集群。"这是《政府工作报告》首次提到"第五代移动通信技术（5G）"。2018年8月，国家工业和信息化部、国家发展和改革委员会印发《扩大和升级信息消费三年行动计划（2018—2020年）》，明确提出要加快第五代移动通信标准研究、技术试验，推进5G规模组网建设及应用示范工程。

在国家大力支持和相关宏观利好政策的保障下，中国信息通信行业以创新驱动5G发展，突破关键核心技术，取得了令人瞩目的成果。2019年10月31日，国家工业和信息化部与三大运营商在2019年中国国际信息通信展览会上举行5G商用启动仪式，中国移动、中国联通、中国电信正式公布5G套餐，并于11月1日正式上线5G商用套餐，这标志着中国正式进入5G商用时代。

（二）云计算

云计算又称网格计算，是分布式计算的一种，指的是通过网络"云"将巨大的数据计算处理程序分解成无数个小程序，然后通过多部服务器组成的系统处理和分析这些小程序、得到结果并返回给用户。云计算通过虚拟化技术、分布式海量数据存储、海量数据管理技术、分布式编程模式、云计算平台管理技术等关键技术，可以在很短的时间内（几秒钟）完成对数以万计的数据的处理，从而达到强大的网络服务。其优势与特点在于虚拟化、动态可扩展、按需部署、高灵活性、可靠性高、性价比高等。

国务院早在2010年10月18日发布的《国务院关于加快培育和发展战略性新兴产业的决定》中提出，要抓住时代发展机遇，在新一代信息技术产业这个领域，加快推进三网融合，促进物联网、云计算的研发和示范应用。2012年9月18日，科技部制定《中国云科技发展"十二五"专项规划》，指出到"十二五"末期，在云计算的重大设备、核心软件、支撑平台等方面突破一批关键技术，形成自主可控的云计算系统解决方案、技术体系和标准规范，在若干重点区域、行业中开展典型应用示范，实现云计算产品与服务的产业化，积极推动服务模式创新，培养创新型科技人才，构建技术创新体系，引领云计算产业的深入发展，使我国云计算技术与应用达到国际先进水平。 2015年1月30日，国务院印发《关于促进云计算创新发展培育信息产业新业态的意见》，指出到2020年，让云计算成为我国信息化重要形态和建设网络强国的重要支撑。2015年9月5日，国务院发布《促进大数据发展行动纲要》，提出坚持创新驱动发展，加快大数据部署，深化大数据应用，已经成为稳增长、促改革、调结构、惠民生和推动政府治理能力现代化的内在需要和必然选择。2015年11月，国家工业和信息化部《云计算综合标准化体系建设指南》，2016年7月，国务院《国家信息化发展战略纲要》，2017年4月，国家工业和信息化部《云计算发展三年行动计划（2017—2019年）》等一系列国家和地方促进云计算发展的政策相继发布，为云计算发展提供了有力的宏观政策支持。

（三）物联网

物联网即"万物相连的互联网"，IT行业又叫"泛互联"，意指物物相连，万物万联。它是通过射频识别、红外感应器、全球定位系统、激光扫描器等各种信息传感设备，将任何物品与互联网连接起来，而形成物品智能化识别、定位、跟踪、监控和管理的一个巨大网络，实现在任何时间、任何地点，人、机、物的互联互通。

物联网概念最早出现于比尔·盖茨1995年《未来之路》一书，由于当时无线网络、硬件及传感设备的发展受限，并未引起世人的重视。2005年11月17日，国际电信联盟（international telecommunication union，ITU）在信息社会世界峰会（world summit of information society，WSIS）上发布《ITU互联网报告2005：物联网》，正式提出"物联网"的概念。物联网的基本特征可概括为整体感知、可靠传输和智能处理。从通信对象和过程来看，物与物、人与物之间的信息交互是物联网的核心，其关键技术包括射频识别技术（radio frequency identification，RFID）、无线传感技术、智能处理技术、智能嵌入技术、全球定位等。近些年来，国家相继出台物联网发展相关政策文件，支持相关技术创新发展和应用，推进物联网有序健康发展。

2013年2月，国务院《关于推进物联网有序健康发展的指导意见》中指出：到2015年在工业、交通能源、社会事业、城市管理、安全生产等领域实现物联网试点示范应用，部分领域的规模化应用水平显著提升，培育一批物联网应用服务优势企业。以掌握原理、实现突破性技术创新为目标，把握技术发展方向，围绕应用和产业急需，明确发展重点，加强低成本、低功耗、高精度、高可靠、智能化传感器的研发与产业化，着力突破物联网核心芯片、软件、仪器仪表等基础共性技术，加快传感器网络、智能终端、大数据处理、智能分析、服务集成等关键技术研发创新，推进物联网与新一代移动通信、云计算、下一代互联网、卫星通信等技术的融合发展。

2013年9月，国家发展改革委等多部委发布的《物联网发展专项行动计划（2013—2015）》中，提出包含顶层设计、标准制定、技术研发、应用推广、产业支撑、商业模式、安全保障、政府扶持、法律法规、人才培养10个专项行动计划。

2017年1月，国家工业和信息化部《信息通信行业发展规划物联网分册（2016—2020年）》中指出：到2020年，具有国际竞争力的物联网产业体系基本形成，包含感知制造、网络传输、智能信息服务在内的总体产业规模突破1.5万亿元，智能信息服务的比重大幅提升。推进物联网感知设施规划布局，公众网络M2M连接数突破17亿。物联网技术研发水平和创新能力显著提高，适应产业发展的标准体系初步形成，物联网规模应用不断拓展，泛在安全的物联网体系基本成型。

2017年6月，国家工业和信息化部《关于全面推进移动物联网（NB-IoT）建设发展的通知》中指出：到2020年，NB-IoT网络实现全国普遍覆盖，面向室内、交通路网、地下管网等应用场景实现深度覆盖，基站规模达到150万个。加强物联网平台能力建设，支持海量终端接入，提升大数据运营能力。

目前，物联网已经应用于经济社会生活诸多领域，在工业、农业、环境、交通、物流、安保等基础设施领域的应用，有效地推动了行业智能化发展，提高了行业发展效率和效益；在家居、医疗健康、教育、金融与服务业、旅游业等领域的应用，从服务范围、服务方式、服务质量等诸多方面给予极大改进，极大提高了人民群众生活质量。

（四）大数据

大数据是指无法在一定时间范围内用常规软件工具进行捕捉、管理和处理的数据集合。研究机构Gartner定义为："大数据"是需要新处理模式才能具有更强的决策力、洞察发现力和流程优化能力来适应海量、高增长率和多样化的信息资产。麦肯锡全球研究所给出的定义是：一种规模大到在获取、存储、管理、分析方面大大超出了传统数据库软件工具能力范围的数据集合，具有海量的数据规模、快速的数据流转、多样的数据类型和价值密度低四大特征。维克托·迈尔-舍恩伯格及肯尼思·库克耶《大数据时代》书中，大数据指不用随机分析法（抽样调查）这种捷径，而采用所有数据进行分析处理。大数据的特征，即Volume（大量）、Velocity（高速）、Variety（多样）、Value（价值）、Veracity（真实性）。

从技术上看，大数据与云计算息息相关。大数据无法用单台的计算机进行处理，必须依托云计算的分布式处理、分布式数据库和云存储、虚拟化技术。大数据需要特殊的技术，包括大规模并行处理（massively parallel processing，MPP）数据库、数据挖掘、分布式文件系统、分布式数据库、云计算平台、互联网和可扩展的存储系统。

国家相继出台一系列相关政策积极推进大数据、健康医疗大数据的发展。2015年3月30日，国务院办公厅印发《全国医疗卫生服务体系规划纲要（2015—2020年）》中指出，积极应用移动互联网、物联网、云计算、可穿戴设备等新技术，推动健康信息服务和智慧医疗服务，推动健康大数据的应用。2015年7月4日，国务院发布《关于积极推进"互联网+"行动的指导意见》，指出鼓励建立医疗网络信息平台，加强区域医疗卫生服务资源整合，充分利用互联网、大数据等手段，提高重大疾病和突发公共卫生事件防控能力。2015年9月5日，国务院《促进大数据发展行动纲要》中指出，推动大数据发展和应用，构建电子健康档案、电子病历数据库，建设医疗健康管理和服务大数据应用体系。探索预约挂号、分级诊疗、远程医疗、检查检验结果共享、防治结合、医养结合、健康咨询等服务。2016年6月24日，国务院办公厅印发《关于促进和规范健康医疗大数据应用发展的指导意见》，指出要坚持以人为本、创新驱动、规范有序、安全可控、开放融合、共建共享的原则，形成跨部门健康医疗数据资源共享共用格局，实现资源跨部门、跨区域共享；实现医疗、医药、医保和健康各相关领域数据融合应用；不断完善相关政策法规、安全防护、应用标准体系，建立适应国情的健康医疗大数据应用发展模式，初步形成健康医疗大数据产业体系。2016年3月，我国《国民经济和社会发展第十三个五年规划纲要》中提出，完善医疗服务体系，提升健康信息服务和大数据应用能力，发展远程医疗和智慧医疗。

（五）人工智能

人工智能（artificial intelligence，AI）是研究、开发用于模拟、延伸和扩展人的智能的理论、方法、技术及应用系统的一门新的技术科学。人工智能是计算机科学的一个分支，20世纪70年代以来被称为世界三大尖端技术（空间技术、能源技术、人工智能）之一，也被认为是21世纪三大尖端技术（基因工程、纳米科学、人工智能）之一。除了计算机科学以外，人工智能还涉及信息论、控制论、自动化、仿生学、生物学、心理学、数理逻辑、语言学、医学和哲学等多门学科。人工智能学科的研究内容主要包括知识表现、自动推理和搜索方法、机器学习和知识获取、知识处理系统、自然语言理解、计算机视觉、智能机器人、自动程序设计等。人工智能从诞生以来，理论和技术日益成熟，应用领域也不断扩大，可以设想，未来人工智能带来的科技产品，将会是人类智慧的"容器"。

人工智能从一开始的"智能制造"概念中的"智能"一词，逐渐拓展为"互联网+"中的人工智能，到如今正式成为一项国家战略，人工智能发展极其迅速。人工智能相关政策的发展大致经历了三个阶段：

1.智能制造时代（2015—2016年）　在这个阶段人工智能只是被当作信息化发展的重要分支，应用领域也仅仅是与工业相结合，促进产业升级。2015年5月国务院印发的《中国制造2025》中提出"智能制造"概念，"智能"首次进入国家层面的战略布局。2015年7月，国务院《关于积极推进"互联网+"行动的指导意见》中提出，依托互联网平台提供人工智能公共创新服务，加快人工智能核心技术突破，促进人工智能在智能家居、智能终端、智能汽车、机器人等领域的推广应用。2016年国务院《"十三五"国家科技创新规划》中指出，重点开发移动互联、量子信息、人工智能等技术。2016年3月，我国《国民经济和社会发展第十三个五年规划纲要》中提出，要加快信息网络新技术开发应用，重点突破大数据和云计算关键技术、自主可控操作系统、高端工业和大型管理软件、新兴领域人工智能技术。

2."互联网+"时期（2016—2017年） 随着"互联网+"概念的兴起，国家相继发布一系列政策，人工智能的概念首次被确认，人工智能在"互联网+"、新兴产业科技创新等政策中所占的比重越来越大，国家也越来越重视"人工智能"重要性。2016年5月，国家发展改革委、科技部、工业和信息化部、中央网信办发布《"互联网+"人工智能三年行动实施方案》，人工智能也正式被当作"互联网+"中的重要一环。随后，国务院《"十三五"国家科技创新规划》（2016年7月）、国家发展改革委《关于请组织申报"互联网+"领域创新能力建设专项的通知》（2016年8月）中，分别就人工智能中的研发新一代互联网技术、发展自然人机交互技术，以及人工智能的发展应用问题，做出指导性意见。2017年3月，李克强总理在十二届全国人大第五次会议的《政府工作报告》中提到，全面实施战略性新兴产业发展规划，加快人工智能等技术研发和转化，做大做强产业集群。

3.国家战略规划期（2017年至今） 人工智能的国家战略地位确立，成为经济发展的大主题。人工智能技术、应用以及人才相关指导意见与落地政策纷纷颁布，各行各业也将与人工智能的结合作为发展第一要务。2017年7月，国务院发布《新一代人工智能发展规划》，人工智能进入国家战略规划期，作为一项重要的国策。《新一代人工智能发展规划》提出，新一代人工智能发展分三步走的战略目标。而在之后的十九大中，人工智能也进入《政府工作报告》中。随后，《促进新一代人工智能产业发展三年行动计划（2018—2020年）》《人工智能标准化白皮书（2018版）》等相继发布，全力推动人工智能及其产业发展。

二、新技术在智慧医疗中的应用

人工智慧、大数据、云计算、物联网、5G等新技术正加速融入医疗行业，在更多的医疗场景中应用，为医生和患者提供更及时、智能、高效的服务。河南省人民医院始终紧跟时代发展步伐，应用前沿技术推进智慧医院建设，持续完善以互联智慧分级诊疗协同平台、96195综合服务平台、互联智慧健康服务院为基础的线上健康服务信息化平台建设，满足互联网医疗服务需求。目前，河南省人民医院已与河南联通公司建立5G应用战略合作，与上海联影公司等开展战略合作共建国产高端医学诊疗设备临床科研和应用示范基地，与美国哈佛大学医学院共建"中美脑功能图谱联合实验室"，以5G技术、人工智能、大数据、云计算、物联网等新科技赋能智慧医院、"互联网+医疗健康"建设，推进相关技术与业务融合创新应用，提升医疗服务和管理效能。

（一）院内智慧医疗应用

1.**移动医护** 通过5G网络、物联网，实现实时影像数据、体征数据的移动化采集、高速传输和移动高清会诊，提高查房和护理服务的质量和效率。

2. **AI辅助诊疗** 基于大数据、云计算、人工智能等，着力在智能影像诊断、临床辅助决策和医疗机器人方面建立AI辅助诊疗服务系统，减轻医护人员工作负担，提升工作效率。

（1）智能影像诊断：人工智能的智能医学影像诊断是基于临床医学影像大数据，计算机通过深度学习，完成对影像的分类、目标检测、图像分割和检索工作，从而帮助医生完成识别、诊断、治疗等初步工作。以下方面的开发应用也在进一步加强：①放射影像应用，包括疾病筛查和初步识别、病灶自动筛查、脏器三维成像等；②病理影像应用，如细胞学初筛、形态定量分析、组织病理诊断（包括辅助预后判断、组织学分类及良恶性肿瘤鉴别）等。

（2）临床辅助决策：基于海量的医疗健康大数据、院内病例资料和医学文献，应用云计算、人工智能等技术，加大开发符合医院实际情况的相关疾病临床辅助决策系统，建立基于大数据的精准医疗服务系统，实现精准诊断、精准治疗。

（3）医疗机器人：目前，临床医疗用机器人包括智能假肢、外科手术机器人、辅助诊疗机器人、医疗保健机器人等。近年来，河南省人民医院已经引进中原首台"慧思考"机器人、华中地区首家Mazor脊柱手术机器人、机器人导医、达芬奇手术机器人等。同时，也将逐步引进更多在国内外应用成熟的医疗机器人，如肠胃检查与诊断机器人（胃镜诊断治疗辅助机器人等）、康复机器人及其他用于治疗的机器人（智能静脉输液药物配置机器人等）。

3.**智慧管理** 智慧管理包含智慧医疗质量管理、智慧医学装备管理、智慧药学、智慧后勤、智慧物流、智慧交通等。以智慧管理为抓手，以5G、物联网、大数据等前沿技术为辅助，着力构建院内智能医疗物联网，实现医疗质量管理、医院资产管理、医疗设备管理、院内急救调度、医院运营实时监测、门禁安防、院内导航等，提高管理效能。

（二）"互联网+医疗"应用

在现有远程医疗服务业务和互联网诊疗服务中，加大新技术应用力度，进一步提升服务质量和效率，同时基于5G、人工智能等新技术，开发更宽领域、更大范围的远程业务和线上服务内容，进一步丰富线上健康服务内涵。

1.远程应急救援　进一步完善医院5G智能应急救援信息系统建设，包括智慧急救云平台、车载急救管理系统、远程急救会诊指导系统、急救辅助系统等，实时实现远程指导和远程会诊，实现院前急救信息的采集、传输、处理、存储、共享，提高应急救治效率和服务质量，优化服务流程和服务模式。

2.远程会诊　基于5G网络高传输速率特性，实现4K/8K的远程高清会诊和医学影像数据的高速传输与共享，实现上下级医疗机构专家实时会诊，提高诊断准确率和指导效率。

3.远程超声　目前，河南省人民医院已经通过互联智慧分级诊疗协同平台，实现与协作医院三同步双实时交互式的远程超声会诊。下一步要充分发挥5G网络的毫秒级低时延特性，在5G远程超声诊断试点运行的基础上，进一步扩大在互联智慧分级诊疗服务体系成员单位使用的范围，提升基层医疗服务能力。

4.远程手术　布局完善远程手术所需的通信网络环境和软硬件设备，建立上下级医院间的专属通讯通道，保障远程手术的实时性、稳定性和安全性，实现远端专家通过医疗机器人、高清音视频交互系统，对互联智慧协作医院的患者进行及时的远程手术救治。

5.远程示教和5G移动直播　在现有基于互联智慧分级诊疗协同平台开展远程教育培训的基础上，基于5G和移动互联网，加快开发移动端培训应用。完善手术示教系统和医学模拟示教系统建设布局，包括手术图像采集、手术转播、手术指导、手术录播等移动端应用。通过5G网络环境，满足协作单位医护人员示教室、办公室等固定场所和移动手机端多场景学习需求。

6.远程查房　5G技术为医联体内专家远程查房提高保障，远端医生可以通过移动查房车或机器人与患者进行高清视频实时交互，完成远程查房。

7.远程监护　加强患者可穿戴监护设备使用力度，展现5G网络低时延和精准定位能力，实时上报患者位置信息，实现对生命体征信息的实时采集、处理和计算，并传输到远端医护人员，以便医护人员及时做出病情判断和处理。

8.健康管理　依托互联智慧健康服务院，利用5G、物联网、大数据等技术，基于智能可穿戴设备，大力开展疾病风险预测与干预、慢性病管理、运动管理等线上健康管理服务，实现从"治已病"到"治未病"。

人工智慧、大数据、云计算、物联网、5G等新技术的迅猛发展，驱动着社会经济各个领域的变革，各家企业、单位都在适应新业态发展形势，立足自身实际，以改革创新谋求持续发展。河南省人民医院作为拥有百年历史积淀的公立医院，也必将不断求索创新，不断推进5G技术、大数据、云计算、物联网、人工智能等前沿技术在医院更宽领域、更深层次的开发应用，进一步提升医疗服务效率、再造服务流程，提高医院发展效能，增强医院核心竞争力。

　　站在历史新起点，在各级领导的坚强领导下，河南省人民医院全体职工不忘初心、牢记使命，同心同德，凝聚起更磅礴的省医力量，向着百年老院、百强新院的美好愿望，努力推动医院互联智慧分级诊疗区域协同、线上线下医疗健康服务协同等各项工作实现新突破，奋力开启医院现代化发展新征程！

第二篇

互联网诊疗

互联网诊疗是指在政策法规允许的条件下，运用系统思维整合具有医疗服务能力的各类资源，以互联网技术为主要载体向居民提供与诊疗活动相关的一系列服务的一种创新形式。其实质是利用互联网的共享交互特性为医疗服务供需双方提供资源配置效率最大化、健康管理流程闭环化的医疗服务形态。

国外互联网医疗的应用早于国内，全球新一轮的"互联网+医疗"发展热潮，主要由中美两国共同引领，其中又以美国表现得更为突出。为控制逐年递增的医疗费用，美国从20世纪90年代开始推动信息技术在整个医疗领域进行应用，并通过建立整体协调部门、制订专项发展计划、出台配套法律等措施，保障相关应用发展。在应用方面，美国的"互联网+医疗"已基本覆盖医疗服务各个环节，并已开展针对特定病种的远程诊断服务。国内互联网医疗起步较晚，这一新兴产业正在经历从无到有的过程，目前主要解决"看病难"的问题。而随着"互联网+"概念的普及，许多互联网公司也纷纷涉足医疗领域，公司自建互联网服务应用是目前覆盖应用数量最多的模式，国内2 000多块健康服务类应用绝大部分是此类，典型的有"春雨医生""大姨妈"等。

河南省人民医院通过购买第三方软硬件系统服务，建立"河南省人民医院互联智慧健康服务院"信息平台（以下简称"互联智慧健康服务院"）。面向患者提供全流程、多渠道实体医院线上医疗服务（如在线咨询问诊、预约诊疗、查询信息、线上支付、药品配送、跟踪随访、康复指导、慢病管理等），面向医院提供广覆盖、大融合的创新协同诊治服务（如远程会诊、远程教育、手术示教、课件点播、检验检查协作服务等），以满足人们对医疗健康服务的新认识、新诉求、新愿景，为河南省人民医院百强新院智能化、特色化、常态化医疗服务奠定坚实的基础。

2020年1月21日，河南省人民政府部署新冠肺炎疫情防控工作，河南省人民医院第一时间设立"联防联控-新冠肺炎患者远程会诊中心"，联通100余家收治确诊（疑似）患者的定点医疗机构，联通河南省人民医院互联智慧分级诊疗协同平台、互联智慧健康服务院，组织感染性疾病科、呼吸与危重症医学科、感染管理科等与新冠肺炎防治相关的高年资、高职称、有经验专家，在电脑端、移动终端上实现基层医疗机构、公共卫生医学中心、河南省人民医院互联智慧分级诊疗医学中心三地远程视频会诊、远程影像会诊、远程培训等，指导基层医疗机构疫情防控与救治方案；同时为怀疑自己被感染者或者是轻症患者提供视频问诊、图文咨询、电话咨询等每天24小时线上诊疗服务，指导建议民众居家观察防护、疏解恐惧焦虑情绪，缓解人群涌向医院而造成交叉感染，把院内的医疗资源留给更多有需要的人，助力新冠肺炎疫情防治。

第一章

互联智慧健康服务院概述

第一节 总体规划

为积极探索互联网医疗健康服务应用和医疗发展模式，解决医疗资源不平衡和人民群众日益增长的健康需求之间的矛盾，助力"基层首诊、急慢分治、双向转诊、上下联动"的就医新格局，河南省人民医院根据医院实情、业务实际、就医需求、社会现状、机制体制、专业技术、专科特色、流程再造、优化重组、人力资源、运营管理、质量控制、信息支持等方面进行统筹规划和科学设计，建立互联智慧健康服务院（图2-1-1），最终实现"触手可及见名医，省医专家在身边"目标。

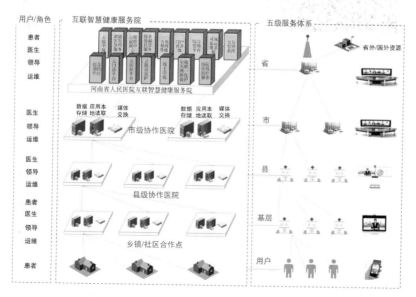

图2-1-1 互联智慧健康服务院平台架构

一、总体目标

采取"医院自建、顶层设计、统一平台、区域联动"的建设模式，以精细化管理为核心，智能化决策为前提，创建人性化、个性化、便捷化医疗服务新模式；以信息化建设为依托，网络化传输为手段，营造全方位、多维度、全天候的医疗服务新氛围；以移动化为特征，数字化为工具，构建便民、利民、益民、惠民医疗服务新途径；以互联网、云计算、大数据、物联网为纽带，编织远程医疗应用体系、协作体系、共享体系，打造医疗服务运行新机制。

二、建设内容

（一）基础平台

结合工作实际需求，建设互联智慧健康服务院门户（图2-1-2）、综合管理平台（基础信息管理、信息集成管理）、交易管理系统、统计分析管理、音视频融合升级等基础平台。

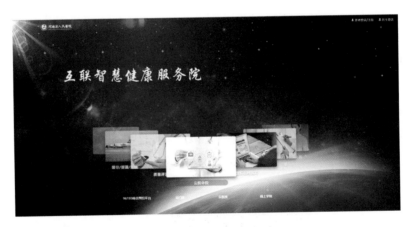

图2-1-2　互联智慧健康服务院门户

（二）功能模块

1. 96195综合服务　包括预约专家、预约会诊、预约转诊、预约车辆、预约床位、预约检查、检验等服务，最大限度使医院的所有资源可以面向民众提供预约服务。

2. 云门诊　结合医院需求，建设在线诊疗、安全保障服务等全流程医疗服务。患者通过关注互联智慧健康服务公众号，足不出户，完成线上预约挂号、网络问诊、开具处方、线上支付、药品配送等。

3. 云医技　建设在线提前预约CT、磁共振、超声、检验等医技科室检查项目模块，完成医技预约支付缴费功能，使患者就医更加方便、快捷。

4.线上学院 建设教学一体化平台。有效兼容网络学院、规培系统、临床思维训练系统、手术示教系统等，升级打造护理教育系统和宣教服务，使医学健康知识普及更多的患者和基层医院医务人员。

5.云随访 通过与院内系统集成，自动获取出院患者资料及临床数据，根据预先设置好的随访方案自动生成随访计划。

6.云院中院 结合医院实际需求，建设眼科医院、脑血管病医院、生殖医院等院中院的在线诊疗、院内专科会诊、院内教学等云院中院医疗服务。

7.家庭医生签约服务 以若干个社区卫生服务中心为依托，助力家庭医生签约服务，探索城市分级诊疗体系建设。

8.援非、援疆、托管医院服务 支持援非、援疆、托管医院新闻、图片发布上传及案例展示、专题报道，提供一个海外国际版本，该版本语言为英文，支持服务于海外患者。平台支持实现智慧医疗业务的应用，如远程会诊、远程门诊、云门诊、远程病理、双向转诊等。

9.国际在线医疗服务 实现面向海外用户的英文版远程咨询、远程病理诊断等业务应用，服务于海内外患者，将医疗服务拓展到国外，成为具有国际影响力的医疗服务平台。

10.质量评测 支持对互联智慧健康服务院各项业务、服务的监管；支持对托管医院、互联智慧协作医院的风险管理、质量管理方法、质量制度建设等进行质量教育培训，支持建立各专业质量控制圈，圈子内各医院间可相互交流学习；对挂靠河南省人民医院的省级质量控制中心业务流程进行管理，服务全省医疗质量评测。

11.空地互联网一体化救援 以河南省人民医院互联智慧危重症转运车队、航空救援指挥中心为基础，通过96195综合调度服务中心综合调度，构建空地互联网一体化急诊急救体系，面向危急重症、需要医疗救护的患者提供24小时随时随地的紧急专业救治服务。

12.互联智慧分级诊疗 双向转诊标准升级；建设慢病管理服务；与基层医院合作，与96195综合调度服务中心有机结合，建立信息交互平台，实现河南省人民医院和地市级医院信息资源共享，使得分级诊疗真正落地。

13.多渠道登录、全流程服务 社区居民、各级医疗机构医务人员通过电脑端、移动终端多渠道登录，进行在线预约、在线视频咨询、在线医技诊断、在线随访、在线药物配送、在线支付（包括分期支付）、医保脱卡支付等。

第二节　建设历程

按照国家卫生健康委、国家中医药管理局《关于印发互联网诊疗管理办法（试行）等3个文件的通知》（国卫医发〔2018〕25号）等相关工作要求，河南省人民医院以实体医院为依托，以医疗健康服务为目的，以基层医疗机构和群众为服务对象，以分级诊疗服务网络为基础，以互联网化运行方式为手段，全力建设互联智慧健康服务院（图2-1-3），提供线上诊疗健康服务。

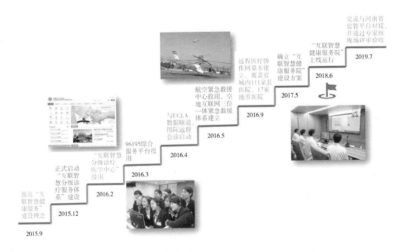

图2-1-3　互联智慧健康服务院建设历程

一、系统上线前

（1）成立项目领导小组，由医务部、财务部、药学部、网络信息中心、公共事业发展部等多部门人员组成项目组，定期组织相关人员召开项目推进实施协调会。

（2）参观调研国内实体医院互联网医院，书写项目草案。

（3）召开论证会，邀请卫生行政管理专家、互联网医疗科技公司、临床医生等专家实地踏勘、论证，对项目建设提出全局性、前瞻性、系统性的要求和建议。

（4）公开征集建设方案，通过医院官微发布有奖征集互联智慧健康服务院建设方案，组织专家评审打分，对征集方案进行评价。

（5）设计建设需求调查表，广泛征求职能部室、临床科室意见，结合专家评审公开征集方案结果，拟订互联智慧健康服务院建设方案。

（6）认真调研医院信息化建设状况，完成互联智慧健康服务院项目建设实施方案，以购买第三方服务的形式院内公开招标购买互联智慧健康服务院项目服务。

（7）协调院内多部门，和中标方一起实现招标合同签订后具有所有信息化模块功能的互联智慧健康服务院正常开诊。

（8）配置专职运维管理人员，制定互联智慧健康服务院各项工作制度及流程，保证互联智慧健康服务院各项服务顺利开展。

（9）院内遴选远程门诊专科、专家及护理专家。针对各类常见病和慢性病开通以专病、专症、专诉为特点的远程专科门诊、护理门诊、药事咨询门诊、急诊远程门诊等，包括11个国家级重点专科及省内优势学科，通过在线视频、语音、图文的形式，为患者提供线上门诊诊疗服务，方便患者足不出户即可看医生，享受到省级医院专家诊疗服务。

二、系统正式上线

2018年6月26日，互联智慧健康服务院正式上线，顾建钦书记（时任院长）在云门诊与患者通过视频问诊在线沟通（图2-1-4），在线开具处方，互联智慧药房药师在线审方（图2-1-5），药品由物流快递公司配送到患者家中，顺利实现了在线就诊、续方开药、物流配送（图2-1-6、图2-1-7）的完整流程。

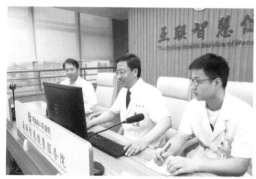
图2-1-4　顾建钦书记在线问诊患者

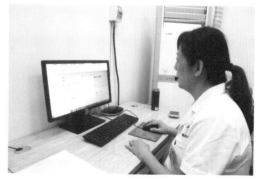
图2-1-5　互联智慧药房药师在线审方

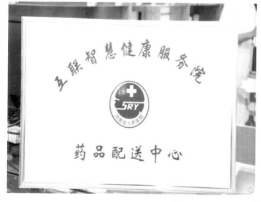

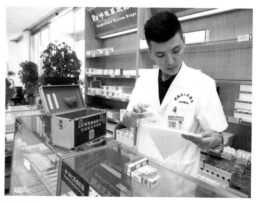

图2-1-6　互联智慧药房药品服务

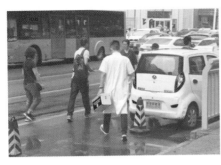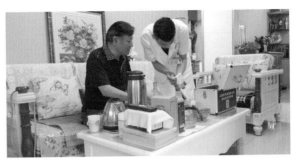

图2-1-7　互联智慧药房药品配送到家

三、模块升级、功能完善

2019年6月，互联智慧健康服务院云门诊模块全面升级，优化完善视频问诊、图文咨询、电话咨询、团队咨询等多种咨询模式（图2-1-8），增加健康资讯和名医视频发布窗口，增加专家二维码和主页分享功能；上线微信小程序客户端，免扫码、下载、安装，使线上咨询更便捷。

四、持续推进专病专症门诊建设，逐步形成互联智慧健康服务特色

组建50余个专病专症专家团队，鼓励中级职称以上医护人员通过培训考核开通线上问诊，提高及时回复率（图2-1-9），改善民众就医体验，逐步打造河南省人民医院精专细分学科开展互联网延伸服务品牌（图2-1-10）。

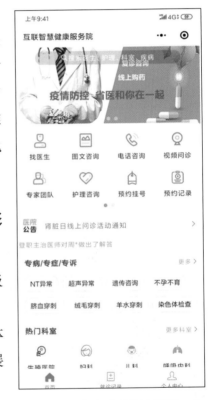

图2-1-8　优化完善视频问诊、图文咨询、电话咨询和团队咨询等功能

五、主动对接省级互联网医疗服务监管平台

按照河南省卫生健康委《关于设立河南省互联网医疗服务监管平台的通知》（豫卫医函〔2018〕13号）的要求，在河南省卫生健康委医政医管处的指导下，2019年5月互联智慧健康服务院通过河南省公安厅信息安全等级保护三级认证，次月主动对接省级互联网医疗服务监管平台，接受实时监管，确保互联网医疗服务依法规范开展。

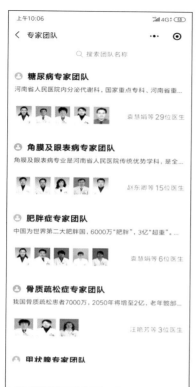
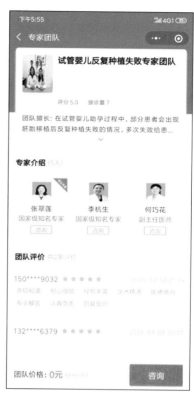

图2-1-9　组建专病专症专家团队，提高及时回复率

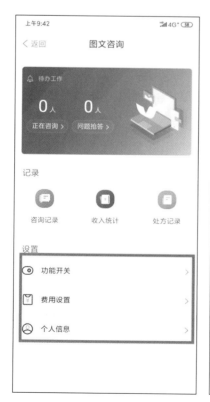

图2-1-10　医生信息、排班管理及维护个性化

第二章
互联智慧健康服务院组织管理

第一节　日常运营

依据国家有关文件精神，不断完善内部管理机制，持续规范推进互联网诊疗服务，建立互联智慧健康服务院运营服务管理制度，落实各类功能系统流程管理、人员管理和费用管理。

一、互联智慧健康服务院管理架构

河南省人民医院互联智慧健康服务院院长由河南省人民医院院长兼任，设置在门诊西区5楼，下设互联智慧分级诊疗医学中心、互联网医学科、业务管理部、网络信息部、物流配送部、综合保障部6个科室（图2-2-1），分别由医院相关职

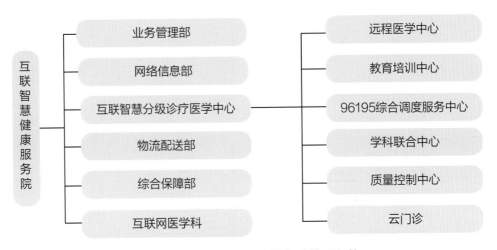

图2-2-1　互联智慧健康服务院管理架构

能部室选派人员兼任，协调相关工作。

二、制度建设

根据国家卫生健康委、国家中医药管理局《关于印发互联网诊疗管理办法（试行）等3个文件的通知》（国卫医发〔2018〕25号）要求，制定各项规章制度，明确人员岗位职责、服务流程，建立人员培训考核制度，规范诊疗行为。例如互联网医疗服务管理制度、互联网医院信息系统使用管理制度、互联网医疗质量控制和评价制度、在线处方管理制度、患者知情同意与登记制度、在线医疗文书管理制度、在线复诊患者风险评估与突发状况预防处置制度，停电、断网、设备故障、网络信息安全等突发事件的应急预案。

第二节　推广培训

针对院内医务人员互联网诊疗知晓度较低，城镇居民、患者及家属对互联网诊疗认可度、参与度不够，制订科学合理的推广培训方案，多措并举，持续做好互联智慧健康服务模式的宣传与推广，为患者提供触手可及、优质高效的医疗健康服务。

一、院内医护人员采取集中培训与科室现场"一对一"相结合模式

通过观看操作视频、技能培训、案例讲评等形式，分批分次培训河南省人民医院中级职称及以上医、护、药、技人员，学习使用互联智慧健康服务院开展互联网诊疗活动。

二、网站、微信公众号推广宣传

（一）医院官网、微信公众号

河南省人民医院官网增加"云门诊"链接，患者进入医院官网点击"云医院"菜单即可进入"云门诊"网页版。

"河南福音省医"微信公众号增设"在线问诊"菜单，点击即可进入互联智慧健康服务院小程序。

"河南省人民医院"微信公众号发布云门诊坐诊信息。

"河南省医互联智慧健康服务院"微信公众号定期推送科普知识文章、临床特色义诊活动、平台模块更新、坐诊名医介绍等，增加关注量，扩大知晓度。

（二）院内科普达人、知名专家个人微信公众号

制作线上问诊二维码台签，摆放在名医名家诊室，方便患者微信扫码关注，线上联系专家复诊问诊和检查报告咨询（图2-2-2）。在院内科普达人、知名专家个人微信公众号上增加"在线问诊"选项，一键跳转至互联智慧健康服务院云门诊个人主页，方便患者便捷就诊，提高互联网诊疗服务可及性。

图2-2-2 借力专家宣传推广

三、社会媒体推广宣传

借助《健康报》、《河南日报》、《医药卫生报》、《郑州晚报》、《大河健康报》、大河健康网等社会媒体（图2-2-3），持续宣传推广河南省人民医院互联智

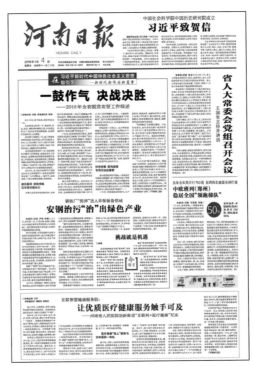

图2-2-3 《河南日报》刊发文章报道河南省人民医院互联智慧健康服务院

慧健康服务院，提高社会知晓度。

四、院内外其他多形式持续宣传

（一）海报和展板等途径宣传

在住院部、门诊部电子屏和闭路电视系统展示云门诊操作使用流程；在门诊区域、住院部张贴宣传海报，摆放宣传易拉宝、台卡等；在医院出院证上增加互联智慧健康服务院二维码，方便出院患者线上复诊咨询。

（二）健康宣教、义诊等活动中宣传

举办"三八妇女节寻找心中最美'海棠花'形象大使"活动、医师节线上问诊、"国际压疮日"网络直播居家伤口护理方法等活动，提升互联网诊疗服务影响力与美誉度。借助院内临床科室举行的健康宣教、义诊咨询等活动，在活动现场摆放互联智慧健康服务院宣传展板或发放宣传页。

（三）走进社区、学校等进行宣传

走进社区、校园推广宣传互联网诊疗；在河南省人民医院爱心直通车、新蔡健康直通车上张贴宣传单，让患者在乘车期间了解互联网服务流程（图2-2-4）。

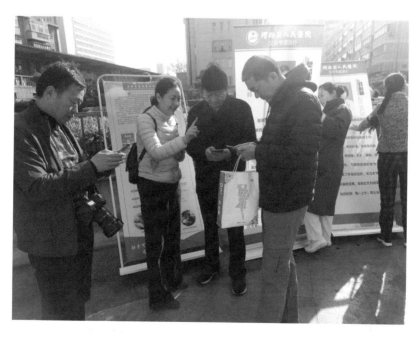

图2-2-4　走进社区宣传推广

第三章
互联智慧健康服务院云门诊系统业务运行

　　互联智慧健康服务院云门诊系统以患者为中心设计服务流程，集成院内信息系统与线上信息无缝对接，扩大门诊服务的广度与深度，推进"医疗+互联网"的创新应用。云门诊系统包括视频问诊、医院导航、智能导诊、科室医生、健康百科、健康资讯六大功能板块。其中视频问诊功能可帮助患者足不出户完成挂号、与医生面对面问诊、开药、缴费等全部流程（图2-3-1）；智能导诊功能，通过点击人体图相应部位，选择症状等信息，系统可以智能分析并提出就诊建议，告诉患者该去哪个科室、看什么专业；健康百科功能包含疾病库、药物库、急救库、化验单解读、疫苗接种等相关知识。此外系统设置有一系列实用小工具，可以自测乙肝、预产期、高血压、脂肪肝腰臀比例等，为患者提供丰富的健康咨询服务。

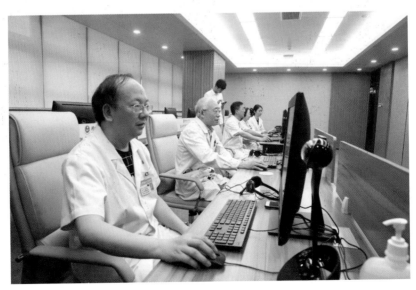

图2-3-1　互联智慧健康服务院云门诊专家线上坐诊

一、云门诊服务

（一）视频问诊

患者进入在线诊疗，注册登录后进行挂号或预约（普通科室实时问诊、专家科室预约问诊），挂号时需填写就诊人相关信息，包括姓名、身份证、病情描述及相关图片、报告资料等。挂号成功并进行挂号费支付后，可等待医生发起视频问诊。待视频沟通后，患者可查看医生给出的诊断报告（含诊断结果、诊断意见、处方等），并对医生服务给出满意度评价（图2-3-2）。

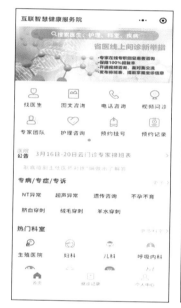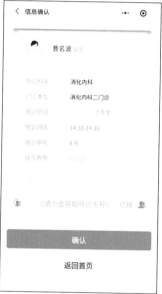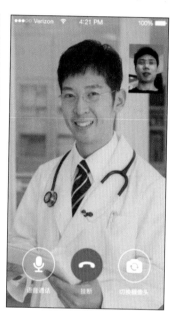

图2-3-2　视频问诊功能示意

（二）图文咨询

患者进入在线诊疗，注册登录后可向医生发起图文咨询申请，申请时需填写就诊人相关信息，包括姓名、身份证、病情描述及相关图片、报告资料等。申请成功并进行挂号费支付后，可用文字、图片形式与医生交流，也可直接将各类检查结果发送给医生。医生收到信息后可在空闲时间进行回复（图2-3-3）。此类问诊的结束是由医生主动判断，当48小时之内双方没有消息收发的由系统默认结束。

（三）电话咨询

操作步骤和咨询界面与图文问诊相同。医生收到患者发起的咨询申请后，可以文字、图片形式交流，同时可点击"电话回拨"按钮，点击后医生和患者会接到系统拨出的虚拟电话，双方点击接听，即可实现电话交流。

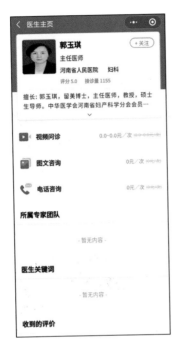
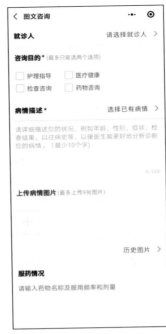
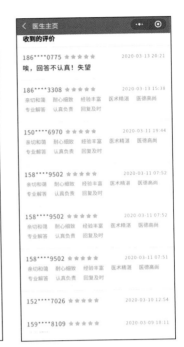

图2-3-3 图文咨询功能示意

（四）扫一扫预约医生复诊

当患者在线下就诊结束时，往往有与医生再次沟通的需要，比如咨询用药事宜、检验检查报告等。此时，患者可通过微信扫描医生桌上的二维码，即可查看到医生在线诊疗的坐诊时间，并进行选择、付费预约医生下次复诊，医生收到短信同意后即可在约定时间给患者在线复诊。（此功能实现需要医生开通自主排班。）

（五）满意度评价

患者在视频问诊或图文咨询结束后，可对本次的就诊服务对医生或者医院进行满意度评价。评价内容由医院制定及管理，可为医院及在线诊疗管理者提高医疗服务质量带来确实依据，同时也可提升医生口碑，吸引更多患者的同时增强医生参与的积极性。

（六）患者线上就诊流程

（1）关注"河南省医互联智慧健康服务院"微信公众号（图2-3-4），点击"在线问诊"菜单，进入"河南省医"小程序。

（2）进入"个人中心"，点击头像进行登录。

（3）点击"就诊人管理"，添加就诊人。

（4）进入首页，查找医生，选择问诊方式（图文、电话、视频）。

（5）提交就诊资料，支付订单，等待回复。

（6）收到短信后，登录小程序，点击"就诊记

图2-3-4 "河南省医互联智慧健康服务院"微信公众号二维码

录"，找到咨询订单，进行沟通。（如果是视频咨询，需打开视频，进入诊间；如果是电话咨询，注意接听电话。）

（7）咨询结束后，医生会书写诊断、开具处方，同样进入就诊记录查看。

（8）如果医生开具了处方，患者需支付费用，填写邮寄地址（也可到医院或药店自取）。

患者线上就诊流程见图2-3-5。

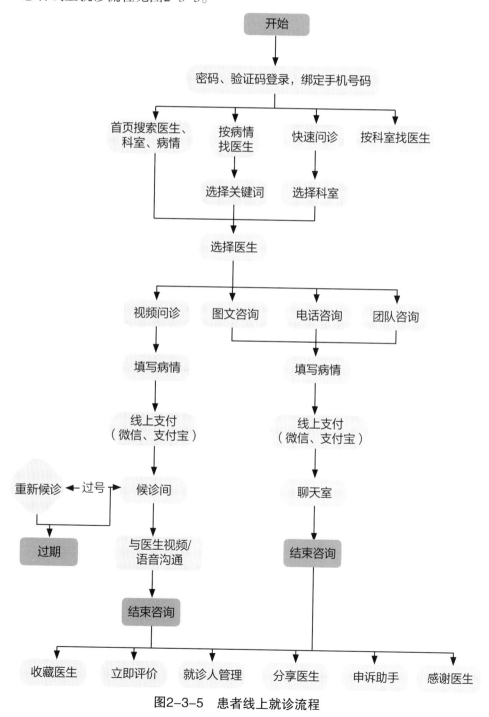

图2-3-5　患者线上就诊流程

二、医生在线诊疗

（一）叫号

医生根据患者挂号顺序依次给患者进行叫号，进行视频问诊（图2-3-6）。

（二）门诊病历书写

门诊病历用于门诊医生书写完整的门诊病历信息，记录内容包括主诉、病史、过敏史、诊断等。

（三）生成电子处方

医生为患者完成视频问诊时，按照医疗标准，使用智能医嘱系统书写录入处方（图2-3-7），包含诊断信息、药物医嘱、检验检查等。此处方将在问诊结束后展示给患者，若处方中包含药物医嘱，则需经过药师审方。患者后续可凭该电子处方，或医院提供的其他凭据，到院完成药品购买、检验检查付费等实体医院流程。

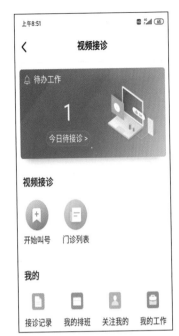

图2-3-6　在线诊疗叫号功能示意

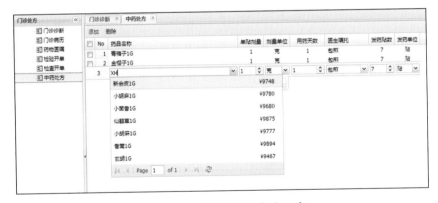

图2-3-7　智能医嘱功能示意

（四）患者健康档案

可查看患者就医基本信息、线下就诊数据、检验检查报告，在线诊疗历次就诊记录（包括病史、历次诊断、处方药物等）、就诊时视频录像及对应电子处方数据。患者的历史云病历归属于医院并由医院统一管理。

（五）自主排班系统

为了解决部分医生利用碎片时间处理患者问题，系统提供自主排班功能，支持医生根据自身情况设置视频问诊排班，患者可看到并进行挂号。

（六）专家线上服务流程

（1）下载"河南省医医护版"App（图2-3-8）。

（2）点击登录，输入手机号+验证码。

（3）根据患者咨询短信提醒进入图文咨询模块（针对图文、电话、团队咨询）或"互联网医院"模块（针对视频咨询）。

图2-3-8 "河南省医医护版"App二维码

（4）点击正在咨询，找到患者咨询订单，进入沟通（如果是视频咨询，则需叫号、发起视频；如果是电话咨询，需点击电话回拨，医生和患者同时接听陌生电话）。

（5）沟通结束，书写诊断，开具处方。

专家线上问诊流程见图2-3-9。

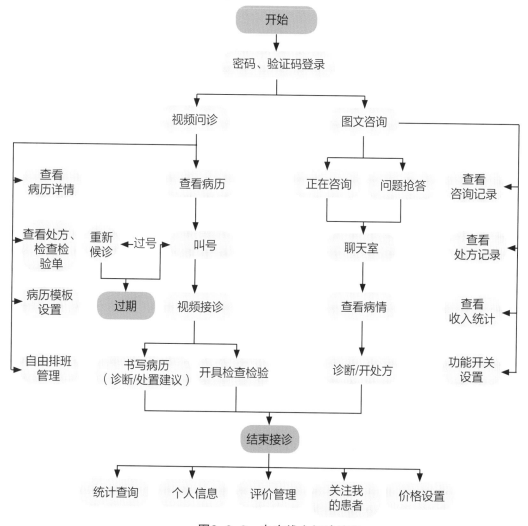

图2-3-9 专家线上问诊流程

三、药事服务

（一）处方审核

医生给患者开具诊断建议后，若诊断的电子处方内包含药物医嘱，则由药师审核处方是否有差错。审核通过后患者方可查看处方单。如果药师发现处方有问题可进行驳回处理，由医生修改处方。

（二）在线购药

患者在线上就诊后，可获取由医生开具、药师审核的电子处方，若处方中包含药品，则在处方有效期内支持如下3种取药方式（表2-3-1）。

表2-3-1　互联智慧健康服务院取药方式

取药方式	医院自取	药店自取	在线配送
发药机构	医院药房	合作药店	医院药房或合作药企
发药系统	HIS	在线诊疗	在线诊疗
取药方式	患者到院自取	患者药店自取	物流配送
支付方式	线上支付/线下医院支付	线下药店支付	线上支付
收款单位	医院	医院或合作方	医院或合作方
是否支持医保	是	是	否

1.中药配送解决方案　医生开具中药处方时需要选择由医院代煎，还是由患者自行煎服，并将药物自动生成处方笺。系统将根据处方信息将处方流转到药事服务平台，配送药房通过物流配送将饮片、代煎剂或中草药在规定时间内送达指定地点。

2.西药配送解决方案　医生开完处方并由药师审核通过后，患者选择配送方式并填写相应的收货信息，自费支付完成后医院或合作药企在云HIS管理端上收到相应的订单信息与电子处方，由药师配药后交物流公司在线配送药品。云HIS管理端记录药品流向。

四、物流配送

积极推进在线药学服务，选择适宜运输的药物品种，在门诊药房系统上建立互联智慧药房，内设"无人药房、快速配送、中药调剂、健康讲堂"等十大特色功能分区，线上处方系统与互联智慧药房配药系统无缝对接，线上处方经药师审核后，医疗机构、药品经营企业可委托符合条件的第三方机构配送，提供互联智慧药品服务。根据医疗机构特殊性质与具有资质的物流公司合作，开展汤药配送、药品配送、检验标本、特殊病理切片收取服务，为互联智慧健康服务院做线下支持。

对接顺丰快递、京东快递、邮政快递等第三方专业配送平台，持续扩大配送区域，物流配送药品、标本等（图2-3-10），极大地方便复诊患者。

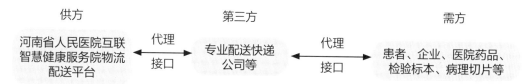

图2-3-10　线上物流配送示意

五、案例分享——跨国界服务

案例1

　　2018年8月22日上午11点许，在河南省人民医院互联智慧健康服务院的诊间内，一次跨越国界的线上问诊正在进行。51岁的李女士定居在卢森堡，曾经在河南省人民医院就诊，2周前又在卢森堡当地医院进行了子宫全切手术，术后出现了出血状况，在当地外出就诊有很多麻烦。了解到河南省人民医院新上线了网上问诊，由于有之前住院的经历，医院专业过硬的技术和犹如亲人的态度给她留下了深刻的印象，她欣喜不已，赶紧预约了专家，很快，在家里打开电脑摄像头，她就连线上了妇科的李睿副主任医师。李主任在线上详细询问了李女士的各种症状，耐心地解答了李女士的各项提问，并给出了4种处理意见及生活注意事项。长达40分钟的线上视频问诊，完全解决了本次李女士的就医需求，免去了她不便去当地医院复查的麻烦。李女士感动不已，连连称赞，一方面感谢医生专业的指导，另一方面感谢医院的好措施。这是河南省人民医院互联智慧健康服务院上线以来接诊的首位海外华人患者，跨越国界的线上问诊不仅满足了这位同胞的就诊需求，也让她感受了祖国的温暖。

案例2

　　2018年8月29日下午4点，一位瑞士患者刘女士，33岁，主诉：鼻塞、打喷嚏3年。3年来每天打喷嚏，花粉季节双鼻堵塞达五六周，近几个月来鼻子开始不定期地流黄水，早起时有黄色浓鼻涕。需要与河南省人民医院远程在线问诊。坐诊医生是耳鼻喉科王广科主任医师，王主任给出的诊断是过敏性鼻炎（变应性鼻炎），处理意见：①查过敏原；②雷诺考特鼻喷剂喷鼻；③必要时行聚焦超声治疗或翼管神经选择性切断术；④注意增强免疫力。听取了专家的就诊意见，刘女士放心了很多，激动地说："河南省人民医院互联智慧健康服务院真好，方便，让海外华人有了家的感觉。"

六、取得成效

运行1年多来，互联智慧健康服务院云门诊的价值体现总结起来有3个方面：

1.简化患者就医流程，节约成本　县级基层患者可以在本地通过网络将其病情资料发送给医生，医生根据病情提供治疗的解决方案及建议。患者再根据医生的反馈，结合自身条件，合理地安排后续的就医路径。这样，患者实现了在本地即可享受到大医院就诊的良好体验，避免了因舟车劳顿所造成时间和精力的浪费。对于慢性病患者和行动不便的老年患者，实时对病情进行追踪和监控，保障了医疗的延续性。

2.提高医生工作效率，完善患者管理　互联网诊疗突破行医环境的限制，远程调取患者信息，便于医生随时随地在线诊疗，提高了工作效率。医生可以通过专业医疗知识信息平台，对临床诊断、合理用药等知识进行高效学习，提升诊疗水平和服务能力。同时，通过医生间的沟通与协作，有效提高医疗服务质量和效率。

3.打造患者精细化管理平台　通过可穿戴设备持续监测患者健康数据，建立相关评估、监测、诊断、护理模型，为医护人员提供精确高效的医疗智能诊疗决策平台；同时，为术后随访患者、定期复查患者打造患者精细化管理平台，通过其健康档案、病历数据，定期推送健康咨询、用药复查提醒，实现患者个性化精细管理。

河南省人民医院互联智慧健康服务院云门诊以患者为中心设计服务流程，实现了院内信息系统与线上信息平台无缝对接，扩大了医疗服务的广度与深度，推进了"医疗+互联网"的创新应用，完成了"院前—院中—院后"的全周期健康服务，不仅为患者降低了服务成本，而且为医院创造了额外价值。未来计划在拓宽服务内容上下功夫，在延伸服务范围方面进一步探索实践。

第四章

新冠肺炎线上咨询服务

第一节　上线背景

新冠肺炎疫情发生后，全国各省份陆续拉响抗击疫情警报，纷纷采取防控措施，阻断疫情传播。国内一些知名专家通过新闻媒体纷纷建言，呼吁社会群众减少到医疗机构就诊，避免交叉感染，轻症患者在家隔离治疗。

河南省人民医院作为河南省省级疫情定点医疗机构，第一时间做出反应，启动专楼专用，精准防控。如何充分发挥互联智慧健康服务院线上问诊作用，为河南省乃至全国人民提供便捷高效的新冠肺炎疫情防治咨询服务，成为当务之急，更是省医人义不容辞的责任。纵观互联智慧健康服务院运行一年半情况，云门诊有以下优势：一是平台功能完善，从问诊到开药、审方、药品配送，能够满足居家隔离患者的健康需求。二是医院对所有临床医生进行了新冠肺炎防控治疗的专项培训，在呼吸科、重症医学科、急诊科、感染科等专业医务人员相对不足的现状条件下，可以合理调配医生资源，保障及时回复患者咨询，为怀疑自己被感染或者是轻症患者提供视频问诊、图文咨询、电话咨询等每天24小时线上诊疗服务，指导建议民众居家观察防护、疏解恐惧焦虑情绪。三是其他疾病复诊需要开药，但患者又不敢去医院，可以在线问诊，医生在线指导怎么治疗。如果需要续方，还可以在线开药，配送到家。

第二节 管理实施

一、上线初期

2020年1月25日，河南省人民医院新冠肺炎线上咨询服务门诊正式上线（图2-4-1），成立新冠肺炎防控网络服务专家团队。在云门诊首页设置"新型冠状病毒感染的肺炎"的关键词，设置新冠肺炎专家团队，300位中级以上职称的专家积极参与，临床专业涵盖全科医学、消化、呼吸、神经、内分泌、心血管、康复、肿瘤、血液、肾内、中医、感染、耳鼻喉科、重症医学、小儿内科、小儿外科16个专业，疫情期间不断有临床各科专业陆续报名参与。患者可通过点击关键词关联到相关医生和专家团队。

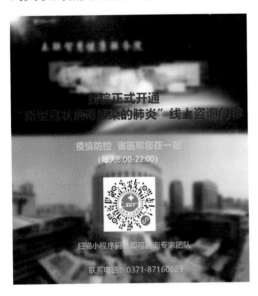
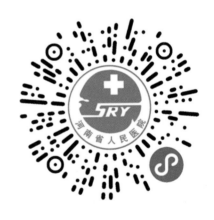

图2-4-1 新冠肺炎线上咨询服务门诊上线

线上咨询主要服务居家隔离的轻症患者，基于服务效率和服务能力等因素，多以团队图文咨询方式开展。患者可以扫码直接进入，团队成员可以根据自己的时间回复患者，引导线上患者正确就医，减轻线下发热门诊的压力，避免交叉感染。图文咨询又分为个人咨询和团队咨询两种形式。个人咨询是向某一名医生发起咨询；团队咨询则是由多名医生加入一个团体，患者向该团体发起咨询后，团体中成员都可以看到患者信息并做出回复。相较于个人咨询，团队咨询回复速度更快。

二、优化升级

（一）细分专家团队

将原有团队细化为两个成人咨询团队、1个儿童咨询团队、2个心理咨询团队。

1.成人咨询团队　由呼吸内科、感染科、中医科、重症医学科等专家组成（图2-4-2），面向常规的"新冠肺炎"咨询患者，给予回应。对涉及心理和儿童的问题，推荐患者到相关团队咨询。

2.儿童咨询团队　由儿科、小儿外科专家组成（图2-4-3），针对14岁以下儿童的各项咨询。

3.心理咨询团队　由心理医学科专家、心理咨询护理专家组成（图2-4-4），针对因疫情产生焦虑、抑郁等心理问题大于身体健康问题的群众，给予心理疏导、用药指导等，帮助轻症患者缓解心埋压力，正确面对疫情。

通过按服务对象设置团队，能够很好地分流咨询对象，快速精准地回复患者。

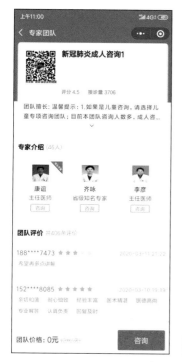
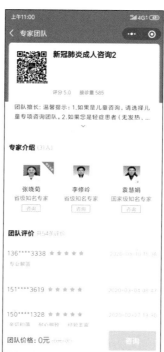
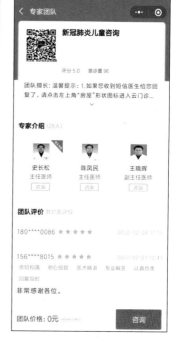

图2-4-2　新冠肺炎线上成人咨询团队　　　　图2-4-3　新冠肺炎线上儿童咨询团队

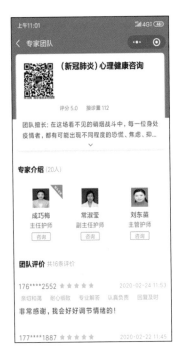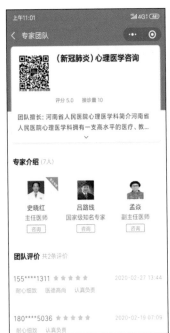

图2-4-4　新冠肺炎线上心理咨询团队

（二）在微信公众号上分开展示专家团队

为使患者更方便快捷地找到相应团队，在"河南省医互联智慧健康服务院"微信公众号上设置了各团队链接，点击即可进入相应团队；在微信"城市服务—看病就医—发热问诊"专区增加"河南省人民医院在线问诊"链接，便于患者申请河南省人民医院"新冠肺炎线上问诊"团队在线咨询（图2-4-5）。

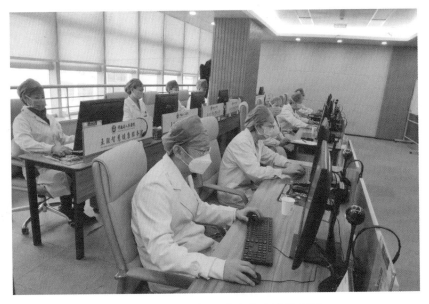

图2-4-5　新冠肺炎线上咨询团队

三、取得成效

河南省人民医院新冠肺炎线上咨询服务门诊上线以来，专家团队不仅为轻症患者提供24小时线上诊疗服务，减轻线下发热门诊的压力，还指导社区居民做好新冠肺炎疫情防控，帮助缓解心理压力，正确面对疫情。自疫情发生至2020年3月底，通过互联智慧健康服务院免费线上问诊20 395人次，其中"新冠肺炎"专项咨询线上问诊量12 280人次。主诉发热5 759人次；主诉咳嗽6 733人次；主诉乏力7 467人次。男性6 986人次，女性5 294人次。年龄最小的为158天，最大的为80岁。互联智慧服务院线上咨询服务赢得广大患者认可，受到国内外多家主流媒体的广泛关注和报道（图2-4-6）。

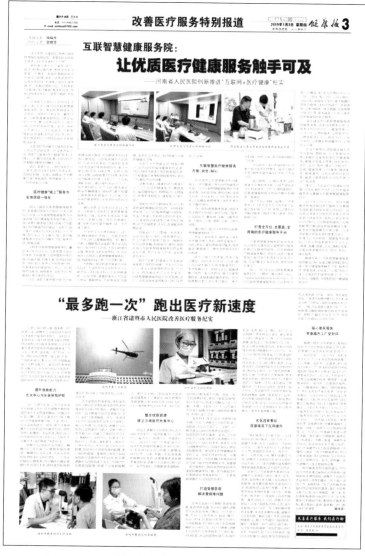

图2-4-6　《健康报》报道互联智慧健康服务院

四、案例分享

案例1

多位专家护航线上"尝鲜"患者

2020年1月25日，一个"特殊"的农历大年初一，受"嗓子疼、打喷嚏、喉咙干、咳黄痰、流鼻涕"等困扰多天的董女士，通过河南省人民医院新冠肺炎线上咨询服务门诊，足不出户享受到了多位省级专家的医疗服务。董女士成为河南省人民医院新冠肺炎线上门诊首例患者。

董女士，2020年1月19日出现感冒症状，在家服用常规感冒药物，效果不甚明显，由于新冠肺炎疫情无法出门就医，在听说河南省人民医院开通新冠肺炎免费线上咨询后，基于对河南省人民医院的信任，她决定尝试。

问诊过程中，感染科主治医师殷辉询问其有无旅居疫区记录、有无接触史、有无发热，患者反映均无；感染科副主任医师肖二辉根据患者描述，建议其检查血常规、C反应蛋白、甲型流感、乙型流感，如果出现血象高，服用相关药物；感染科主治医师张璨根据患者有乙肝病史，建议一并检查肝功能；呼吸与危重症医学科主任医师赵丽敏也肯定了检查的必要性。听取几位专家的会诊意见后，患者及时遵从诊断意见进行就医。

案例2

线上中医助力疫情防控显神威

2020年1月28日下午6点，一位发热患者通过河南省人民医院新冠肺炎线上门诊进行问诊。该患者32岁，男，信阳籍人，发热，体温37.5 ℃左右，咳嗽，鼻塞，流鼻涕，体温最高38.5 ℃，口服布洛芬后体温有所下降，近期曾在信阳某地接触疫区返乡人员。

咳嗽鼻塞！高温发热！有接触疫区返乡人员！这迅速引起了当时坐诊专家中医科丁忠于博士的重视，他立即详细询问了患者的流行病学资料，考虑到患者和疫区返乡人员有过接触，并且临床症状比较典型，所以告知患者存在感染新冠病毒的可能性。患者因为自认为可能感染了新冠病毒，情绪比较低落，丁博士一方面给予心理疏导，给患者讲解新冠病毒常识，告诉患者不要过于担心，并进一步指导患者做好个人及家庭防护：①佩戴口罩、手套，勤洗手；②居家单间隔离，避免接触家庭成员，防止家庭成员聚集性感染；③报告社区和街道办事处，做好小区防疫消毒工作；④建议患者注意休息，多饮水，避免受凉，保持心情愉快。

当丁博士给予线上指导时，患者结束了问诊。这让丁博士放心不下，他马上联系云医院后台工作人员，调取患者联系电话，进一步通过电话确认患者居住小区，指导患者前往附近的发热门诊就诊，患者及时赶去了当地定点医院进行就诊和排查。

几天后一直惦记着这个患者的丁博士专门进行了电话随访，得知患者排除了新冠病毒感染后，悬着的一颗心终于放下了，他进一步指导患者规律作息，避免熬夜，勤洗手，多饮水，密切观察症状，必要时复查血常规、C反应蛋白、胸部CT等。并给患者进行中医膳食指导，如怕冷畏寒可以适量增加生姜、葱白、芫荽等食物；如果饮食不佳，可以增加摄入山药、薏苡仁、大枣等。又过了1周，患者主动联系了丁博士，称他的症状缓解了很多，他说因为当地医疗机构条件有限，他又没办法来到郑州，当时是抱着试试看的想法注册了河南省人民医院互联智慧健康服务院的账号进行咨询，没想到医院的专家这么认真负责，不仅技术过硬，给出了中医指导，效果很好，而且专门随访，这让一个外地人对省会大医院印象深刻，他表达了对丁博士深深的谢意。

案例3

儿科专家为儿童保驾护航

2020年2月2日，儿科主任医师陈凤民在线上门诊遇到了一位27岁妈妈的求助。她的宝宝3个半月龄大，打了两个喷嚏，因为是在疫情期间，这位年轻妈妈十分焦虑，甚至失眠，担心是否会有新冠肺炎的影响。言语之间能明显感觉到这位妈妈的紧张和不安。陈主任详细询问了病史和症状，其家人并没有外出，无与疫区及相关人员接触史，这位妈妈同时确认了孩子无发热、精神状态很好、睡眠正常等情况。经过综合研判，最后发现是因开窗通风时间太长受凉引起的症状。陈主任及时给出了建议：①孩子小，注意保暖；②家长要正确认识这个病，保持良好的心理状态，消除焦虑，不必恐慌；③注意观察，随时平台咨询。两天后这位妈妈再次上线，一是在陈主任指导下孩子并无异常，她要报个平安；二是她一定要对陈主任说声感谢。

这是河南省人民医院特殊期间问诊的一个缩影，"人民医院为人民"，线上门诊的方便快捷让许多有需求的患者避免了外出的风险，减少了排队等候的时间，也让像陈凤民主任这些没有去一线的医生在线上为抗击疫情尽力！

案例4

咱不怕，请让我来帮助你

胡某，女，39岁，于2020年2月3日通过"河南省医互联智慧服务院"微信公众号预约心理健康咨询挂号，其母亲和弟弟1月18日从疫情发生地邻近城市乘高铁来家里，全家自动隔离后，因家中有5岁幼女，内心无比担忧恐惧。曾控制不住而哭，夜间惊醒，看新闻后在被窝中亦感发冷发抖，看到新闻提示就感觉心慌、胃抽筋、浑身发冷。隔离到期，全家无症状。心情刚放松，前天夜里看一视频，说隔离到期还要再观察几天，患者开始心惊，夜里睡觉开始发冷。第二天喝姜汤、泡脚后浑身出大汗，依然发冷，且被吓哭。看过新冠肺炎相关新闻后又开始发冷，焦虑不安，恐惧，测体温正常。

在了解到患者的病情描述后，互联网医学科主任、国家二级心理咨询师成巧梅主任护师决定对该患者进行心理疏导，以缓解疫情对其造成的过度恐慌状态，改善其焦虑情绪，帮助其渡过难关，使其以积极的心态应对疫情，帮助其树立生活的信心。

成巧梅主任在对患者心理疏导的过程中共进行了4次心理咨询、2次图文咨询、1次电话咨询、1次视频同诊，疏导形式为文字交流，接受咨询时间不固定，晚上时间较多，每次进行30~60分钟。

首先与患者建立良好的咨询关系，取得患者的信任支持，用共情引导患者叙述她的故事，让她打开心扉，畅所欲言，充分诉说，认真倾听，表示理解她的恐慌、害怕，与其共情，以与患者平行的姿态而不是以一名专家的口吻和她交流，了解她目前的状态，严重困扰她的实际问题，比如她一直在说"我很害怕""我害怕，又冷成这样""我感觉要崩溃了"，然后运用叙事理念走进患者的故事。

当天咨询结束后，患者连续几天的失眠消失了，睡眠好了，并且愿意和家人沟通了，微笑多了，患者觉得自己的故事是能启迪别人的，家庭关系变得更加亲密了。

经过心理疏导，患者不再因疫情而感到过度恐慌，她减少了对疫情的关注，不再多想疫情方面的事情，身体也不再感到发冷，睡眠质量也得到了改善。

案例5

无法安放的急躁

李某，女，42岁，于2020年2月18日发起线上咨询。主要表现为心烦急躁、坐立不安4天。10天前外出和他人聚餐一次。4天前看到电视报道有人因参加聚餐而感染新冠肺炎，为此担心、紧张，莫名其妙地害怕，心烦急躁、坐立不安，反复测体温，食欲不振，吃不下饭，胡思乱想，担心因为自己的失误传染家人，甚至连遗嘱都想好了。因失眠而自行服用艾司唑仑1片/晚，效差。患者感到特别痛苦，想去医院，又担心医院里不安全，惶惶不可终日，为此进行线上咨询。

经过心理医学科孟焱副主任医师的会诊，了解病史后，基于新冠肺炎常规知识和正常人应激反应的宣传，教其学习放松，建议其居家利用看电视、听音乐、练瑜伽、家庭游戏等形式转移注意力，空闲时给好朋友打电话聊一些轻松的话题。患者焦虑程度明显改善。

案例6

我不会把病毒带回家

黄某，男，56岁，2020年1月26日（正月初二）乘飞机从湖南回家，登机前做了充分防护，戴了3层口罩、身穿2层隔离服，头上还戴了一顶防护帽，全程小心翼翼、战战兢兢，哪儿都不敢摸、不敢碰。且事先给妻子打了电话，一出机场其妻子就拿着酒精把他全身喷了几遍，之后才坐上私家车回家。但患者回家后就开始反复回忆自己行程中的每个细节，担心万一有什么疏漏而把病毒带回家，为此紧张不安、恐惧失眠，反复测体温，并要求家人也反复测体温。虽然全家体温都正常，但因为考虑到新冠肺炎有大约14天的潜伏期，患者仍然整天提心吊胆，寝食不安，感觉世界末日快要来临了，反复自责，责怪自己给家人带来了危险，想去医院检查又害怕被交叉感染，于2020年2月7日进行了线上咨询。

患者咨询中反复诉说自己乘飞机回家的细节，一遍遍要求自己给自己保证这样做不会把病毒带回家。

心理医学科孟焱副主任医师对患者进行了耐心细致的询问后，及时给出了会诊意见。经过耐心的沟通和安抚，心理疏导，患者焦虑情绪明显缓解。

案例7

遇见美好的自己

赵某，女，27岁，2天前受凉后出现鼻塞、流涕，体温37.1 ℃，立即自行购买了多种感冒药，吃了一天后症状未见明显改善，开始担心自己会不会得了新冠肺炎，每隔半小时量一次体温，终于发现有一次体温37.4 ℃，更加担心害怕，到医院查了血常规、肺部CT，医生告诉她不是新冠肺炎，让她回家安心吃药。1天后症状仍未改善，再次担心自己会不会是在潜伏期或症状不典型，又不敢再次到医院，于2020年2月11日进行线上咨询。

患者咨询时一个人多次注册，反复询问多个医生，担心当地医生会不会把自己的化验和检查结果搞错了，反复要求线上多名医生为自己确认检查、化验结果，仅体温记录就记满了两张纸。

心理医学科孟焱副主任医师在了解了患者的病情后，及时给出了会诊意见。经过耐心的沟通和安抚、心理疏导，患者焦虑情绪明显缓解，感叹道："我终于遇见了美好的自己。"

第三篇

远程医疗服务

远程医疗（telemedicine）是指使用远程通信技术、全息影像技术、新电子技术和计算机多媒体技术，发挥大型医学中心医疗技术和设备优势，对医疗卫生条件较差或特殊的环境提供远距离医学信息和服务。它包括远程诊断、远程会诊及护理、远程教育、远程医疗信息服务等所有医学活动。国外这一领域的发展已有近40年的历史，我国起步较晚。近十年来，我国远程医疗已进入实际应用阶段，并伴随着中国互联网、通信技术的发展，与美国第三代远程医疗共同进入快速发展应用阶段，逐步接近国际先进水平。

2016年初，河南省人民医院建成互联智慧分级诊疗协同平台，搭建覆盖广泛、高效协调的远程医疗协作网络。建立河南首个"直联"国外医疗机构的国际远程会诊平台，与美国加州大学洛杉矶分校（UCLA）、梅奥医学中心实现互联互通，与北京协和医院、解放军总医院、中日友好医院、上海交通大学医学院附属瑞金医院等20余家国内知名医疗机构建立远程协作，为疑难罕见病例提供远程病理会诊和多学科会诊；与省内外138家地市级、县级医院实现HIS、LIS、PACS、EMR（electronic medical record，电子病历）、病理、心电、手术、麻醉、急救、重症监护等信息数据互联互通，跨省域联通河北省巨鹿县医院、山西省晋城市人民医院，开展远程诊疗协作。通过互联智慧分级诊疗协同平台，基层医院的医务人员能便捷地与上级医院进行远程会诊、远程教育、病例讨论、远程影像、远程心电、远程病理、远程超声会诊与诊断等，积极向上级医院专家寻求帮助，促进基层医院专业技术水平提高。

2020年新冠肺炎疫情期间，河南省人民医院作为省级定点救治医院，充分发挥信息化平台的独特优势，创新诊疗模式，积极开展远程医疗服务、新冠肺炎科普预防知识传播等服务，借助信息技术下沉专家资源，提高基层和社区医疗卫生机构应对处置疫情能力，方便群众及时获取权威信息，科学认识疾病，做好自身防护。通过互联互通，与社会各界"肩并肩"共同抗击疫情。

第一章

远程医疗服务概述

第一节　远程医疗发展概况

一、国外远程医疗的发展与应用实践

20世纪50年代末，美国学者Wittson首先将双向电视系统用于医疗；同年，Jutra等人创立了远程放射医学。此后，美国不断有人利用通信和电子技术进行医学活动，并出现了"telemedicine"一词，现在国内专家统一将其译为"远程医疗（或远程医学）"。

（一）第一代远程医疗

20世纪60年代初到80年代中期的远程医疗活动被视为第一代远程医疗。这一阶段的远程医疗发展较慢。从客观上来看，当时的信息技术还不够发达，信息高速公路正处于新生阶段，信息传送量极为有限，远程医疗受到通信条件的制约，政府及社会对远程医疗还未有广泛的认识与支持。

（二）第二代远程医疗

自20世纪80年代后期，随着现代通信技术水平的不断提高，一大批有价值的项目相继启动，其声势和影响远远超过了第一代技术，可以被视为第二代远程医疗。在远程医疗系统的实施过程中，美国和西欧国家发展速度最快，联系方式多是通过卫星和综合业务数字网（integrated service digital network，ISDN），在远程咨询、远程会诊、医学图像的远距离传输、远程会议和军事医学方面取得了较大进展。

1988年，美国提出远程医疗系统应作为一个开放的分布式系统的概念，即从广

义上讲，远程医疗应包括现代信息技术，特别是双向视听通信技术、计算机及遥感技术，向远方患者传送医学服务或医生之间的信息交流。同时美国学者还对远程医疗系统的概念做了如下定义：远程医疗系统是指一个整体，它通过通信和计算机技术给特定人群提供医疗服务。这一系统包括远程诊断、信息服务、远程教育等多种功能，它是以计算机和网络通信为基础，针对医学资料的多媒体技术，进行远距离视频和音频信息传输、存储、查询及显示。佐治亚州教育医学系统是目前世界上规模最大、覆盖面最广的远程教育和远程医疗网络，可进行有线、无线和卫星通信活动，远程医疗网是其中的一部分。

欧洲及欧盟组织了有3个生物医学工程实验室、10个大公司、20个病理学实验室和120个终端用户参加的大规模远程医疗系统推广实验，推动了远程医疗的普及。澳大利亚、南非、日本等国家，以及我国香港也相继开展了各种形式的远程医疗活动。1988年12月，亚美尼亚苏维埃社会主义共和国发生强烈地震，在美苏太空生理联合工作组的支持下，美国国家宇航局首次进行了国际间远程医疗，使亚美尼亚的一家医院与美国四家医院联通会诊。这表明远程医疗能够跨越国际间政治、文化、社会及经济的界限。

（三）第三代远程医疗

2010年开始，远程医疗逐步呈现走进社区、走向家庭、更多地面向个人提供定向和个性化服务的发展特点。远程医疗与智能手机的发展紧密同步，随着物联网技术的发展与智能手机的普及，远程医疗也开始与云计算、云服务结合起来，众多的智能健康医疗产品逐渐面世，远程血压仪、远程心电仪甚至远程胎心仪的出现，给广大的普通用户提供了更方便、更贴心的日常医疗预防和医疗监控服务。远程医疗也从疾病救治发展到疾病预防的阶段。

二、远程医疗的应用领域

远程医疗技术所要实现的目标主要包括：以检查诊断为目的的远程医疗诊断系统、以咨询会诊为目的的远程医疗会诊系统、以教学培训为目的的远程医疗教育系统和以家庭病床为目的的远程病床监护系统。

根据应用的目的和需求不同，在远程医疗系统中配置的设备和使用的通信网络环境也有所不同。远程医疗诊断系统主要配置各种数字化医疗仪器和相应的通信接口，并且主要在医院内部的局域网上运行，终端用户设备包括电子扫描仪、数字摄像机及话筒、扬声器等；远程医疗教育系统与远程医疗会诊系统相似，主要是采用视频会议方式在宽带网上运行。无论哪一种远程医疗系统，计算机和多媒体设备都是必不可少的。

远程医疗的应用范围很广泛，通常可用于放射科、病理科、皮肤科、心脏科、内镜及神经科等多个学科。未来，远程医疗服务将覆盖全国所有的医疗联合体和县级医院，并逐步向社区卫生服务机构、乡镇卫生院和村卫生室延伸，远程医疗服务覆盖范围的扩大将进一步推动远程医疗行业的发展。

三、我国远程医疗的发展与应用实践

（一）我国远程医疗的发展历程概述

我国是一个幅员广阔的国家，医疗水平有明显的区域性差别，特别是广大农村和边远地区医疗水平较低，因此远程医疗在我国更有发展的必要。随着计算机和通信技术的发展，20世纪80年代末在美国进入第二代远程医疗时，我国的现代远程医疗活动才开始进行初步的探索。一般认为我国最早开展的远程医疗活动是1986年广州远洋运输公司对远洋货轮急症船员进行的电报跨海会诊。而我国报道的首次现代意义上的远程医疗活动是1988年中国人民解放军总医院通过网络卫星系统与德国某医院进行的神经外科远程病例讨论。1996年10月，复旦大学附属华山医院开通了卫星远程会诊。1997年7月，我国卫生部（现国家卫生健康委）卫生卫星专网正式开通，在北京成立全国网络管理中心并投入运营。

近十年来，我国远程医疗已进入实际应用阶段，并伴随着我国互联网、通信技术的发展，与美国第三代远程医疗共同进入快速发展应用阶段，逐步接近国际先进水平（图3-1-1），全国各地较多大医院相继建立远程医疗服务平台，开展有远程视频会诊、远程影像、远程心电、远程病理会诊与诊断、远程教育培训等远程医疗服务内容。

国家卫生计生委《关于推进分级诊疗试点工作的通知》（国卫医发〔2016〕45号）中提出探索组建医疗联合体，逐步形成责、权、利清晰的区域协同服务模式，建立责任分担和利益共享机制；利用远程医疗等信息化手段，促进区域医疗资源共享和纵向流动；在县域，重点推进以县级医院为龙头，县乡一体化管理的医疗联合体。加快推进医疗卫生信息化建设，促进区域医疗资源共享；探索设置医学影像诊断中心、医学检验实验室等独立医疗机构，实现区域资源共享。2018年4月12日，国务院总理李克强主持召开国务院常务会议，确定发展"互联网+医疗健康"措施，明确推进远程医疗覆盖全国所有医联体和县级医院。

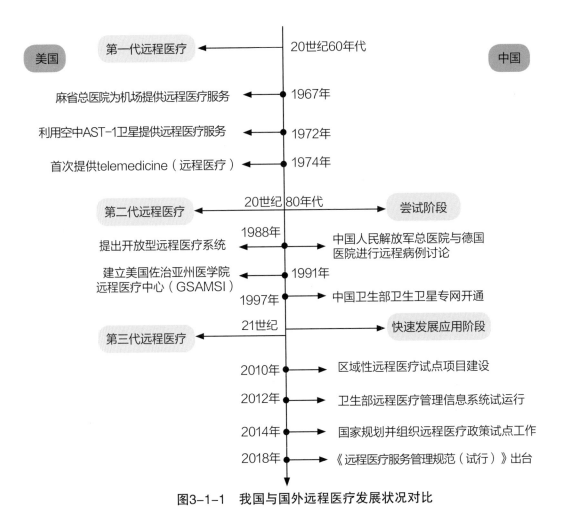

美国　　第一代远程医疗　　20世纪60年代　　中国

麻省总医院为机场提供远程医疗服务　　1967年

利用空中AST-1卫星提供远程医疗服务　　1972年

首次提供telemedicine（远程医疗）　　1974年

第二代远程医疗　　20世纪80年代　　尝试阶段

提出开放型远程医疗系统　　1988年　　中国人民解放军总医院与德国医院进行远程病例讨论

建立美国佐治亚州医学院远程医疗中心（GSAMSI）　　1991年

1997年　　中国卫生部卫生卫星专网开通

第三代远程医疗　　21世纪　　快速发展应用阶段

2010年　　区域性远程医疗试点项目建设

2012年　　卫生部远程医疗管理信息系统试运行

2014年　　国家规划并组织远程医疗政策试点工作

2018年　　《远程医疗服务管理规范（试行）》出台

图3-1-1　我国与国外远程医疗发展状况对比

（二）5G技术助力远程医疗快速发展

5G即第五代移动通信技术，通过对核心网和无线网相关技术的变革和完善大幅提高通信网络性能。5G是2G、3G、4G通信技术的延伸，是信息技术发展的必然结果。1G时代出现移动电话，提供模拟的语音通信。2G和2.5G由模拟向数字转变，网络实现了语音、短信息和低速数据的通信。3G核心网引入分组域，网络速度提升发展了互联网和智能手机。4G时代网络速度显著提高，发展出移动互联网。而5G的到来，空口速率峰值达到4G的20倍，具有低时延、高速率、广连接、高可靠的特性，能实现三维图像的高质量传输，解决传统网络时延和传输质量问题，真正实现远程急救、远程操作诊疗、远程示教等场景。目前随着我国社会老龄化趋势的加速，健康服务需求不断增长，医疗资源分布非常不均衡、城乡医疗服务水平悬殊等问题都在推动着众多医疗机构走向智能化、信息化。5G网络技术将促进远程医疗快速普及，扩大优质医疗资源的覆盖面，诊断和治疗将突破地域的限制，医生与患者将实现更高效的分配和对接。

2019年4月，第四届国际心脏病学会年会在巴基斯坦举行，中国医学科学院阜外医院专家受邀在青岛阜外医院成功进行了心脏介入手术5G直播，实现中国首次向"一带一路"国家现场跨国直播心脏介入手术。2019年中国人民解放军总医院利用5G技术成功完成了全国首例远程人体手术——帕金森病"脑起搏器"植入手术。2019年6月四川长宁地震救援时，我国首次将5G应急救援系统应用于灾难医学救援，并现场进行远程彩超检查。新冠肺炎疫情期间，中国移动5G远程医疗系统全力支持全国医院开通远程会诊、远程影像、远程门诊、发热咨询等服务。5G远程医疗系统让北京的专家跨越1 200公里，与战"疫"前线的临床医生实现"面对面"高清救治指导。在方舱医院，医护人员用可穿戴设备连接5G无线网络进行生理参数的采集。2020年2月7日，中国移动建成开通火神山医院5G小推车远程会诊系统，开创了国内首个5G小型化、便携化、实时化远程医疗的先河，可实现病区与远程专家的视讯连接，开展多方会诊、多学科联合会诊，让诊断更加专业高效。

目前5G已服务于全国31省5 000余家医疗机构，提供5G远程会诊、医疗服务机器人、疫情防控系统、云医院等多项服务，并积极支撑"国家远程中心会诊平台"建设，承担新冠肺炎重症、危重症患者国家级远程会诊任务，为战"疫"一线保驾护航。

第二节　互联智慧分级诊疗协同平台概述

为落实国家医改政策，按照"平等自愿，资源共享，优势互补，协同提高"的原则，河南省人民医院探索实践互联智慧分级诊疗服务体系，通过线上线下多形式举措，推动区域医疗协同发展，助推分级诊疗体系建设，实现"基层首诊、双向转诊、急慢分治、上下联动"的分级诊疗目标。为充分发挥远程医疗服务优势，河南省人民医院搭建互联智慧分级诊疗协同平台（图3-1-2），成立互联智慧分级诊疗医学中心，下设远程医学中心、教育培训中心、96195综合调度服务中心、学科联合中心、质量控制中心，统筹协调远程医疗业务开展。

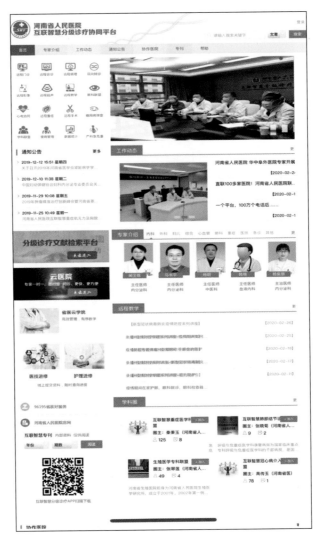

图3-1-2　河南省人民医院互联智慧分级诊疗协同平台网页

一、远程医学中心

远程医学中心通过河南省人民医院互联智慧分级诊疗协同平台与互联智慧协作医院LIS、HIS、PACS等系统对接，构建覆盖国内外的远程医学服务平台，实现便捷化远程会诊服务、医疗资源共享、专家与患者及专家与医务人员之间异地"面对面"会诊，在医学专家和患者之间建立起全新的联系，使患者在原地、原医院即可接受异地、异国专家会诊并在其指导下进行治疗，提升基层医院诊治水平。

河南省人民医院远程医学中心设有国际部、国内部和院内部，分别承担不同的远程会诊服务工作，可方便地与国内和国际相关医疗机构开展远程学术会议、远程业务会议，进行音频、视频的多方交流，文档、报告共享交互等应用。

摄像、显示、灯光、背景及配套家具等采取整体化设计思路，使人仿佛置身演播厅。

（一）国际部和国内部

国际部（图3-1-3）作为对外业务窗口，主要实现国际远程会诊、学术交流等协作应用。国内部（图3-1-4）主要实现国内远程会诊、学术交流等协作应用。设备特点有：

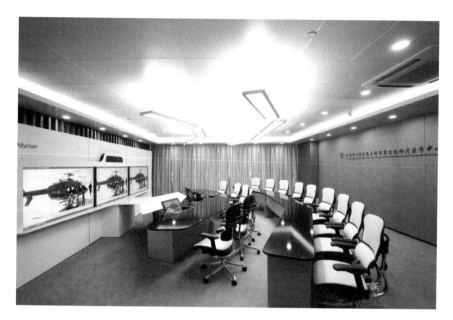

图3-1-3 远程医学中心：国际部

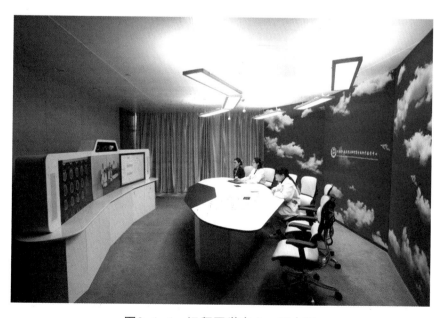

图3-1-4 远程医学中心：国内部

（1）显示系统采用3块55寸超窄边一体式拼接屏，可使真人1∶1等比呈现，画面逼真清晰，三块屏幕可以分别显示我方会诊专家画面、协作医院会诊画面、协同平台中的患者病历资料等，结合系统配备的电子白板系统和图像智能导播系统，会诊专家或医生可对交互的文档、图像进行手动的标注和书写，会诊专家或医生在进行会诊时特写画面可自动捕捉并传送到远端会场，依据相关材料可准确、有效地对病患病情进行会诊、治疗指导等。

（2）麦克风系统采用业界最为领先的悬挂式吊顶麦克风阵列，360°全向立体声拾音，自带回声消除、噪声抑制功能，房间内人员任意位置发言无须提高音量，远端都能够清晰、自然地收听到，而且规避了传统桌面麦克风容易传输噪声的缺点。

（3）灯光系统采用专业灯光，照度和亮度接近自然光，与人体成45°角，可如实呈现面部表情和色彩。

（4）设备核心组件对于远程视频会议的一体化解决方案能够实现端到端的22K高清立体声音频，任何工作模式下端到端的H.264 High Profile视频，跨越多个MCU（multipoint control unit，多点控制单元）的标准H.239标准高清晰双流，多点AES（advanced encryption standard，高级加密标准）内嵌加密，多点混协议SIP（session initiation protocol，会话初始协议）支持。

（二）院内部

院内部（图3-1-5）实现远程会诊、手术指导、远程示教、多学科（multi disciplinary team，MDT）疑难病例讨论等协作应用。院内部设备的最大亮点是摄

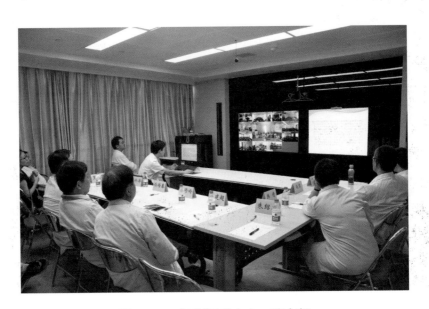

图3-1-5　远程医学中心：院内部

像系统设计采用国际领先的智能导播摄像机系统，在无须人工干预的情况下可以实现会场全景和会诊专家特写画面之间智能无缝切换。

二、远程教育培训中心

远程教育培训中心（图3-1-6）基于河南省人民医院互联智慧分级诊疗协同平台，积极开展远程医学教育培训和疾病防治科普宣教专栏。通过线上课堂系列性培训，向基层医生传输可及性的医学知识，使医护人员不必离开工作岗位就能接收到优质教育培训资源，逐步提高基层医生诊治水平和综合服务能力，缓解因基层业务水平有限而给基层首诊带来的压力。疾病防治、科普宣传专栏为广大群众提供健康科普知识，有效提升民众健康水平，真正实现"人民医院为人民"的服务宗旨。

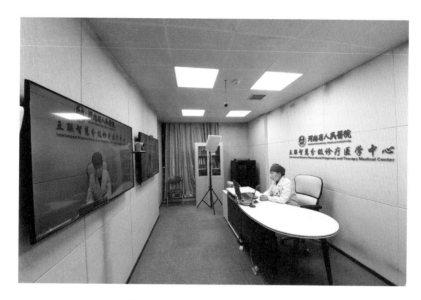

图3-1-6　远程教育培训中心

远程教育培训中心配置独立专业的直播间，使用国际一流的远程视频设备，配备有多个高清显示屏幕，在远程视频应用时能灵活显示专家画面、信息、课件等内容。随着医院数字信息化的广泛推广，医疗教学走出单一的面授培训，通过多媒体通信系统将知名专家教授、基层医疗机构听众同时接入一堂教学课，使分布在不同地点的教学资源能够合理整合。

（一）平台功能简介

1.远程交互式直播和课程录制　远程教育平台具备远程交互式直播教学、录制培训视频课功能。系统终端配备了制作培训课件的相关功能组件，课程录制形式丰富多样，不但能够在培训中心通过系统自行录制相关培训课件，也可通过系统实现院外其他培训讲师的远程授课。系统还支持通过网络方式在电脑端、平板电脑端等在线进行课件录制、上传，并在培训教学平台上进行发布。

2.电子白板和图像智能导播　远程教育平台配备有电子白板功能和图像智能导播系统，授课专家可对交互的文档、图像进行手动的标注和书写，在远程授课时传送到远端会场，供相关人员观看和学习。平台具备直播和点播功能，相关学习人员可根据时间自行观看学习，培训方式更加灵活，培训组织更为高效。

3.远程会议　远程教育平台兼具远程会议、小型会诊的应用功能，可方便地与国内、国际相关医疗机构的相关组织部门进行视频会议、远程学术会议，进行视频、音频的多方交流，文档、报告共享交互等应用。实现跨时空"面对面"沟通交流，更加高效、快捷。可进行远程业务会议的召开，也可进行本地会议的应用，充分利用系统资源，最大化地为医务人员提供会议场所，极大地节约了会场建设成本。

4.网页管理　远程教育平台多媒体交互教学网络管理系统电脑端网页包括视频管理、文档管理、直播管理、分类管理、数据统计等。

（1）视频管理：可发布教学视频，编辑视频简介、专家简介，灵活设置多个图文频道，根据视频内容进行栏目类别设置，进行阅读权限控制，支持投票调查。

（2）文档管理：可发布教学图文信息，自由创建栏目频道，设置栏目名称。

（3）直播管理：发布教学直播课程预告，直播链接入口页面维护及查看直播信息。

（4）分类管理：根据课程内容进行分类管理。

（5）数据统计：按照科室、时间、主讲人及参与听课人数等维度统计信息。

（二）服务对象

1.基层临床医生的继续教育培训　远程教育培训中心可为基层医院临床医生在线培训，解决当前医院进修管理工作存在的大量人力、物力及时间成本的投入问题。通过远程教育平台，可在线进行继续教育，包括临床医疗能力提升、适宜技术培训、专科培训、加强合理用药等培训，基层临床医生可有序进行自主学习和在线交流学习。

2.基层护理专业人员的继续教育培训　为进一步加强医院护理质量的管理，提高护理人员的整体素质，规范护理行为，保障护理安全，培养专科护士，提高护理管理能力，营造浓厚的学习氛围，远程教育平台的护理教学服务模块提供了下述功能服务：护理教学中心可根据护士的等级，通过本系统进行分类线上线下教学管理，包括岗前基础培训、岗位理论培训、临床护理技能培训、专科护士培训、护士长管理能力培训等多项功能服务。

3.医疗机构管理人员培训　2017年国家卫生计生委明确指出要加强医疗质量、卫生应急、妇幼健康、卫生经济、卫生宣传等管理人才队伍建设，加强医院管理人员职业化建设。我国公立医院行政管理人员多为专业技术岗位转岗而来，年龄结构整体偏大，即使有着丰富的临床经验，可以在医学专业领域表现得很突出，但经验管理并不意味着带来科学管理。医院管理人员职业化建设，目前还任重而道远，医院的生存和发展面临着严峻考验。管理人员由于自身现实工作的忙碌，很少有时间参加现场培训，只能在闲暇之余利用互联网学习，所以远程医疗管理培训变得刻不容缓。河南省人民医院互联智慧分级诊疗医学中心远程教育平台定期定系列针对基层医院医务管理者开展专题培训班，充分利用远程教育平台，使河南省人民医院优质的医学资源、专家资源远程服务基层医务人员，从而架起了一条"县级—市级—省级"的网络教育平台。

4.健康民众及慢性病患者　"互联网+医疗"主要分为医疗机构间远程医疗和面向大众的健康服务，在远程医疗教育专业培训的基础上积极拓展服务项目。为切实增加群众健康知识，满足人民群众日益提高的健康需求，远程教育培训中心定期组织河南省人民医院专家力量为健康民众及慢性病患者进行科普讲座。远程教育平台将有助于推进分级诊疗、区域医学中心、社区养老和健康教育等医疗模式的变革。

第二章
远程医疗服务业务运行

依托互联智慧分级诊疗协同平台，河南省人民医院密织远程医疗服务网络（图3-2-1），积极开展远程会诊、远程诊断、远程教育培训、远程指导等多形式的远程医疗服务。

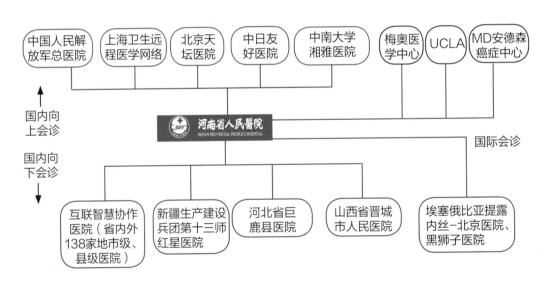

图3-2-1 河南省人民医院远程医疗服务网络

第一节 远程视频会诊

一、建立远程会诊专家库

远程医学中心与人力资源部、医务部相配合，在河南省人民医院全院医师范围内，遴选取得执业医师资格并注册，具有副主任医师及以上专业技术职称，会诊内容与本人执业范围、专业技术相一致的专家。最终58个临床科室156个亚专业的477名临床专家组成远程会诊专家库。

二、制定互联智慧远程会诊医师考核管理办法

为规范河南省人民医院专家开展远程会诊活动，根据2018年《互联网医院管理办法（试行）》、《互联网诊疗管理办法（试行）》、《远程医疗服务管理规范（试行）》、省医院字【2012】86号文《河南省人民医院出诊医师服务质量考核管理办法》和【2017】328号文《河南省人民医院关于印发门诊医师管理制度的通知》，借鉴其他医疗机构经验，结合河南省人民医院实际情况，制定《河南省人民医院互联智慧远程会诊医师考核管理办法》，对远程会诊专家资质要求、排班管理、奖惩措施等做统一详细的规定。

三、开通周末"急危重症会诊绿色通道"

自2018年开始，河南省人民医院在工作日预约会诊的基础上积极开通周末"急危重症会诊绿色通道"，以最快的速度、最便捷的方式为协作医院提供最优质的服务。该制度实行以来，1小时内响应率100%，会诊效果好评率100%。

四、加强与国内外优秀医疗机构远程协作

河南省人民医院秉承开放、共赢的态度，积极寻求与国内外知名医疗机构的多样化合作，建立了覆盖广泛、高效协调的远程医疗协作网络。

建立河南首个"直联"国外医疗机构的国际远程会诊平台，2016年4月与美国加州大学洛杉矶分校（UCLA）实现国际远程病理会诊（图3-2-2）；2016年12月15日，"直通梅奥国际诊疗中心中原中心"在河南省人民医院揭牌（图3-2-3），开启了河南省人民医院与梅奥医学中心多层次合作交流的步伐，河南省人民医院成为华中区域与梅奥医学中心直通的首家医院。

先后与中国人民解放军总医院、北京天坛医院、中日友好医院、中南大学湘雅医院、上海交通大学医学院附属瑞金医院等近30家国内知名机构联通远程会诊，为疑难罕见病例提供远程病理会诊和多学科会诊。

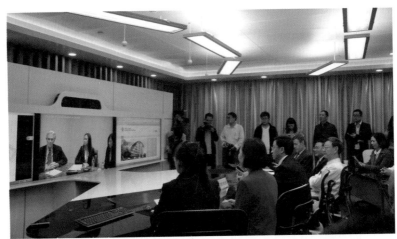

图3-2-2　河南省人民医院与UCLA开展国际远程病理会诊

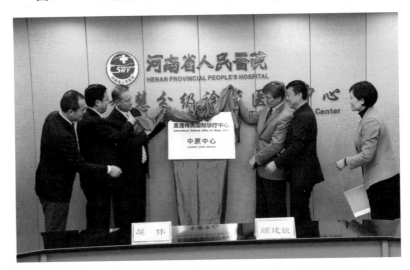

图3-2-3　"直通梅奥国际诊疗中心中原中心"揭牌仪式

五、彰显责任，加强托管医院、援疆援非、跨省域远程医疗服务

为了落实国家深化医疗改革精神，支援地方医疗卫生建设，探索城乡跨区域紧密深度融合医联体模式，河南省人民医院于2017年、2020年先后与新蔡县人民政府、叶县人民政府签署托管协议，构建集预防、治疗、培训及远程医疗为一体的全面合作发展新模式。河南省人民医院派驻优质团队，在管理、人才、学科、技术、临床专科等方面进行帮扶，提供远程门诊、远程会诊、远程教育培训等远程医疗服务，以托管新蔡县人民医院和叶县人民医院为契机，推动优质医疗资源的下沉和流动，造福人民群众。

新疆生产建设兵团第十三师红星医院是河南省人民医院对口支援医院。常年来，河南省人民医院从人才支援、远程诊疗、学科帮建、医院评审等方面进行立体式、组团式医疗援疆，在管理、质量、安全、服务等方面给予系统帮扶。远程会诊工作借助信息化手段，在新疆生产建设兵团第十三师红星医院和河南省人民医院之间架起一座桥梁，实时沟通，无缝连接，加强了两个地区之间的联系，"化天堑为通途"，千里之遥也能及时掌握沟通病患的诊疗情况，对于持续深入、高质量地做好援疆工作起到了很大的作用。

河南省卫生健康委常年派驻医疗队支援埃塞俄比亚的医疗卫生建设。河南省人民医院建立援埃塞俄比亚病理远程会诊中心，并于2017年在埃塞俄比亚提露内丝–北京医院通过河南省人民医院互联智慧分级诊疗协同平台，开展首次远程会诊。

河南省人民医院与河北省巨鹿县医院、山西省晋城市人民医院签署互联智慧分级诊疗合作协议，省医互联智慧分级诊疗体系协作医院再次扩容，跨省域合作再迈出重要一步（图3-2-4）。以分级诊疗平台为起点，在远程会诊等方面深化帮扶和进一步的合作。

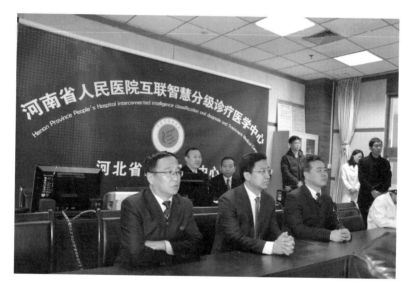

图3-2-4　河南省人民医院与河北省巨鹿县医院开展远程医疗协作

六、优化远程医疗服务流程

互联智慧协作医院按要求登录互联智慧分级诊疗协同平台，规范提交患者病历资料。河南省人民医院工作人员对病历资料进行审核，审核合格后联络相关科室专家进行会诊。普通会诊3小时内给予应答、24小时内安排会诊；急危重症会诊1小时内安排会诊。

远程会诊涵盖神经内科、呼吸内科、肝胆外科、儿科、妇科等50余个科室。会诊专家安排按照"固定+流动"相结合的原则，日常会诊量较大的科室固定排班，点名会诊按点名专家优先安排，最大程度保证会诊专家的会诊质量和效率。

远程会诊流程（图3-2-5）如下：

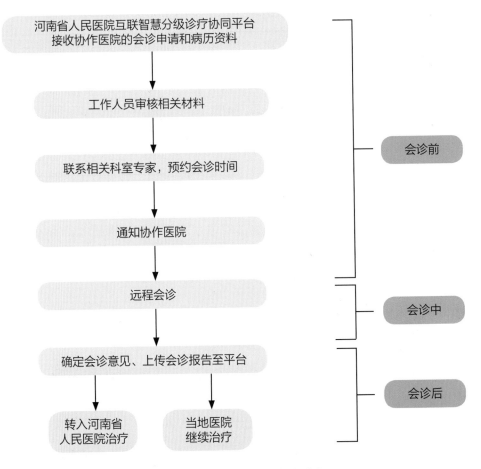

图3-2-5 远程会诊流程

1.接收协作医院会诊申请 申请会诊的协作医院按要求登录河南省人民医院互联智慧分级诊疗协同平台，填写会诊申请并提交患者影像等相关资料，由工作人员进行初步审核，选择相关科室专家进行会诊。

2.约定会诊时间 申请会诊的医院需按工作人员确定的会诊时间准时参加会诊。如更改时间，需提前告知工作人员，由工作人员另行安排会诊时间。

3.会诊前准备 确定远程会诊时间后，双方相关技术操作人员应提前将网络接通，调节好音频、视频至最佳效果，确保会诊顺利进行。

4.远程会诊 申请会诊医院患者的主管医生、病房科主任等专业人员需在会诊前10分钟到达会诊现场。由主管医生汇报病例，在病例讨论时，患者及家属需离开会诊现场。

5.上传会诊报告 会诊结束后，工作人员负责将会诊报告在会诊结束1小时内通过协同平台传至申请会诊的医院。

6.纠纷免责 河南省人民医院保留对会诊结果的解释权。

七、"接地通天"远程会诊成效显著——案例分享

（一）促进基层首诊，促进分级诊疗格局构建

案例

2019年8月24日，河南省信阳市新县人民医院重症医学科一名患者因情绪激动后出现明显头痛，呈持续性加重，伴呕吐、意识模糊，检查后初步诊断为蛛网膜下隙出血。河南省人民医院收到会诊申请后迅速安排神经外科副主任医师孙勇为其远程会诊，明确了下一步诊疗方案。

2019年8月16日，山西省晋城市人民医院一名32岁的慢性肾衰竭急性加重患者通过河南省人民医院肾内科主任医师陈晖会诊后明确了诊疗方案。

类似这样"生死时速、生命接力"急迫而紧张的场景还有很多……

远程视频会诊自2015年12月开始，截至目前已经进行会诊2万余例，河南省人民医院与协作医院在远程会诊工作中逐步形成"医院搭台子，科室结对子，专家交朋友"的协作局面（图3-2-6），对患者实行"无缝式"持续治疗，基层医院在与上级医院专家"面对面"交流时得到权威诊断和进一步治疗建议，基层医生对患者病情能更加准确地把握，县区域患者通过互联智慧"足不出户享受省级专家服务"，使得常见诊疗项目在基层医院解决，三级医院以急危重症和疑难病患者救治为主，逐步形成"大医院放得下，小医院接得住，老百姓信得过"的就医局面，缓解了省级医疗卫生资源的紧张状况，有利于分级诊疗的实现。

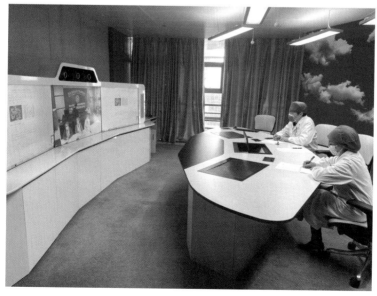

图3-2-6 肾内科朱清主任医师、张小玲主任医师为河北省巨鹿县医院患者进行远程会诊

（二）多科室专家联合远程会诊，为患者"量体裁衣" 制订专属方案

2019年1月22日，河南省人民医院多个科室专家齐聚互联智慧分级诊疗医学中心，对河南省永城市中心医院一例高龄重症患者进行联合远程会诊，专家们为患者"量体裁衣"，制订专属综合诊疗方案，使患者在家门口就能享受到省级医院的优质医疗资源。

会诊病例是由永城市中心医院提交申请的。患者男性，84岁，初步诊断为：双肺感染，双侧胸腔积液，肝占位，胆囊炎，胆囊结石，呼吸衰竭。患者生命危在旦夕，别说转诊，连翻身都十分困难。面对重重困难，主管大夫第一时间申请远程会诊。收到会诊申请后，河南省人民医院工作人员迅速响应，组织感染科、肿瘤内科、呼吸内科和心血管内科4位医生围绕患者病情、诊断、综合治疗进行讨论，并对永城市中心医院医生提出的疑惑问题一一做出解答，此次多学科联合会诊持续45分钟。远程会诊不但使患者受益，基层医生也在会诊中拓展了临床诊断思路。永城市中心医院医生对会诊结果表示非常满意，对前来会诊的专家们表示由衷的感谢。

（三）加强向上会诊力度，提高百年老院知名度和影响力

豫湘携手共同诊治复杂疑难神经系统疾病
——河南省人民医院与中南大学湘雅医院成功开展首例远程会诊

2019年2月15日下午，河南省人民医院神经内科神经遗传性疾病专科主任、副主任医师李书剑在互联智慧分级诊疗医学中心成功远程连线中南大学湘雅医院杨欢教授，为一例双侧广泛大脑皮质病变患者进行远程会诊，协助诊断、明确治疗方向。这是河南省人民医院与湘雅医院的首例远程会诊，不仅实现了患者足不出省即可享受到国内知名医疗机构的专业救治，显示出河南省人民医院严谨求实的专业精神，更为广大临床医生提供了学习提升的机会、营造出浓厚学术氛围，是河南省人民医院远程医学协作网络不断扩大的又一落地实例。

河南省驻马店市驿城区55岁女性患者钟某，身体状况素来不好，曾到多地求医问药，近期又出现原因未明的快速进展性认知障碍、行走困难等症状，其儿女又听闻河南省人民医院治疗疑难危重疾病效果好，故辗转来到河南省人民

医院神经内科五病区住院治疗。

患者病史、用药史复杂，明确诊断难度很大。管床医生李书剑结合多项辅助检查认真分析患者病程，并邀请多个专业专家进行院内会诊，将疾病锁定在"双侧广泛大脑皮质病变"，并不排除朊蛋白病。若有更多证据支持诊断，那对此类疾病的患者将是一个非常好的消息。他立即联系互联智慧分级诊疗医学中心，询问能否申请湘雅医院国内免疫性疾病诊治权威专家远程会诊来协助诊断。

河南省人民医院专家严谨治学、对待病患认真负责的专业素养与职业道德，感动了患者及家属。申请提交后，湘雅医院迅速做出应答，湘雅医院神经内科副主任兼神经免疫与神经肌病专科主任杨欢教授当日下午给予会诊。

下午4点30分，杨欢教授准时出现在会诊室。在认真听取了病情汇报后，他建议将感染性疾病排在首位，增加基因检测以鉴别朊蛋白病，治疗方案提议加强免疫治疗。杨教授支持了河南省人民医院的诊治方向，并将诊断范围进一步缩小、聚焦，为后续的诊治工作提出了意见。

李书剑医生带领院内多位进修、规培医生共同参加了此次会诊。30分钟的远程会诊，音频、视频流畅，影像资料传输完整清晰，专家分析深入细致，为诸位青年医生提供了宝贵的学习机会。

河南省人口基数大、优质医疗资源相对匮乏，继中国人民解放军总医院、北京天坛医院等国家知名医疗机构之后，互联智慧牵线湘雅医院服务病患，使患者足不出省即可享受高级别医疗服务。而且随着河南省人民医院远程医疗网络的不断扩大，求医的患者也有了更多更好的选择。此举不仅为患者节约了高额费用，对于身患重病受不得舟车劳顿的病患更是雪中送炭。

豫湘携手，是河南省人民医院远程诊疗"接地通天"征途中又一重要的里程碑。河南省人民医院与湘雅医院同为百年老院，有着悠久的历史，在步入新时代、抓机遇迎挑战的历史节点，响应国家进一步推进分级诊疗工作的号召，携手并肩，为广大人民群众提供更优质的医疗服务。

案例2

与北京天坛医院开展首例远程会诊

2018年2月9日下午2点，在互联智慧分级诊疗医学中心国际部，开通了河南省人民医院与北京天坛医院的第一例远程会诊。会诊申请由河南省人民医院康馨病区黄改荣主任医师、神经内科李学副主任医师提交，北京天坛医院刘丽萍教授给出治疗意见。此次会诊的病例是一位心源性栓塞、短暂性脑缺血发作的患者，通过会诊，河南省人民医院医生进一步完善治疗方案，改善了治疗效果，积累了更加丰富的临床经验。

北京天坛医院是国家神经系统疾病临床医学研究中心，代表了我国在该领域的最高水平，该院也是河南省人民医院在北京地区合作的第三家顶级医疗机构。此次会诊的顺利开展，标志着河南省人民医院与国内知名医院北京天坛医院的互联互通，是河南省人民医院神经系统疾病患者的福音，更标志着河南省人民医院远程医疗体系不断完善，在远程诊疗"接地通天"的征途上又烙下的一个重要印记，更加惠及中原百姓。

案例3

河南省人民医院与中日友好医院实现首次会诊

2019年6月18日，中日友好医院呼吸与危重症科万钧教授通过互联智慧分级诊疗医学中心国内部平台为一位特发性肺纤维化患者进行远程会诊。河南省人民医院呼吸内科赵丽敏主任和朱敏医生就患者目前临床治疗存在的问题与万钧教授进行深入交流，共同为该患者制订后续最佳治疗方案。

国家卫生健康委在中日友好医院设立了远程医疗管理培训中心，河南省人民医院与中日友好医院开展远程诊疗协作，将为广大中原患者带来国家级专业诊疗服务，也为进一步规范河南省远程诊疗工作提供有力支持与保障。

案例4

携手梅奥，探索罕见病诊治新思路

2016年8月5日晚9点，河南省人民医院与美国梅奥医学中心开展首例自身免疫罕见病例电话会诊。这是河南省人民医院与梅奥医学中心首次就罕见疑难病例诊治进行合作。

该患者去年6月就诊于美国梅奥医学中心，被诊断为世界罕见的T淋巴细胞增殖性疾病。经过梅奥医学中心2个月的诊断和治疗，症状基本控制。近期患者间断出现发热、腹泻症状，收住河南省人民医院消化内科东院病房后，患者再次出现不明原因的肠梗阻症状，消化内科于静主任医师团队与普外、影像、中医等科室会诊后给予对症营养支持治疗，患者病情有所缓解。考虑到患者基础疾病的特殊情况，为了保证患者治疗的连续性，专家团队通过互联智慧分级诊疗医学中心多方协调，于当晚21：00（纽约时间8：00）在互联智慧分级诊疗医学中心国际部与梅奥医学中心成功实现连线。副院长刘广芝在现场给予指导。

消化内科东院病房主任于静、血液病研究所所长孙恺、消化内科副主任丁松泽等就患者病情、存在问题、下一步诊疗计划和梅奥医学中心消化科专家Dr.Murray进行了充分讨论。电话会诊结束后，专家团队就梅奥医学中心专家的意见进行分析，进一步明确了治疗方案和用药策略。

此次会诊是继美国UCLA之后，河南省人民医院再次携手国际知名医疗机构进行临床会诊。今后河南省人民医院将与梅奥医学中心等国内外知名医院建立长期联系，在疑难重症的诊疗方面加强沟通交流，为更多中原百姓带来健康福音。

（四）互联智慧，用真情架起援疆桥梁

案例1

河南省人民医院、华中阜外医院
与新疆生产建设兵团第六师医院实现首次会诊

2019年8月9日上午10点20分，河南省人民医院、华中阜外医院与新疆生产建设兵团第六师医院共同为一位冠心病急性下壁ST段抬高型心肌梗死合并2型糖尿病患者进行远程多学科会诊。河南省人民医院院长邵凤民在新疆生产建设兵团第六师医院现场观摩了此次会诊。这是河南省人民医院首次与新疆生产建设兵团第六师医院进行会诊（图3-2-7）。

在听取病例汇报后，华中阜外医院副院长高传玉和河南省人民医院内分泌科袁慧娟主任就患者目前临床治疗存在的问题与患者主管大夫进行深入交流，共同为该患者制订后续最佳治疗方案。

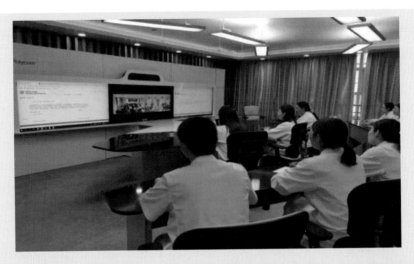

图3-2-7　河南省人民医院、华中阜外医院与新疆生产建设兵团第六师医院进行会诊

案例2

河南省人民医院与新疆生产建设兵团第十三师红星医疗集团红星医院、
红星医疗集团团场医院开展远程会诊

2017年8月15日下午，河南省人民医院与新疆生产建设兵团第十三师红星医疗集团红星医院、红星医疗集团团场医院就当地胸闷、头痛原因待查两位疑难病例进行多学科三方会诊。河南省人民医院院长邵凤民主持省医远程会诊，呼吸内科、感染性疾病科、心内科、影像科、神经内科、神经介入、肿瘤内科等多学科专家参加，进行针对性指导。

案例3

河南省人民医院与新疆生产建设兵团第十三师红星医院、
淖毛湖农场医院开展三方远程会诊

2019年9月3日上午，河南省人民医院心血管内科、呼吸内科与新疆生产建设兵团第十三师红星医院、淖毛湖农场医院三方共同为一例冠心病患者进行多学科远程会诊（图3-2-8），河南省人民医院党委书记顾建钦，副院长孙培春、张连仲，医务处副处长程剑剑等医务人员10余人到互联智慧分级诊疗医学中心国际部参加会诊。

在听取淖毛湖农场医院病例汇报和新疆生产建设兵团第十三师红星医院诊疗建议后，河南省人民医院心血管内科王丽霞主任医师和呼吸内科赵丽敏主任医师就患者目前临床治疗存在的问题与主管医生深入交流，共同为该患者制订最佳治疗方案。

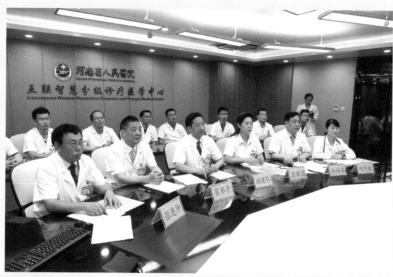

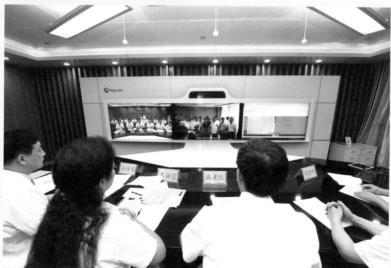

图3-2-8　河南省人民医院与新疆生产建设兵团第十三师红星医院、淖毛湖农场医院
　　　　　开展三方远程会诊

第二节　远程病理会诊

远程病理会诊以河南省人民医院互联智慧分级诊疗服务体系协作医院为主要对象，辐射周边省市医院及非洲埃塞俄比亚黑狮子医院和提露内丝–北京医院。目前该网络体系共有101家成员单位，采用"线上会诊+线下指导"相结合的模式。成员单位将疑难病例切片通过数字切片扫描设备上传至会诊平台，河南省人民医院病理科专家通过终端设备进行阅片并给出会诊意见（图3-2-9）。目前开展项目有远程冰冻病理会诊及远程细胞病理会诊。同时根据成员单位具体需求，定期选派骨干技术人员进行现场指导，主要包括规范地检取病理样本、现场阅片指导等。

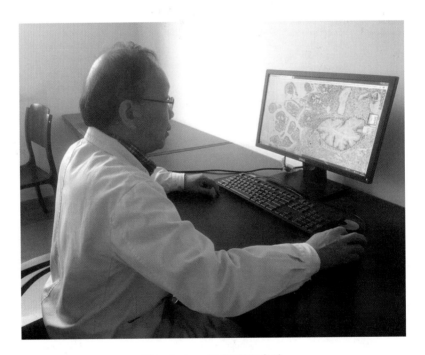

图3-2-9　远程病理会诊

一、主要设备

硬件包括全自动扫描平台（主摄像头EasyCam4050、对焦摄像头Moticam285E）、计算机、防火墙等。

软件包括扫描软件（MotiCytometer）、互联智慧分级诊疗协同平台远程病理模块等。

二、会诊流程

1.上传切片扫描图像 用户通过病理机扫描病理切片，并上传至会诊平台，随申请单一起提交。

2.上传知情同意书 发起申请后，用户可以根据已填写的申请信息，由系统生成知情同意书，下载交由患者填写后上传平台。

3.支付费用 申请填写完后，系统将根据用户所选的专家等信息，自动显示所需会诊费，用户可通过微信、支付宝等线上支付方式进行支付。

4.会诊 专家查询向本账号发起请求的病理会诊记录，包括患者基本信息和病程记录、手术记录化验单、检查单和病理切片详情等，同意病理申请后可查看病例详细并录入诊断意见。

远程病理会诊流程见图3-2-10。

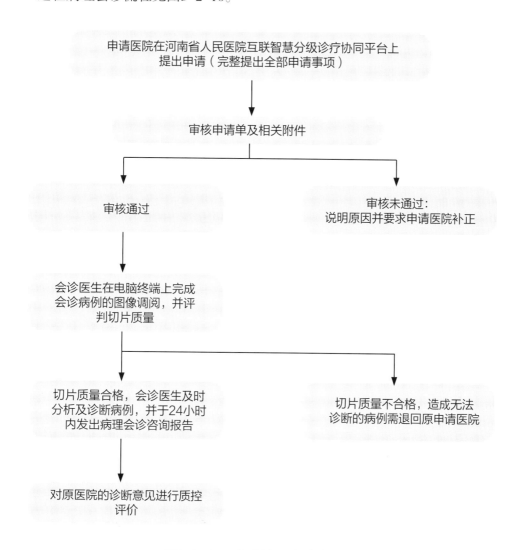

图3-2-10 远程病理会诊流程

三、会诊专家排班

会诊工作由病理科14位高级职称病理医生承担，全年排班，会诊病例24小时内出具诊断报告，创造出远远高于全国其他医院的"省医速度"。

四、成立病理专科联盟，线上线下协同发展

2018年初，由河南省人民医院牵头，成立病理专科联盟，结合线上发现问题进行针对性帮扶，线下组织质量控制及专业学术培训。

五、取得成效

河南省人民医院远程病理会诊采取"线上会诊+线下指导"相结合的模式，一方面采用现代化信息技术获得省级专家的权威诊断，使得大部分疑难病例得到及时会诊，帮助基层医生准确把握病情，对症治疗，减少误诊率，满足基层医院及患者需求，切实提高了基层医疗机构诊断能力，解决了基层医疗机构病理技术人员匮乏等问题；另一方面通过线下技术指导，逐步提高基层医务人员业务技能，从而真正实现资源共享、便民惠民，为基层首诊提供保障，促进分级诊疗制度的实施。

按照申请河南省人民医院远程病理会诊的申请单位初诊质量进行分类，诊断基本正确和诊断完全正确的占52.5%，没有诊断、诊断不明确、诊断不正确的占47.5%，说明河南省人民医院的远程病理会诊指导对于基层医院是十分必要的，特别是对于临床工作中患者下一步治疗方案的制订起着非常关键的作用。

运行3年多来，河南省人民医院远程病理会诊数量突破5万例，居全国前列。2018年8月20日，由中央广播电视总台摄制的电视纪录片《医道无界》第4集《大爱无疆》在中央电视台综合频道（CCTV1）播出，在中国援助非洲的报道中，将镜头聚焦河南省人民医院建设的"河南省人民医院援非远程病理会诊平台"，让优质医疗资源惠及无国界患者。2018年9月中旬，河南省人民医院病理科申报项目"病理远程会诊——互联智慧医疗体系"荣获亚洲医院管理奖移动与在线支付卓越奖。

河南省人民医院作为一所拥有一百多年历史的百年老院，在不断的对外交流合作中不断吸收其他医院先进的诊疗技术和管理理念，惠及中原百姓，并有力地传播河南省人民医院的优秀传统和理念，提升了专家影响力，提高了医院品牌知名度，让百年老院在新时代中焕发熠熠光彩。

六、案例分享

案例1

优质医疗资源惠及无国界患者

2017年8月1日夜，一位45岁的肝硬化患者，在埃塞俄比亚提露内丝-北京医院，通过河南省人民医院互联智慧分级诊疗协同平台，方便快捷地找到了河南省人民医院的专家看病，享受到河南省人民医院专家的远程诊断（图3-2-11）。这是河南省人民医院援埃塞俄比亚病理远程会诊中心启动后的首次会诊。

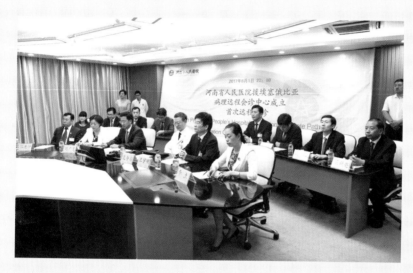

图3-2-11 河南省人民医院为埃塞俄比亚提露内丝-北京医院患者提供国际远程病理会诊

案例2

明确诊断，为临床治疗提供精准依据

长垣县人民医院患者，女，63岁，右眼上睑肿物4个月余，2020年3月就诊。送检灰白灰红组织大小约1 cm×0.8 cm×0.7 cm，切面灰白，质中，全部取材。当地医院病理初诊：慢性炎伴急性炎伴肉芽肿性炎。2020年3月18日申请河南省人民医院远程会诊，会诊目的：明确肿物性质。河南省人民医院病理科主任医师吴凯彦阅片后认为该病例在炎症背景中存在大量蓝染小细胞，这些细胞形态一致，类圆形，核浆比高，细胞有异型。结合患者年龄和部位，吴主任认为不能简单诊断其为炎症性病变，建议做免疫组化排除淋巴造血系统病变，尤其要排除黏膜相关淋巴瘤（图3-2-12）。

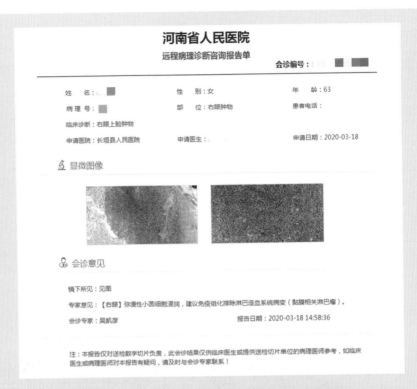

图3-2-12　河南省人民医院远程病理会诊报告单

宜阳县人民医院患者，男，56岁，2020年3月就诊。残胃体可见一0.5 cm×0.8 cm溃疡，表面覆有白苔。县医院病理初诊：（残胃体）黏膜慢性炎症伴部分坏死组织间可见少许异型细胞。建议：上级专家会诊或免疫组织化学染色进一步明确诊断。会诊目的：明确性质。河南省人民医院病理科副主任医师张雷阅片后认为原单位初诊意见中提到的坏死组织间存在的少许异型细胞应为大量慢性炎细胞刺激引起的上皮细胞的形态变化，而非肿瘤性病变，且没有进一步行免疫组织化学染色的必要。该病例实质即为慢性中度非萎缩性胃炎。

第三节　远程心电图会诊

远程心电图会诊是通过现代化通信技术、计算机网络技术、多媒体通信网将患者的心电图资料进行远距离传输交流，同时专家与异地的患者及医生通过视频设备进行面对面的会诊，对患者的病情进行分析和讨论，进一步明确诊断，指导确定治疗方案，实现医学资源、专家资源、技术设备资源和医学科技成果信息资源共享，大大节省医疗开支，提高医疗水平，尤其对缩小城乡差异、提高边远地区医疗水平、降低患者医疗费用有重要的作用。

河南省人民医院远程心电图会诊平台采用十二导联同步数字化传输，基层医院心电图形通过多种传输方式快速传到远程心电图会诊中心（图3-2-13），为基层患者及时得到诊断与救治提供高效、便捷服务。

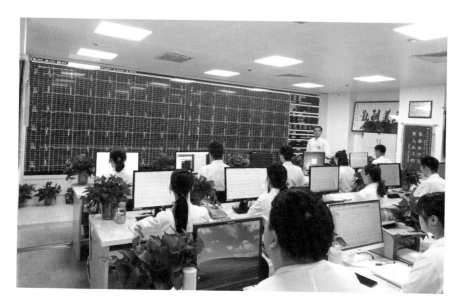

图3-2-13 河南省人民医院远程心电图会诊中心

一、远程心电网络概述

远程心电网络由心电检查设备、数据接收、传输与转换接口、数据服务器、心电诊断工作站、智能移动终端等组成。服务器集中存储心电数据，并为各个终端提供服务，包括数据存储与访问、用户管理与权限管理、即时消息、专家会诊等服务。心电图分析工作站提供心电数据处理分析功能，经过专业心电图医生的编辑和修改，出具心电图诊断报告。智能移动终端部署心电诊断的应用，为心电专家提供在移动状态下的远程心电图阅图、诊断功能。

门诊心电检查室、急诊抢救室、病房、分院的门诊、病房或急诊抢救室组成院内心电网络系统，区域内各个医疗机构的心电网络系统实现数据交互和共享组成区域心电网络系统（图3-2-14）。

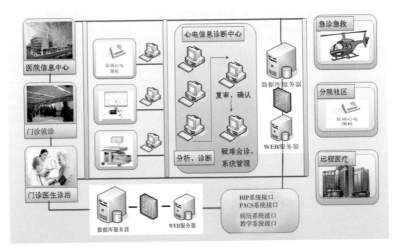

图3-2-14　远程心电图诊断网络示意

二、远程心电网络系统规范

远程心电网络系统实现了从现有的心电检查设备获取原始数据，从传统的热敏纸打印测量分析心电图，到通过软件处理数字化心电图的升级。根据医院现有心电图设备的现状及数字心电的分析功能要求，需要在以下方面制定相应的规范，以实现不同心电网络系统及与其他医院信息化系统之间的数据交互和流程整合。

（一）设备的兼容规范

心电网络系统从医院现有的心电检查设备获取原始数据，现有的心电设备主流提供商有通用电气公司（GE）、飞利浦、福田、光电、铃谦、席勒、美高仪（DMS）、好络维、优加利、迈瑞、理邦、邦健、东江、世纪今科、麦迪克斯、谷山丰、武汉中旗、秦皇岛康泰等，每个厂商有不同的数字心电图机，需要兼容以下不同的检查参数。

1.采样频率　有250 Hz、500 Hz、1 000 Hz、2 000 Hz。后续处理软件需要能够自适应不同的采样频率。

2.采样时间　静息心电图检查需要至少10 s的数据，也有设备支持更长时间的连续采集，心电网络系统需要支持至少300 s的心电检查数据。

3.导联方式　支持Wilson导联、Frank导联。

4.导联数目　支持单导、三导、六导、十二导、十五导、十八导心电检查数据。

5.数据传输方式　系统应该兼容设备的不同传输方式，最终实现从数字心电图机获取原始的心电数据。

（二）心电数据格式规范

心电网络系统从医院现有的心电检查设备获取原始数据之后，需要转换为统

一、规范、标准的数据格式，以便后续软件统一处理和系统间共享。市场上现有不同的数字心电图机型号，不同型号设备提供的数据格式和传输方式也不相同。基于心电数据交换和传输的要求，心电图厂家和相关的标准化组织也致力于心电标准的制定，其中获得比较广泛应用的有：由欧洲标准化委员会（comité Européen de normalisation，法文缩写 CEN）下属负责医学信息标准化的 TC251技术委员会主导制定的SCP-ECG（standard communications protocol for computer-aided electrocardiography，计算机辅助心电图的标准通信协议），适用于 10 s静息常规心电检查数据的记录和传输。这些数据格式一般采用二进制数据存储，解析和处理不方便，并且考虑了数据压缩以减少存储空间，以便低容量存储媒介（比如之前的软磁盘）支持一定数据的检查。

随着医院信息化的发展，DICOM（digital imaging and communications in medicine，医学数字成像和通信协议）和 HL7（health level 7，标准化的卫生信息传输协议）得到广泛应用，标准中支持了心电数据的存储与传输。特别是 HL7 aECG（注解心电图）对心电波形数据做了详细的定义，HL7 V3.0以 XML作为编码方式，具有规范性、扩展性，便于数据利用和交互。结合 IHE（integrating healthcare enterprise，医疗信息集成系统）对心电数据交互和共享的要求，心电网络系统采集的心电数据推荐采用HL7 aECG作为标准的数据格式规范。

（三）心电数据传输规范

心电数据传输包括心电设备和心电网络系统之间的传输和不同心电网络系统之间的传输。现有的心电设备数据传输采用COM数据传输、网络数据传输（FTP、WEB Service）等方式，并且传输协议也由产品厂家规定。为了实现设备和系统之间的互联，IHE建议心电设备传输遵循IHE-C关于心电网络系统的传输规范。

（四）心电波形查看规范

数字化心电图软件规范，需要满足以下功能：

（1）心电测量工具，可自动测量并显示时间间期和电压幅度，包括以下参数：心率（HR）、P波时限、PR间期、QRS波时限、QT时限、电轴、S_{V_1}电压幅度、R_{V_5}电压幅度、QT间期、Q-Tc间期及（R_{V_5} + S_{V_1}）电压幅度和；可自定义增加其他测量参数。

（2）能准确显示起搏钉，提示切迹和顿挫。

（3）波形放大与缩小的调整与纸速和增益调整要同步，支持多种方式的心电波形显示，视图方式包括：十二导联心电图的12 × 1、6 × 2、6 × 2+1、3 × 4、

3×4+1特征波形显示，十八导联心电图18×1、6×3、6×3+1、3×6、3×6+1特征波形显示等（图3-2-15、图3-2-16、图3-2-17、图3-2-18、图3-2-19、图3-2-20、图3-2-21、图3-2-22、图3-2-23、图3-2-24）。

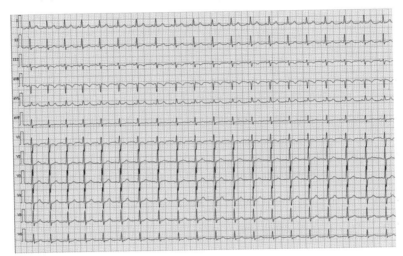

图3-2-15　十二导联心电图心电波形显示12×1方式

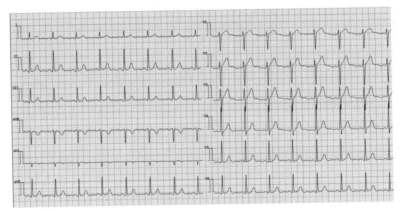

图3-2-16　十二导联心电图心电波形显示6×2方式

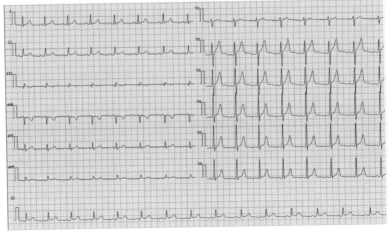

图3-2-17　十二导联心电图心电波形显示6×2+1方式

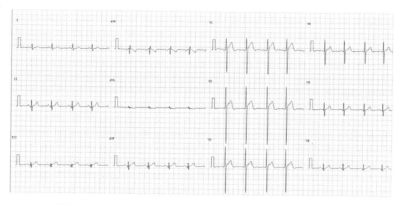

图3-2-18 十二导联心电图心电波形显示3×4方式

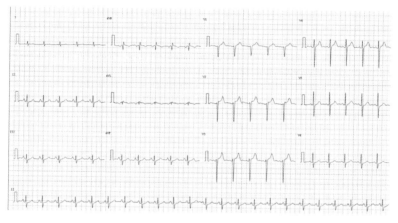

图3-2-19 十二导联心电图心电波形显示3×4+1方式

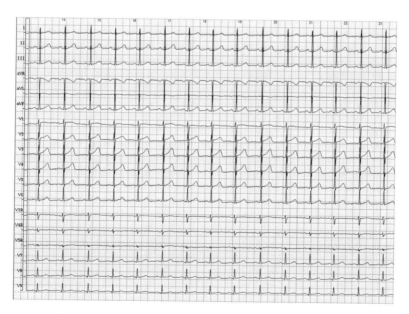

图3-2-20 十八导联心电图心电波形显示18×1方式

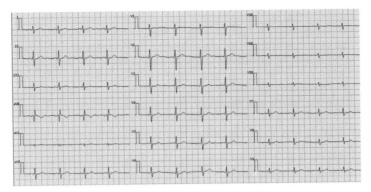

图3-2-21　十八导联心电图心电波形显示6×3方式

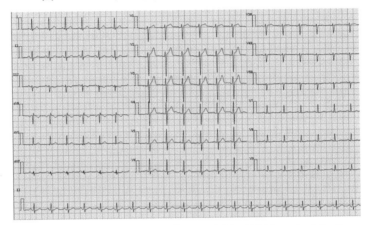

图3-2-22　十八导联心电图心电波形显示6×3+1方式

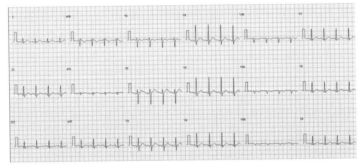

图3-2-23　十八导联心电图心电波形显示3×6方式

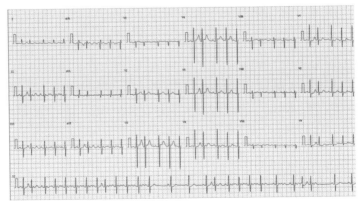

图3-2-24　十八导联心电图心电波形显示3×6+1方式

（4）心率导联可由用户设定，并且心率导联可设定为连续和同步方式。支持单导联的连续显示，用于60 s数据的单导单页显示和打印。

（五）心电波形处理功能规范

心电波形处理功能是对数字心电图的后处理，应该能够处理采集数据的任何一个数据点。

1.滤波　设置肌电滤波器、工频干扰滤波器、高通滤波器、低通滤波器，消除心电图干扰因素。

2.单份数据的处理　实现一份十二导联心电数据中每一个导联的处理，包括：①每个导联的显示与否（干扰导联的屏蔽）、调整显示位置（处理导联间的重叠）、每个导联的增益设定（对胸导联的处理）；②心搏的叠加显示，用于测量典型波形的时间参数；③可以测量每个心搏的参数。

3.多份数据的处理　实现不同次检查数据的对比、合并。包括多份数据的同屏对比（同一患者的历史心电报告）及截拼图谱的建立。截拼图谱是指：①多份数据各截取一段，重新组成一份对比报告，用于处理记录配合不良状态（幼儿或不自主震颤、躁动等患者）的心电检查；②不同数据分别抽取指定导联，重新组合为一份单页的报告，用于前后的对比或药物试验。

（六）心电网络接口规范要求

心电网络系统需要和医院其他信息系统实现接口，包括从HIS系统中获取患者信息并准确检查数据关联，把完整的心电报告（测量参数、波形、诊断描述和结论）以规范的格式和电子病历系统、居民健康系统实现数据共享。接口需要符合IHE区域医疗信息共享交换技术规范IHE XDS（cross-enterprise document sharing）技术框架文件，IHE XDS作为区域医疗信息共享交换基本技术框架文件，定义和规定了不同医疗机构患者信息如何在一个统一集成架构下进行交换和共享（图3-2-25）。其中PIX（patient identity cross-referencing，患者身份交叉引用技术框架）是有关患者在不同医院识别号相关引用管理模块，Registry是有关患者存储在各医院的可用于共享的电子病历索引模块，Repository是存储医院提供可以共享的患者电子病历的模块，Source是提供患者电子病历的各医院信息系统〔如PACS、HIS、EMR等〕的模块，Consumer是医生用来查询提取和使用患者共享电子病历（如医师远程诊断工作站等）的模块。

三、远程心电诊断规范

远程心电诊断包括设备诊断、软件自动分析诊断和专业医师诊断。设备诊

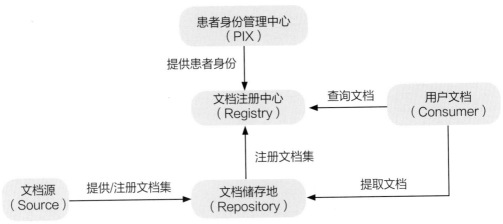

图3-2-25 IHE XDS医疗信息共享交换技术架构

断、软件自动分析诊断用于提示和辅助专业医师诊断。软件需要提供个性化的诊断模板，便于医师书写诊断报告。

（1）心电图检查报告一般须在20分钟内完成，如遇疑难复杂心电图应及时讨论，经讨论后出具正式心电图报告。

（2）建立规范统一的诊断词库，包括诊断性术语、描述性术语，以避免同一患者的相同心电图形态在同一诊断平台获得不一致的诊断结论。

（3）规范的心电图报告不能缺项。

1）一般资料：检查医院的名称，受检者的姓名、性别、年龄，门诊号或住院号、病区、床号，诊断医师姓名，记录时间需标记到"时：分"。

2）心电图资料：包括数据资料和图谱资料，缺一不可。

a.数据资料。包含：

心电图记录参数：增益、走纸速度。

心率：主导节律异常要注明；房率和室率不一致时应分别注明。

电轴：一般以额面上QRS波群的最大向量与Ⅰ导联所成的角度表示，不定性电轴可以不写。

测量数据：PR间期、QRS波时限、QT间期、校正QT间期。

b.图谱资料。包含：满足十二导联及十二导联以上心电图，选择性附有10 s单导连续条图。

3）图形特征描述：可根据病例要求保留或省略。

4）诊断结论及建议：异常心电图应按顺序书写——主导心律（窦性心律、异位心律、起搏心律）、激动起源异常、激动传导异常、起搏器功能、其他形态描述、建议。

5）心电图报告下方应有"该报告仅供临床参考"的提示字样。

四、心电图远程会诊流程

心电图远程会诊流程见图3-2-26。

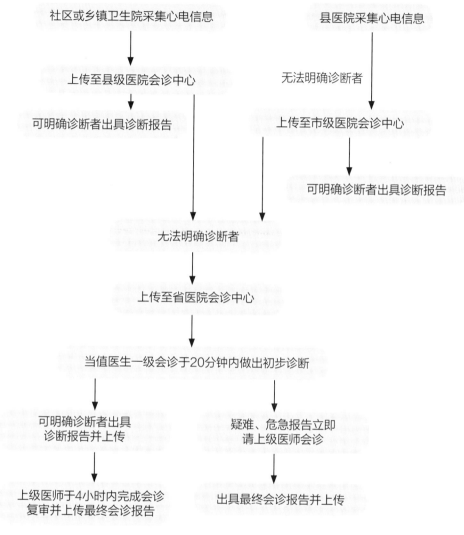

图3-2-26 心电图远程会诊流程

五、案例分享

案例1

"如影随形"——远程心电贯穿心脏病患者治疗始终

患者，男，48岁，因三度房室传导阻滞植入双腔起搏器，间断心慌、胸闷，到当地医院就诊，心电图诊断为房性心动过速伴心室起搏心律，给予倍他乐克片治疗1个月后症状未见好转，再次描记心电图上传河南省人民医院远程心电图会诊中心（图3-2-27）。

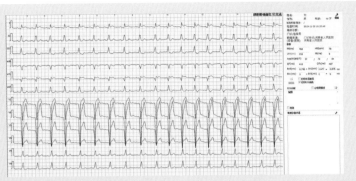

图3-2-27　患者心房通道远场感知心室事件，模式转换DDI工作方式，起搏频率80 bpm

杨丽红副主任医师立即向徐金义主任汇报，徐金义主任、杨丽红副主任医师根据心电图特点考虑心房过感知触发心室起搏，因患者起搏器依赖，建议患者尽快进行起搏器程控。由于当地医疗条件的限制，患者次日来河南省人民医院进行起搏器程控（图3-2-28）。徐金义主任根据起搏器程控资料证实了常规心电图的诊断，同时与当地医院相关医生进行沟通，沟通后徐金义主任立即指示杨丽红副主任医师将心室后心房空白期由90 ms调整为200 ms，因患者三度房室传导阻滞关闭VIP功能，停用倍他乐克片治疗，程控后描记心电图显示窦性心律伴心室起搏（图3-2-29）。建议患者半月后再次进行程控。半月后患者如期进行程控，未见异常，同时也未出现心慌、胸闷等不适症状。

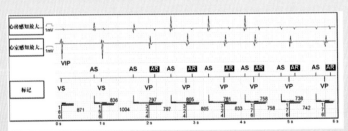

图3-2-28　起搏器程控标记通道显示心房通道远场感知心室事件

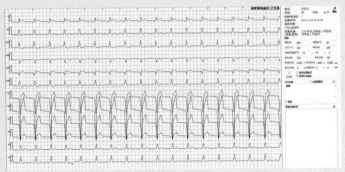

图3-2-29　程控后心电图显示窦性心律+起搏心律，起搏器呈VAT工作方式，心房感知功能正常，心室起搏功能正常

案例2

早发现，早治疗——远程心电为高危心绞痛患者带来福音

患者，男，62岁，心慌、胸痛2小时，于2019年12月到当地医院急诊科就诊，急诊描记心电图上传河南省人民医院远程心电图会诊中心。

杨丽红副主任医师与当地医院沟通，了解到患者原无陈旧性心肌梗死，徐金义主任根据心电图$V_1 \sim V_6$导联T波倒置，主要是$V_2 \sim V_4$导联出现特征性的深倒置T波，考虑急性左前降支病变所致，即Wellens综合征（图3-2-30）。徐金义主任考虑Wellens综合征的出现多提示左前降支近端有严重狭窄，此类患者属高危心绞痛，不进一步治疗很可能进展为急性广泛前壁心肌梗死，如早期行冠脉造影，患者可从中获益。杨丽红副主任医师当即和当地医院沟通，报心电图危急值。当地医院根据河南省人民医院的诊断意见立即进行冠脉造影，结果显示左前降支近端95%狭窄，并行冠脉介入治疗，与河南省人民医院的诊断吻合。发病后2天描记心电图（图3-2-31），患者症状好转。

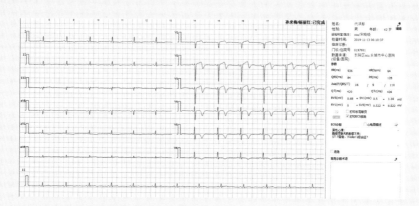

图3-2-30 患者$V_1 \sim V_6$导联T波倒置，主要是$V_2 \sim V_4$导联出现特征性的深倒置T波，考虑Wellens综合征

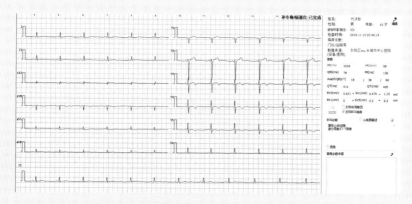

图3-2-31 患者$V_1 \sim V_6$导联T波倒置，主要是$V_2 \sim V_4$导联T波倒置较前明显变浅

第四节　远程超声会诊

远程超声会诊由于自身的应用特点，只有通过实时的动态图像才能清晰地进行观察和判断，受制于动态图像编解码及多路信息同步技术不成熟、网络传输速度慢等，发展较为滞后。但是远程超声会诊的需求的确非常强烈，应用也越来越广泛。

一、远程超声会诊发展概述

远程超声心动图会诊最早由加拿大医生Finley等于20世纪80年代予以报道，利用当时的音视频传输技术，通过微波发送音频和录像，由800公里外的儿科心脏病专家对超声心动图图像进行解读和诊断。随着通信技术发展，美国和西欧等学者相继报道应用综合业务数字网（ISDN）和T1通信线路进行实时、储存-上传两种模式开展远程超声会诊心动图服务。远程会诊可避免患者不必要的长途转运，节省患者时间和费用，提高医疗服务质量。

目前我国医院的超声影像检查，是医生和技师一体化的诊断模式。这种诊断模式对超声医生的依赖性较高，灵活性较大，不仅需要超声医生掌握各种疾病的基础理论知识，更要求其能够熟练地掌握各种操作技巧，可多角度、多切面扫查获取标准超声图像，对患者做出最准确的诊断，所以超声图像的采集与诊断对于经验欠丰富的基层医院的超声医生具有一定难度。其局限性表现在：

1.质控难　现阶段大多数超声报告都是口述完成，直接发出，没有像放射科报告那样的严格二级审核，图像扫过就没有了，无法进行质控。业务支撑系统没有统一标准和要求，质控难以落实到日常工作中。近几年，政府对基层卫生机构超声诊断设备的投入有明显增加，相比之下，对超声诊断专业人员的培养相对滞后。目前的状况是基层卫生机构超声诊断专业人员严重匮乏，尤其缺少有经验的超声诊断医师，同时开展超声检查项目有限，并且与超声诊断相关的医疗纠纷时有发生。有不少只需在基层卫生机构检查就完全可以解决问题的患者，反而到大医院排长队做超声检查；基层医疗机构超声检查工作量不足，导致医疗资源浪费。也无法真正把首诊落实到基层，实现分级诊疗。

2.教学难　超声科室的空间有限，小规模教学一般都是凑在超声机器后面看图看操作，人多拥挤，患者体验也不好。另外碰到介入、ICU手术室内的超声，在教学实现上就更困难了。医院规培生的学习上机机会少，而集中进行培训，现场的学习效果不能长期保持巩固。细分专科之间的医生也没有沟通的专用软件，只能通过微信群，对着超声图像拍照上传，图像质量不符合诊断标准，无法作为病例沟通依据。

3.会诊难　目前的疑难病例会诊，经常是看不到实时图像和打图手法，不能扫描是否正确和完整。专家只能看到个别切面、不清楚的图像，也看不到其他相关的临床诊断资料，难以做诊断。对于医联体/医共体的医院，上级医院则需要定期派专人下基层去进行会诊，耗时费力，导致医疗资源浪费。

二、基于互联智慧分级诊疗协同平台的远程超声会诊特点

常规的远程超声会诊解决方案是使用视频会议技术，在异步模式下把超声机器的视频输出作为会议视频源接入。这种解决方案往往存在以下局限性：黑白图像质量损失严重，导致医生诊断信心下降；视频会议的图像编解码针对灰阶敏感的超声图像不够适应；帧率不够，导致动态感不理想；不能把探头画面和超声图像同步；不能同步播放PW声音；对网络和硬件设备有很多要求和限制。

依托河南省人民医院互联智慧分级诊疗协同平台，立足于最新的流媒体平台及图像融合解决方案，依托独特的同步技术，整合多维度的语音、文字、图片等沟通信息，在技术上实现了三同步双实时交互式的远程超声会诊（图3-2-32）。本系统具备以下特点：

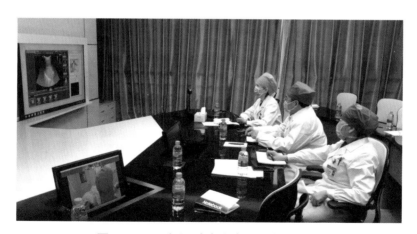

图3-2-32　新冠肺炎患者远程超声会诊

（1）兼容所有超声机器，支持各种操作模式包括B型（B）、彩色（C）、M型（M）、脉冲多普勒（PW）、连续多普勒（CW）等。

（2）提供高清诊断级的超声影像采集与传输。

（3）延迟在500 ms之内，多路信号同步精度可达3 ms。

（4）支持冻结回看，超声直播图像保存在云端，支持随时下载观看。

（5）多诊室的实时视频可以同时在线播放。

（6）支持音视频文字多种交流手段。

（7）网络的带宽要求低，实时图像下，仅要求4 M的网络带宽就可以。

（8）低配置硬件要求：整套系统不需要特殊的硬件设备支撑，需要的就是电脑、服务器、摄像头等通用的IT设备。

三、远程超声会诊流程

通过互联智慧分级诊疗协同平台，工作站端与会诊端均设置有专门账号、密码支持登录。工作站端通过注册登录在平台上发起远程超声心动图会诊申请，填写患者基本信息，确认后平台会以短信方式通知会诊专家。会诊端登录此平台查看具体申请列表，熟悉病情，确认同意会诊。会诊完成后，填写电子会诊报告单，反馈给基层医院（图3-2-33）。

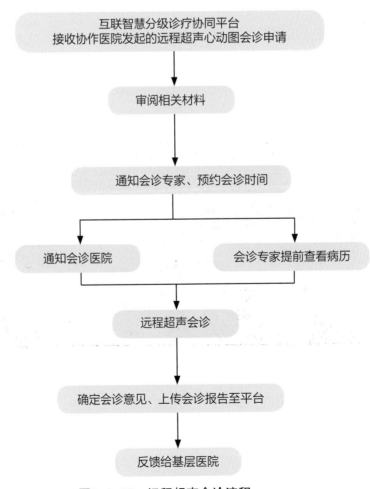

图3-2-33 远程超声会诊流程

四、取得成效

远程会诊工作站端通过动态图像编解码器及HDMI（high definition multimedia interface，高清晰度多媒体接口）线与超声心动图设备相连，用于采集并传输图像，外接摄像头可实时拍摄基层超声医生的扫查手法，接入麦克风用于声音采集，多路信号经过工作站端处理后发送到云端。会诊端可以通过云端获取实时超声动态图像，以及同步显示的基层医生操作手法视频和交流语音，达到三同步效果。会诊专家既可实时观看、指导申请方的操作手法，还能通过电子标注工具在超声心动图图像上添加或清除电子标记，用于异常图像及病变分析、诊断意见提出、指导教学、质量控制等，取得双实时交互式成效。另外，双方也可随时回看会诊内容，在实时直播与离线浏览间自由切换，便于临床教学、技术培训等。

2018~2019年河南省人民医院已基于此平台完成近百例远程超声会诊，得到了较好的效果。基于云服务的三同步双实时交互式远程超声会诊系统设施简单、联通快捷，在较低带宽网络的环境下即可开展，图像清晰，运行流畅。不仅可减少患者盲目地奔波，使其在当地即能享受到优质的医疗资源，节省不必要的转运费用与时间，降低基层医疗机构的外转率，而且实现了上级医院对基层医院的临床会诊教学指导，加强了科室、医院和上下级医院之间的业务及学术交流，为基层医院医生提供了一个提升自身诊疗水平的平台，提升基层医生探头操作技巧，便于质量控制和远程培训，同时助力我国分级诊疗制度建设。

五、案例分享

案例1

扩张性心肌病与缺血性心肌病的鉴别诊断

2018年12月4日，男性患者，50岁，以咳嗽、胸闷3年收入河南省濮阳市范县人民医院，行常规超声心动图检查示：全心大，左室舒张功能减退，左室收缩功能测值减低（重度），二尖瓣反流（中度）。为明确患者诊断为扩张性心肌病还是缺血性心肌病、左室舒张功能障碍的分级，以及是否存在左室部分心肌致密化不全，范县人民医院特申请与河南省人民医院进行远程超声会诊。

经三同步双实时交互式远程超声心动图会诊以后，河南省人民医院超声专家首先提出了诊断意见：①患者应诊断为扩张性心肌病；②患者的左室舒张功能障碍应为中度，即假性正常化；③患者明确有左室心肌致密化不全。后对于扩张性心肌病与缺血性心肌病的鉴别方法、左室舒张功能障碍的分级标准，以及左室心肌致密化不全的诊断方法，河南省人民医院超声专家均进行了详细的讲解。会诊完毕，范县人民医院超声医生及患者对本次会诊均表示十分满意。

案例2

远程超声操作规范化指导

2019年12月31日，男性患者，82岁，河南省南阳市镇平县人民医院超声科医生检查时示：先天性心脏病-房间隔缺损，二、三尖瓣反流（中度），肺动脉高压。为明确房间隔缺损的分型，是否可进行封堵，以及肺动脉高压分度的方法，镇平县人民医院特申请与我院进行远程超声会诊。

经三同步双实时交互式远程超声心动图会诊以后，我院超声专家提出了诊断意见并进行了详细的解答：①该患者房间隔缺损类型为中央型，根据房间隔残缘的测量结果判断可进行封堵，具体需结合患者实际情况；②对于房间隔分型及肺动脉高压的判断方法，均进行了详细的讲解；③该患者存在二尖瓣前叶脱垂的情况，应诊断为二尖瓣前叶脱垂伴偏心性反流。此外，在会诊过程中，我院超声专家发现基层医院医生存在左心室长轴切面及剑突下双房切面扫描不标准的问题，在三同步双实时交互式的远程会诊模式下，及时对其进行了切面的指导，帮助其提升超声扫查技术水平，获得了镇平县人民医院医生的一致好评。

案例3

婴幼儿明确血管瘤诊断

2019年10月29日，河南省南阳市镇平县人民医院超声科接诊一位9个月大的婴幼儿，经超声检查示：右侧肩胛骨皮下软组织内可见一低回声团块，边界清，形态规则，彩色多普勒超声（CDFI）示：内可见丰富血流信号。为明确该团块性质，特申请与河南省人民医院超声专家进行远程超声会诊。

经观察实时传输的超声图像，河南省人民医院专家给出诊断：此为真性血管瘤，是先天性、自限性疾病，7岁前可自愈。同时，专家还为其专门讲解了血管瘤与血管畸形的鉴别诊断，包括其常见的临床特征、超声表现等。会诊结束后，患儿家长对此表示非常满意，大大减轻了他们的心理负担，同时镇平县人民医院医生也丰富了知识面，达到了远程会诊的目的。

第五节 远程影像会诊

远程影像会诊即远程放射学（teleradiology），是指通过计算机网络对患者的影像资料进行远程传递、由影像专家或医师进行解读或会诊的一门学科，是远程会诊中的重要分支之一，也是医院信息化建设的重要组成部分。在现代医疗中，影像诊断已成为临床医学非常重要的诊断手段，是整个医疗过程中最重要的环节之一。影像诊断的正确与否决定着患者能否接受恰当的治疗，并在预后的合理评估中发挥着重要作用。

远程影像会诊具有诸多优势，主要包括：①集中于疑难病例会诊，通过会诊能够切实提高基层医院和边远地区的影像诊断水平，进一步提高疾病的诊疗水平；②缓解我国当前优质医疗资源相对不足的问题，使影像专家能够充分发挥他们的才能，使更多的患者获得可靠的诊断；③不受时间和地域的限制，部分边远地区患者无须到大医院就诊，大大节省了就诊时间，降低了患者的医疗费用；④有助于影像医师间进行充分交流，带动基层医师的继续医学教育；⑤投资相对较小，运作简便快速，可以充分利用互联网和即时通信，进行点对点的及时远程影像会诊。

河南省人民医院医学影像科细化亚专业与国际接轨，分为神经头颈组、胸组、腹组、骨骼肌肉组、血管组、分子影像组、CT介入诊治组等。在缺血性脑血管疾病影像学早期诊断、神经系统疾病脑功能成像、眼科影像、骨肌系统疾病影像诊断、腹部盆腔系统影像诊断等多个领域已经形成学科优势，影像诊断能力达国内领先水平。科室充分发挥专家优势，通过互联智慧分级诊疗协同平台开展远程影像会诊，使异地患者同样享受到省级专家高水平的影像诊断，深受基层医院欢迎。

一、远程影像系统应用模式

1.数字化影像解决方案　在远程会诊过程中，医生通过远程影像系统上传患者的影像资料，一般为DICOM格式，专家通过专业医学显示器，在会诊过程中可以浏览清晰、准确的数字化影像资料。

2.远程影像诊断系统　构建应用于影像学的远程数字化影像诊断系统，如某基层或下级医院利用自有设备对患者进行影像检查，通过远程影像系统将患者的检查图像传输到服务器并提交影像诊断申请需求，上级医院专家可以及时方便地浏览数字影像图片，提交诊断报告并传回下级或基层医院，即可打印出具报告，并根据诊断结果对患者进行诊治（图3-2-34）。

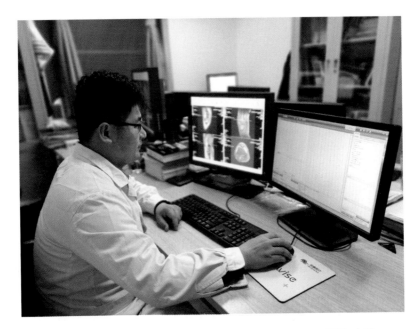

图3-2-34　河南省人民医院与协作医院开展远程影像会诊

二、建立会诊制度和流程，提升会诊质量和效率

医学影像科的会诊专家按专业排班，每天都有神经、腹部、胸部、骨肌、血管5个专业人员进行远程影像的会诊，确保影像会诊的质量。

在时间上，要求对上传的会诊病例12小时内出具会诊意见，使提交会诊医生及时得到会诊意见，提高了基层医生上传会诊病例的积极性。

远程影像会诊流程见图3-2-35。

三、多措并举，让远程影像会诊惠及基层患者

（1）采取"请进来"和"走下去"相结合的方式，积极配合线下活动。如2019年4月在郑州举办了河南省人民医院互联智慧医学影像联盟工作会议，河南省人民医院影像科主任王梅云介绍了远程影像会诊中心成立的意义、具体实施方案等，会议还邀请当时全国规模最大的远程影像诊断会诊中心——宁夏市第一人民医院影像科的曹晔副主任做了专题讲座，使与会代表对影像远程会诊有了进一步的了解和认可。河南省人民医院医学影像科信息员李旭民老师为了基层医院远程会诊网络的对接、使用指导等先后18次随医院互联智慧分级诊疗中心到基层医院

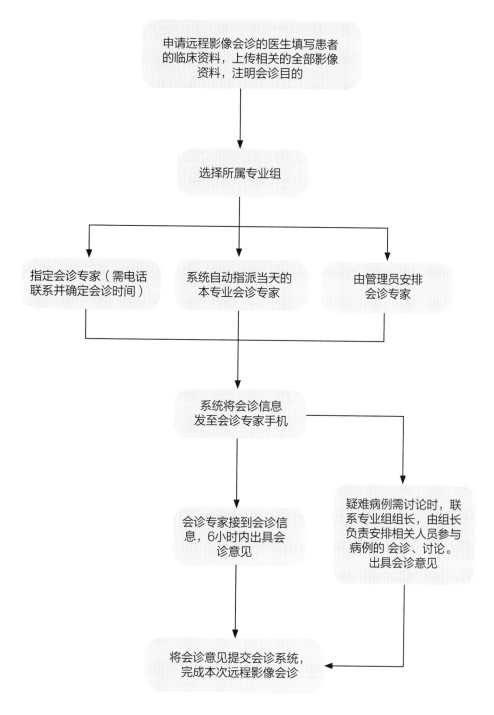

图3-2-35　远程影像会诊流程

给予现场手把手指导，提高了远程影像的传输畅通。

（2）加强宣传。通过本专业的各类微信群对在河南省人民医院进修的协作医院人员进行远程影像会诊的宣传。

（3）加强学术交流。2019年由河南省人民医院医学影像科举办国际医学磁共振学会神经疾病影像诊断与磁共振引导下治疗研讨会，会上邀请89家联盟单位115人参加了学术交流活动，进一步做了影像联盟工作的部署和宣传。

四、案例分享

案例1

"火眼金睛"，"拨开云雾"见"青山"

河南省长葛市人民医院住院患者，男，68岁，2020年2月就诊时发现肝内占位，临床及影像初诊：肝内多发占位，肝脓肿？肝内胆管细胞癌？会诊目的：明确肝内病变性质。河南省人民医院医学影像科腹组组长、副主任医师文泽军在阅片后发现除肝内多发病灶外，胃小弯侧局部胃壁增厚并异常强化，伴周围淋巴结肿大，建议申请医院对患者进行胃镜检查以明确胃部占位性质，对肝脏多发病变倾向为胃部恶性病变伴多发肝转移性病变。本次会诊及时发现患者胃部主灶，合理推断了肝脏病变来源，为申请医院对该患者进一步的临床诊治工作起到了重要可靠的提示作用。

河南省新密市第一人民医院一患者，女，54岁，发现盆腔包块，影像初诊：左侧附件区病灶。会诊目的：明确左侧附件区病灶性质。河南省人民医院腹组会诊专家王艳主治医师3月3日晚19：11收到该会诊病例后，第一时间与新密市第一人民医院申请医生张玉霞主任取得联系并仔细询问患者病情，得知该患者次日早晨即安排手术。由于病变影像表现较为复杂，王艳医师随即向科室上级医师请求会诊，经过严谨讨论，王艳医师加班加点，于当晚22：51出具会诊报告，为次日患者实施手术提供了及时可靠的影像依据。

河南省商丘市夏邑某医院一女性患者，45岁，1个月前无明显诱因出现左侧大腿剧烈疼痛，疼痛呈持续性锐痛。疼痛缓解后局部皮肤肿胀及青紫明显，住院输液抗炎及输血两次治疗后好转出院，后又因下肢胀痛不适入院。患者深受折磨，想要寻求手术治疗。为了明确诊断，申请河南省人民医院远程会诊。医学影像科骨骼肌肉组组长、副主任医师程天明在详细询问病史并查看患者相关影像资料后，给出诊断意见：左侧大腿内侧软组织肿块MRI信号复杂，边缘清，环形强化，提示血肿可能性大，请必要时穿刺活检排除肿瘤。此次会诊解除了主管医生怀疑肿瘤的疑虑，"拨开云雾"，为进一步诊疗明确了方向，基层医院医生及患者对本次会诊均表示十分满意。

案例2

远程影像会诊助力健康扶贫攻坚战

2018年10月，为了实现肺癌的早发现、早诊断、早治疗，河南省南召县人民医院医学影像科开展肺结节筛查工作。同时为了鼓励贫困人口参加，助推健康扶贫纵深发展，在南召县委县政府及卫生健康委领导的大力支持下，南召县人民医院对全县境内40岁以上贫困人口实行免费的早期肺癌筛查工作。肺癌筛查依赖于影像诊断，南召县医院面对源源不断的大规模的筛查工作，放射科的诊断能力和承受力受到巨大考验。在经过初步筛查之后，诊断明确的按流程发放报告，诊断不明确的申请河南省人民医院远程会诊。

河南省人民医院医学影像科胸组组长、副主任医师雷志丹在了解该医院的这项健康扶贫工作后，专门抽出时间，帮助南召县医院进行早期肺癌筛查中的疑难病例诊断工作，为百余例患者明确影像学诊断，对南召县人民医院的健康扶贫工作起到了积极的推进作用。

第六节 MDT 会诊线上直播

多学科综合治疗（multi disciplinary team， MDT）是指临床多学科工作团队（2 个及以上专科人员），借助不同专科的知识、技术、设备，针对某一疾病进行的临床讨论会，通过定期会议的形式，有计划地为患者制订出规范化、个体化的最佳治疗方案，继而由相关学科单独或多学科联合执行的一种诊疗措施。其核心理念是以患者为中心，针对特定疾病，依托多学科团队，制订规范化、个体化、连续性的综合治疗方案。核心目标是为患者设计最佳治疗方案，确保最佳疗效，提升学科诊疗能力和学术水平，医、教、研、健康管理真正融合，推动医学科学进步。

随着医疗技术的不断进步和人类对实体肿瘤的深入认识，许多恶性肿瘤如乳腺癌、肝癌、前列腺癌、结直肠癌、肺癌等治疗模式都发生了巨大的革新。单学科、单一治疗单因素疾病的传统医学，早已无法满足目前像肿瘤这类复杂疾病的诊疗和预防需求，多学科的团结协作已经成为肿瘤治疗的必由之路，因此MDT 模式应运而生。

一、MDT 会诊直播内容

河南省人民医院建立消化道肿瘤、胸部肿瘤、乳腺肿瘤等28个多学科团队，团队以某一专科为中心，结合疾病综合治疗的相关专业，设立组长1名，团队秘书1名，团队组长应为亚专科主任及以上职务，团队在医务部备案。制定固定排班，每个专业的多学科（MDT）团队疑难病例讨论直播以每周一场或者每月一场的频率进行。

多学科（MDT）会诊依托互联智慧分级诊疗协同平台与河南省内外基层协作医院同仁共同开展疑难复杂病例多学科诊疗活动。这种模式使得 MDT 不再局限于河南省人民医院院内多学科会诊，"地球村"网络把 MDT 推至全河南省乃至全国平台上，让先进的医疗科研成果和知识融会贯通，充分体现了多学科协作的精神内涵，在交流与碰撞中使各个医院医生都有所收获。

二、MDT 会诊直播模式

目前河南省人民医院举办远程MDT会诊直播有2种模式：

（1）协作医院提交疑难病例，河南省人民医院MDT专家团进行病例讨论并远程直播。会诊中心工作人员将固定MDT团队排班表发到各协作医院远程会诊群，由协作医院申请多学科疑难病例讨论，河南省人民医院远程会诊工作人员根据科室申请的问题，组织联系相关科室专家来会诊。

（2）河南省人民医院住院患者或门诊患者的病例，MDT专家团进行疑难病例讨论并远程直播。河南省人民医院MDT专家团收集需要多个学科联合会诊讨论的住院患者或门诊患者的病例，协作医院通过直播，全程参与病例分析讨论和互动。

三、MDT 会诊流程

MDT会诊流程（图3-2-36）如下：

（1）远程会诊工作人员提前1~2周与MDT团队进行沟通，明确本次病例讨论主题，并将MDT团队排班表发到各协作医院相关负责人，通知他们通过远程设备参加MDT病例讨论。

（2）协作医院远程会诊负责人通知相关科室临床医师报名参加远程MDT病例讨论；想要参加MDT病例讨论的医院需提前准备病历资料和PPT。

（3）MDT举办前一天，会诊中心工作人员收集所有汇报PPT及相关影像资料、检查报告等相关资料传到电脑上备用，确定参与专家名单，登记参与医院。

（4）会议当天，确定人员变动情况，制作座签，布置会场，调试设备，提前一个小时联通报名听课医院，确保报名医院正常听课。

（5）MDT开始时，会诊中心工作人员线上线下相互配合，协调会场并按需要进行录制，保证会场纪律和设备正常运行。

（6）MDT结束后，对参与医院、人数等进行登记，收集感想和需求，为下一次MDT做准备。

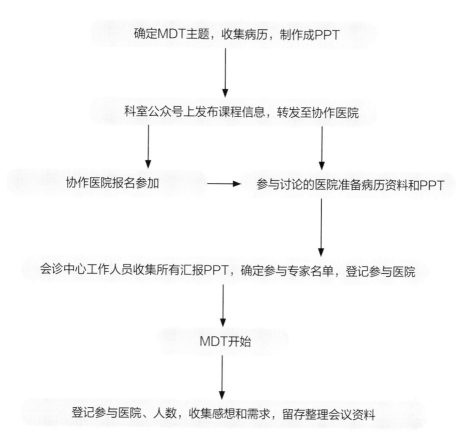

图3-2-36　MDT会诊流程

四、制定MDT会诊管理制度

为进一步落实"以患者为中心"的服务理念，持续提高诊疗水平，充分发挥多学互补优势，规范多学科综合会诊活动，根据2018年《互联网诊疗管理办法（试行）》《互联网医院管理办法（试行）》《远程医疗服务管理规范（试行）》及《河南省人民医院出诊医师服务质量考核管理办法》（省医院字【2012】86号文），借鉴其他医疗机构经验，结合河南省人民医院实际情况，制定《多学科综合会诊管理制度》（省医院字【2017】327号），对多学科（MDT）

团队成立要求、会诊预约、会诊流程、纪律要求、开展情况考核等做统一详细的规定。

五、案例分享

案例1

消化道肿瘤 MDT 研讨会

河南省人民医院消化道肿瘤MDT由胃肠外科、消化内科、肿瘤内科、放疗科、影像科、病理科等科室专家组成，每月举行一次。除互联智慧协作医院在线参与之外，还会邀请省外其他医院专家到现场一起参与讨论。

2016年7月5日，河南省人民医院消化道肿瘤MDT团队首次在互联智慧分级诊疗协同平台上会诊疑难病例（图3-2-37）。"无论是创新性还是先进性，这个平台都是国际一流的！"到现场参加讨论的华中科技大学附属同济医院肿瘤科主任邱红教授高度赞扬了互联智慧分级诊疗协同平台。河南省驻马店市第一人民医院、鹤壁市人民医院、淮阳县人民医院等多家兄弟医院专家冒着酷暑、不辞辛苦来到现场参与了讨论。桐柏县人民医院、禹州市人民医院、台前县人民医院等全省111家协作医院同行专家通过河南省人民医院搭建的远程协同平台"现场"观摩了整个会诊过程。河南省人民医院将多学科会诊的实时画面通过国际一流的高清视频设备直播到协作医院，相当于协作医院相关专业技术人员直接参与到疑难病例会诊的全过程中，大大提高了基层医院专家学习新业务新技术的效率。

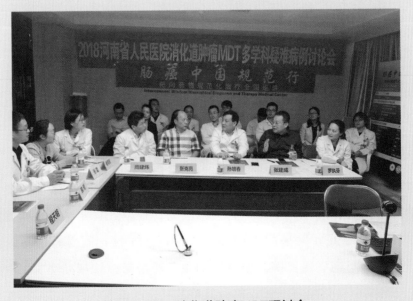

图3-2-37　消化道肿瘤MDT研讨会

案例2

乳腺肿瘤MDT多学科病例研讨会

河南省人民医院乳腺肿瘤MDT由乳腺外科、肿瘤内科、影像科、超声诊断科、放疗科、病理科等不同科室专家组成，每周开展一次。

2019年2月25日下午，由河南省人民医院乳腺外科专家刘慧主任医师牵头的乳腺肿瘤MDT团队首场疑难病例研讨直播在互联智慧分级诊疗医学中心举办。河南省人民医院副院长孙培春参会并做了开幕致辞。MDT专家团队围绕5例乳腺肿瘤疑难病例，针对患者的多学科综合治疗展开讨论（图3-2-38）。专家团就每个患者的病情、客观检查资料进行仔细评估，对于诊断和治疗进行详细深入的分析，从各自不同的专业角度给出建议，充分体现了多学科协作的精神内涵，在交流与碰撞中都有所收获。通过互联智慧分级诊疗协同平台实时直播，20多家协作医院近百名医务人员远程参与讨论，以会诊讨论结合教学直播为特色，精彩纷呈的内容和便捷高效的学习方式受到了与会者的一致好评。

乳腺肿瘤MDT多学科团队病例研讨直播，有利于加强与基层医院的沟通，提升基层医师临床诊疗思维能力，加深对乳腺肿瘤前沿问题的了解和把握，促进乳腺癌规范化和个体化诊疗水平，使基层医师更好地开展日常工作，造福当地患者。

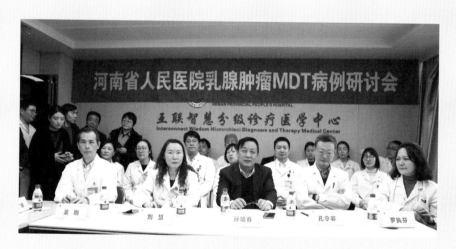

图3-2-38 乳腺肿瘤MDT研讨会

案例3

胸部肿瘤MDT研讨会

胸部肿瘤MDT由肿瘤内科、放疗科、病理科、影像科、胸外科等相关专业专家组成，每季度举行一次。

2019年3月13日下午，由河南省人民医院肿瘤内科主任仓顺东牵头的胸部肿瘤MDT研讨会暨全国肺IN思谈首次在互联智慧分级诊疗医学中心举办（图3-2-39）。本次会议模式新颖，河南省人民医院作为主会场，重庆医科大学第二附属医院、驻马店市中心医院和许昌市中心医院为分会场。通过互联智慧分级诊疗协同平台，主会场和三个分会场同时直播，多家协作医院相关专业医务人员全程参加多个会场的病例讨论，一场学术盛宴拉开了帷幕。

河南省人们医院肿瘤内科主任仓顺东担任会议主席，第一分会场重庆医科大学第二附属医院肿瘤中心夏蕾教授做了《循证医学证据判断》精彩讲解，第二分会场驻马店市中心医院肿瘤科王丽森做了《间变性淋巴瘤激酶（anaplastic lymphoma kinase，ALK）阳性小细胞肺癌典型病例分享》讲解，第三分会场许昌市中心医院肿瘤内科刘志做了《C-ROS原癌基因1酪氨酸激酶（ROS1）重排的肺癌典型病例分享》讲解。河南省人民医院主会场由肿瘤内科、放疗科、病理科、影像科、胸外科等多位相关专业组成的MDT团队针对各分会场分享的病例展开了多学科综合诊疗讨论。会议最后，仓顺东主任针对肺癌特殊病例做了总结。

这种创新模式举办的多学科研讨，有助于把最前沿的肺癌治疗理念分享给协作医院，提升基层医院的综合服务能力。

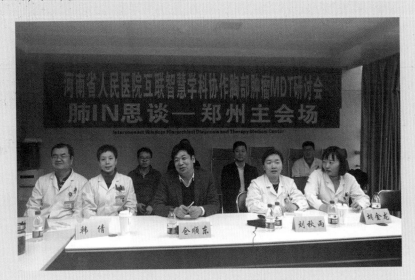

图3-2-39 胸部肿瘤MDT研讨会

麻醉科疑难病例研讨会

河南省人民医院麻醉科疑难病例讨论每个月举行一次，该平台提供了一个全省麻醉界同仁线上交流的平台，深受协作医院欢迎。

2017年1月11日，首场河南省麻醉质控中心互联智慧疑难病例讨论会于互联智慧分级诊疗医学中心成功举办（图3-2-40）。麻醉科孟凡民主任担任会议主席、崔明珠担任主持人、周军任会议秘书。赵亮、郎志斌分别做了题为《术中低血压病例讨论》《围术期低血压的病理生理》汇报，林宏启、邱林、朱永峰等10位麻醉科医生参与了病例讨论。据统计，共计11家协作医院、92人次观看本次直播并进行提问，气氛热烈。

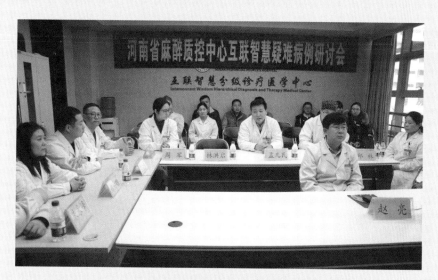

图3-2-40　河南省麻醉质控中心互联智慧疑难病例研讨会

第七节　远程教育培训

河南省人民医院通过互联智慧分级诊疗协同平台与医联体单位网络信息化互联互通，积极开展远程教育培训，从而快速提高基层医生诊治水平和综合服务能力，缓解因业务水平有限而给基层首诊带来的压力。通过电脑PC端、远程视频终端、手机端直播及平台点播回放，提供丰富的学习方式，满足医疗机构医务卫生人员在繁忙工作下对继续教育学习高效、便捷的需求（图3-2-41）。通过多媒体远程教育平台，将知名专家教授、基层县医院及乡镇卫生院、社区卫生院的医务人员同时接入云端教学课堂，使分布在不同地点的教学资源合理整合，充分发挥知名专家优质教学资源，实现资源共享。交互式的"教与学"有效结合，充分调动远程在线学习的积极性，营造浓厚的学习氛围，从而提高远程直播课堂的教学质量，使在线教学培训的效果得到最优化。

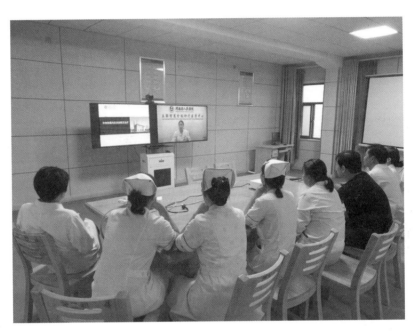

图3-2-41　基层医院医务人员参加河南省人民医院远程直播授课

一、落实订单式服务，开展特色系列课程

为进一步深入推进互联智慧分级诊疗服务体系建设，持续提升基层医院综合服务能力，河南省人民医院在全国首推"竞争式申报、订单式帮扶"，对基层医院进行精准帮扶。基层医院根据医院发展需求，按需申请帮扶项目，实现基层"点菜"、大医院"下单"的订单式帮扶举措。教育培训是互联智慧分级诊疗帮扶实施的其中一项，河南省人民医院根据医联体单位的订单式培训需求，制定一系列特色专题系列讲座。为保证教学质量，线上教育课堂由河南省人民医院互联智慧名医名家讲师团、博士讲师团围绕基层医院订单式培训需求和学术短板及适宜技术制定一系列教育讲座。

河南省人民医院立足基层卫生培训需求，持续开展教育培训，自2016年3月至2020年3月底，开展远程教育培训971场次，课程内容涵盖丰富、实用。举办的名医名家网络讲堂、临床医疗能力提升系列讲座、适宜技术系列培训、专科联盟网络大讲堂、助力互联智慧协作医院二甲评审——医院等级评审专题系列讲座、医疗援疆"豫–新空中课堂"、高血压教育学院网上培训、医院管理能力提升系列培训及护理综合能力提升精品课程等一系列专题线上课堂，深受基层医院的欢迎和一致好评，河南省内外138家地市级、县级协作医院参与8 695次，累计有75 091位医务工作人员受益，提升了县市级医院综合服务能力，促进了医疗质量的改进，实现了河南省人民医院着力落实订单式帮扶举措的精准推进。

二、建立"互联智慧远程教学专家库"

授课老师的教学设计能力、课堂互动的控制能力等是教学质量的保证，是影响学习者有效学习的重要因素。为了保证专家教学质量，远程教学平台邀请院内优秀的临床医务人员及管理人员面向河南省内外100余家协作医院远程授课，同时采用问卷调查的方式，向听众了解和评价授课专家的讲课质量及受欢迎的程度，以优中选优的标准最终筛选出类拔萃的专家成立"互联智慧远程教学专家库"。

三、开展疾病防治、科普宣传专栏促进全民健康

通过互联智慧分级诊疗协同平台，建立疾病防治、科普宣传专栏，紧紧围绕群众健康知识普及为中心，充分发挥省级医院专家资源优势，面向广大群众，不断促进健康知识科普。科普宣传专栏充分发挥网络优势，将健康生活、健康饮食、健康血压控制、糖尿病、心脑血管慢性疾病防治等科普知识以群众喜闻乐见的形式宣传。除传统的文字介绍外，上传宣传视频、专业知识讲解等音视频多媒体资料，有效提升疾病防治和卫生宣传效果。定期开展科普讲座，同时进行专家互动答疑，打破传统的单向科普宣传模式。在国际妇女节、世界睡眠日、世界帕金森病日、世界血栓日、世界卒中日、世界哮喘日、世界骨质疏松日、世界关节炎日、全国爱牙日等重要节日开展科普讲座，深受广大健康群众和慢性病患者的欢迎和好评。

四、规范工作流程，严控培训质量

远程教育工作人员要严格遵守规章制度，认真履行岗位职责，根据工作流程按时完成各项任务。工作流程详细分为培训前、培训中、培训后，并在每一步骤中有严格的质量标准。科学合理规范的工作流程，有助于远程工作人员了解实际

工作流程及标准，消除工作过程中多余的工作环节、合并同类活动，使工作流程更为合理、经济和简便，从而提高工作效率，保障远程教学工作质量。

（一）远程教育培训前

负责业务学习的具体制定。根据新知识、新技术的发展，结合基层医院临床实际开展情况及常见病的相关诊疗内容，制定在线业务学习的内容、制定学习目标、搜集学习资料、做好在线教学设计。按要求制订教育培训年计划、月安排、周课程，课程内容要求适用于基层单位，保证课程的质量，根据教育培训计划邀请"互联智慧远程教学专家库"老师进行讲课。按照互联智慧教育培训授课要求和专家确定授课时间等相关事宜，与讲课老师认真沟通，确保授课细节沟通到位。根据授课计划制定周课程表，将直播课程信息及时发布至河南省人民医院互联智慧分级诊疗协同平台、互联智慧分级诊疗微信公众号、教育培训微信群多个平台进行宣传，认真编辑课程通知并及时发布宣传，确保文字信息、时间准确性，无错别字、时间差等问题。

（二）远程教育培训中

按照课程计划在直播开始前30分钟进行设备调试，做好在线技术支持服务，确保每一位听众准时参加培训学习，保证直播按时开始。做好后台直播监测，保证直播全程音视频流畅、画面无卡顿、直播顺利。保证录播后台视频录制完整，声音、画面清晰。在线统计直播相关数据。

（三）远程教育培训后

按要求对视频课件进行剪辑、处理，视频中涉及患者信息的内容，要给予图像处理，保护患者隐私，保证制作完成的视频课件质量，分辨率不低于720 P，视频中无侵权行为，教育培训工作人员和主讲专家共同审核视频课件，保证讲课视频的内容合规，严禁出现影响医院形象的图片、语言等。审核合格的视频上传至河南省人民医院互联智慧分级诊疗协同平台，保证上传视频可以正常播放，实时关注视频点击率，及时传播与更新课件。整理讲课资料并存档，妥善存放视频资料，对授课现场照片、讲课视频及授课工作数据信息进行电子存档。要求定期调查工作效果，定期进行工作数据分析，全方位保障远程教育培训质量。

远程教育培训工作流程见图3-2-42。

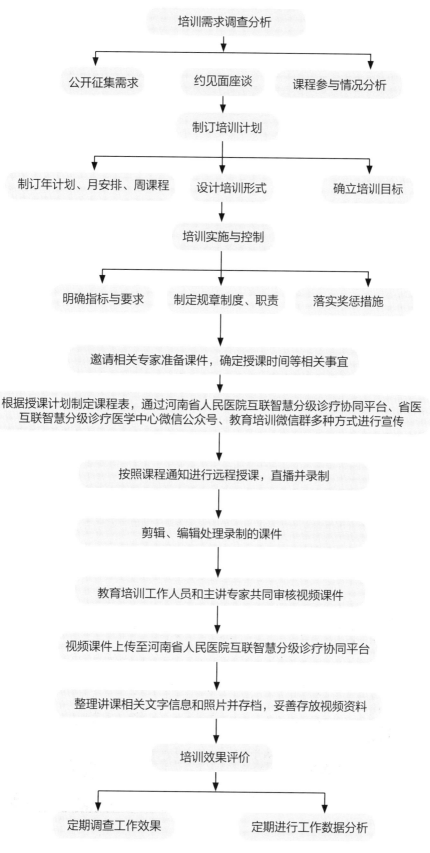

图3-2-42 远程教育培训工作流程

五、案例分享

案例1

高血压教育学院网上培训

　　高血压教育学院网络培训班每月定期举行，旨在提高互联智慧基层协作医院高血压的防治、诊治能力，推动全省高血压诊治路径的规范化。

　　2019年1月11日，河南省人民医院互联智慧（河南省医师协会高血压专业委员会）高血压教育学院网上培训（图3-2-43）第一期在互联智慧分级诊疗医学中心隆重举行，河南省人民医院高血压科主任、河南省医师协会高血压专业委员会主任委员刘敏担任会议主席，会议还特别邀请了巩义市人民医院、原阳县人民医院作为分会场进行病例分享。此次会议形式新颖，同时多家互联智慧协作医院远程参与互动交流。

　　河南省人民医院高血压科医生赫连曼首先分享了《继发性高血压病例——追根究底》，接着第二分会场巩义市人民医院高血压科主任魏国喜、高血压科医生程深分享了《一例高血压病例的诊治体会》，第三分会场原阳县人民医院心内二科主任毛邵英分享了《高血压伴蛋白尿患者的治疗思考》。在线的各地专家就病例展开了热烈的讨论，对于基层在现有的条件下，如何更精准地治疗高血压进行了探讨，会议现场学术氛围浓厚。

　　最后河南省人民医院高血压科副主任李玲进行了最新《难治性高血压指南解析》，解读了指南精髓，同时也展示了河南省人民医院高血压科的难治性高血压病例，内容丰富多彩，与会者表示受益良多。

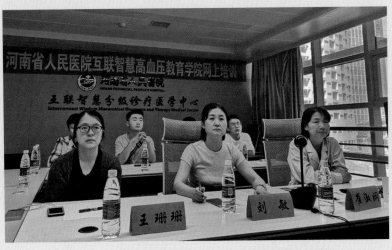

图3-2-43　互联智慧高血压教育学院网络培训

医学影像联盟网络大讲堂

医学影像技术的发展日新月异，为进一步推动医学影像技术的发展，促进学术交流与协作的便利性，通过互联智慧远程平台，河南省人民医院医学影像联盟举办"影像联盟网络大讲堂"（图3-2-44），为联盟单位进行专业技术培训，提升基层影像技术人员的专业知识、技术能力。

2019年4月17日，河南省人民医院互联智慧医学影像联盟系列活动之网络大讲堂第一期在互联智慧分级诊疗医学中心隆重举行，第一讲成功举办后就收到了联盟单位的一致好评。于5月15日，在备受关注的期待中又成功举办第二讲，课程如此受欢迎，不仅得益于互联智慧协同平台的便捷、高效，更是因为课程内容的经典。医学影像联盟网络大讲堂课程内容由河南省人民医院影像科主任王梅云教授携专家团队经过反复研究、设计，包含神经、胸、腹、骨关节、CT介入、心血管等多个学组专业的内容。

河南省人民医院通过互联智慧分级诊疗协同平台与影像联盟单位互联互通，加快推动了河南省人民医院与联盟单位的深度协作。互联智慧医学影像联盟网络大讲堂的开播，不仅有助于提升基层医院的诊治水平和综合服务能力，还使更多的基层患者从中受益，真正实现"人民医院为人民"的服务宗旨。

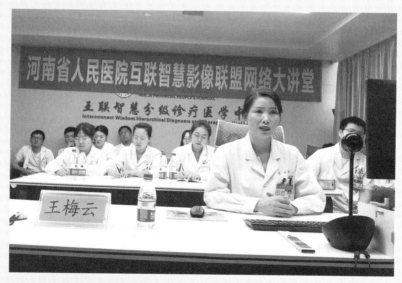

图3-2-44　影像联盟网络大讲堂

第三章
远程医疗助力新冠肺炎疫情防控工作

第一节　响应急建机制，远程会诊助力疫情防控

作为新冠肺炎医疗救治省级定点医院，河南省人民医院高度重视疫情防控，按照河南省委、省政府和省卫生健康委党组的安排部署，迅速响应，第一时间成立组织，制订方案，抽调专家，建立机制，规范流程，明确责任，建立完善了"区域分设、双向引流、专楼专用、精准防控"的工作模式，创新实施线上咨询服务、联防联控-远程会诊，采取了最严格的防控措施、最规范的防控救治，抽调最精干的医护团队，举全院之力，做好疫情防控，确保做到"早发现、早诊断、早隔离、早治疗"，实现"不能慢待任何一个前来就诊患者，不能推诿任何一个与新冠肺炎相关的患者，不能放走一个疑似患者"的目标。

一、全面应急响应，建立完善机制

（一）迅速响应，强化领导

疫情就是命令！河南省人民医院第一时间召开专题院长办公会研究部署疫情防控，制订了《河南省人民医院新型冠状病毒感染的肺炎防控工作方案》，成立了河南省人民医院新型冠状病毒感染的肺炎防控工作领导小组，党政主要负责人双挂帅，全体班子成员参加。领导小组下设专家组、救治组、保障组、采供组、材料组、宣传组6个专项工作组。医务、护理、医学装备、药学、后勤服务保障等部门制订了应急保障工作方案和24小时值班值守制度。特别是河南省卫生健康委下发关于取消春节放假做好疫情防控工作的紧急通知后，全院干部职工充分发挥

"敬佑生命、救死扶伤、甘于奉献、大爱无疆"的精神，全员上岗，许多医护专家主动请战，积极要求到疫情防控一线、保障服务支持一线。

疫情发生后，全院启动应急响应机制，医院党政主要负责人一线指挥，现场部署，带领相关部门多次深入发热门诊、留观隔离病房等防控一线，察看流程、完善机制、明确责任，对防控措施再细化，对防控责任再压实，对防控物资保障再调配，做好疫情防控一切准备。

（二）建立机制，完善制度

以正式文件形式，印发《河南省人民医院新型冠状病毒感染的肺炎防控工作方案》，明确各部门相关职责及措施，制定完善工作制度。

1.启动全院应急响应，建立13项工作机制

（1）院领导24小时双值班驻守制。院领导班子成员双人24小时在院驻守值班，遇突发紧急情况，须5分钟内抵达现场。

（2）重点科室带班值守制。呼吸科、感染性疾病科、疾病预防控制科、儿科、老年医学科、急危重症医学部等相关科室和职能部门，全员在岗值守，科室负责人带班。遇突发紧急情况，带班值守人员须3分钟内到达现场。

（3）公共卫生医学中心专楼专用制。把公共卫生医学中心作为新型冠状病毒肺炎救治专用病房，配备专职人员、专用车辆等。

（4）全院全员每日每岗培训制。加强与新冠肺炎防控相关的培训，培训到全员全岗，包括所有院领导和中层干部。

（5）新冠肺炎防控工作组全员值守制。新冠肺炎防控工作组及各成员组的全体人员做好值班值守，院内会诊须5分钟内到齐，省内会诊确保即时出发。

（6）疫情防控团队高年资、高职称、精英制。选派高年资、高职称、有经验的人员，作为新型冠状病毒肺炎救治的主力军。

（7）主动邀请院外专家、属地相关机构来院检查督导制。主动邀请省、市卫生健康委相关部门领导，邀请省、市及属地疾控中心专家，来院检查、指导工作，确保河南省人民医院新冠肺炎防控工作科学、规范。

（8）应急物资储备随用随有制。采供办、医学装备部、后勤保障部等部门做好各项应急物资采购、储备及供应，保证随用随有。

（9）班前班后每日总结报告制。专人负责新冠肺炎防控工作日报，确保每日工作情况上报至院领导班子成员和防控工作组成员。

（10）信息宣传传播安全审批制。做好新冠肺炎防控工作信息传播把关审核，严肃自媒体发布纪律，相关信息均由新冠肺炎防控工作组把关后，由医院统

一发布。

（11）主动与相关部门汇报、对接、沟通制。新冠肺炎防控工作组办公室负责，及时做好与省、市卫生健康委，省、市及属地疾控中心，省、市及属地疫情防控领导机构，国家有关部门工作小组及有关专家的汇报、对接与沟通，积极主动汇报工作，争取指导和支持，并按照上级部门要求抽调专家，到省卫生健康委制定疫情防控相关制度及流程。

（12）制定新冠肺炎常见医用防护用品使用规范。

（13）制定新冠肺炎疫情期间医疗废物管理规范。

2.腾出专楼，规范流程，全员培训

（1）将公共卫生医学中心腾空，作为新冠肺炎防控的专用区域，专楼专用。邀请省卫生健康委专家来院指导专用病房设置、发热患者就诊流程、防控措施落实等，帮助完善功能分区和救治流程。

（2）完善会诊各项流程，确保人员到位。收集整理各相关科室疫情防控期间会诊专家排班，形成疫情防控会诊专家排班表，保证需要会诊时，专家及时联系到位。

（3）增加扩大发热门诊区域。针对发热门诊患者拥挤情况与急诊科、感染科召开协调会议，在门诊西区原日间病房区域开设临时发热呼吸专区，设有发热门诊诊间3间，作为预检分诊后无明确流行病学史发热患者的就诊区域，有效缓解原发热门诊拥堵情况。

（4）组织开展全员培训。开展全员新型冠状病毒肺炎防控工作培训，要求全体人员高度重视防控工作，并对各专科主任、科副主任、亚专科主任、三级医师、质控员进行了新版诊疗指南、院感防护培训，并要求会后立即做好科内培训，培训工作做到全员覆盖。同时对重点部门、岗位的人员进行多次有针对性的强化培训。

3.加强感控管理，杜绝交叉感染　收集整理各种近期新冠肺炎防控方案、指南等文件。编写《河南省人民医院新型冠状病毒肺炎感染防控手册》，拟定《新型冠状病毒感染预防与控制核心管理要求》，拟订全院各级各类人员新冠肺炎感染培训计划。制作隔离患者外出检查流程、隔离患者标本转运路线流程，科学处置医疗废物等。

4.确保信息畅通，保障物资供应

（1）对全院科室巡查，确保信息系统及业务流程可正常运行；解决关于急诊分诊台、发热门诊等调配人员信息权限问题；配合相关部门进行权限调整、设备安装调试、系统设置等工作。

（2）成立应急采购小组，确保疫情救治所需药品的保障供应。根据省卫生健康委文件和有关防治指南，结合临床意见，完成药品阿比多尔的临时采购配备。积极联系寻找供应商，订购口罩、隔离衣、护目镜、消毒用品、感染ICU医疗设备等，完善发热门诊药房药品目录，确保防护用品、药品、医疗设备等储备充足，随用随有。落实发热门诊分诊等候区用房，配备空调、照明灯、候诊椅等服务设施，完成人流、物流通道无障碍整改。

5.做好应急保障，强化防控措施　选派高年资、高职称、经验足的医务人员到救治一线，征集疫情防控专职人员，做好救治梯队保障；完善发热门诊标识标牌，建立临时发热患者候诊区，扩大发热门诊区域，增加发热门诊诊间，增设发热患者预检分诊处；全力保证医用耗材、医用设备和后勤物资供应，建立应急物资清单，固定人员专人配送、立即配送，确保后勤物资、医疗设备、医用耗材、防护用品、医用气体、药品等随用随有；供餐、物业、保安专人专管，切实做好一线医护人员的生活保障服务。将原日间病房病区改为接收从感染科留观病房转出并临床排除新冠肺炎的患者。该病区实施一级防护，病房全部更改为单间，相对隔离。建立公共卫生医学中心多部门日报总结制，及时发现并解决问题。完善公共卫生医学中心隔离病区与留观病区各个班次职责及职业防护注意要点，制定新冠肺炎患者外出检查转运、为重症患者检查前评估等20多个流程，按批次组织全员培训。

6.做好互联智慧分级诊疗协同平台疫情防控作用　以公共卫生医学中心远程会诊平台为中心，联通河南省人民医院互联智慧分级诊疗医学中心、互联智慧健康服务院，建立便捷快速的专家团队救治会诊信息平台；联通十几家县级新冠肺炎定点医疗机构，在做好省级定点防控救治工作的同时，加强对基层医疗机构防控救治工作的指导；在互联智慧健康服务院开设新冠肺炎防控咨询云门诊，组织呼吸科、感染科等专家坐诊，接受线上咨询答疑。

二、互联智慧分级诊疗协同平台助力疫情防控

为进一步加强新冠肺炎重症患者医疗救治，根据河南省卫生健康委"能转尽转、能转早转、能转快转"的紧急转诊通知要求，河南省人民医院实行院领导包干负责，指挥调度关口前移，集中整合最优质医疗资源，实施科学规范医疗救治，切实保障患者生命健康安全。一是院领导包干负责。邵凤民院长坐镇，院领导24小时值守，统筹协调危重症患者的医疗救治、专家会诊、人员调配、指导督导等。二是统筹人力资源调配。所有重症医学单元实行统一管理，根据疫情需要，由中心ICU负责统一调配。三是多学科会诊及时高效。紧急组建多个由呼吸、重症、心血管、肾内、内分泌、消化、中医药等专业构成的多学科会诊团

队，由医院最资深专家领衔，坚持早晚两会诊与随时会诊相结合。四是重症地区救治团队派驻管理。组建两支专家团队支援南阳市、平顶山市，对不宜转诊患者进行全力救治。五是加强生物安全管控。六是公共卫生医学中心专楼专用。七是加快筹建隔离病房，一次性建成启用应急专用负压隔离病房33张。八是做实分级分类防护培训。九是保障医护人员零感染。

（一）启用"联防联控－发热患者远程会诊中心"

防控新冠肺炎，筛查清楚、诊断明确、诊疗精准，环环相扣、至关重要。当基层医疗机构面临诊断难题时，该怎么办？2020年1月24日（农历大年三十），河南省人民医院正式启用"联防联控-发热患者远程会诊中心"，以公共卫生医学中心远程会诊平台为中心，组织专业医疗团队，借助互联智慧分级诊疗网络和信息化技术，联通省内外138家地市级、县级协作医院（包括104所新冠肺炎医疗救治定点医院），展开联防联控工作。对协作医院疑似或者确诊新冠肺炎的患者开通绿色通道，半小时内应答会诊。

（二）院长带队组成百人专家团队

医院实施院领导包干负责制度。院长邵凤民坐镇、组织会诊、指导督导，第一时间组建多学科专家团队，聚集了院长、知名重症治疗专家、护理专家，覆盖了呼吸、感染、肾内、心血管、脑血管、外科、体外循环、麻醉、血流净化、检验、超声、影像等多个学科，不论是清晨还是深夜，实时传送患者最新情况，随时指导、随时诊疗，上下联动加强技术力量，全力以赴做好每一位危重症患者的医疗救治工作。

选派高年资、重症治疗经验丰富的学科带头人和青年骨干力量组成三级医师组，分为三个梯队陆续进驻感染ICU。选派专业技术人员从事操作管理。先后派驻麻醉医师、呼吸治疗师、ECMO体外循环管理团队等多个学科的精英力量对患者进行专业化管理，提高救治效率。

组织知名专家开展会诊（图3-3-1）。每日在规定时间对危重患者进行查房会诊，及时了解患者病情变化，精准调整优化治疗方案，第一时间应对各种突发救治情况，全天候保障危重患者的生命安全。

（三）启用"新冠楼"远程会诊中心

2020年2月1日，经河南省疫情防控指挥部同意，按照河南省卫生健康委要求，河南省人民医院疫情防控救治领导小组召开紧急会议，研究决定加急建设公共卫生医学中心"新冠楼"（应急专用隔离病房）。项目组和施工单位双双签订军令状，承诺15天内建成投用。2月1日签订施工合同，2月2日正式开工。河南

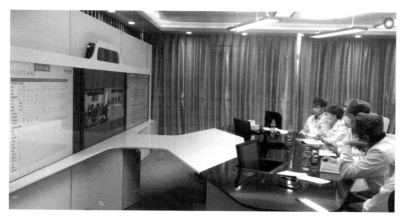

图3-3-1 新冠肺炎患者多学科会诊

省人民医院公共卫生医学中心"新冠楼"从开工建设到建成投用，仅用时短短15天，为在最短时间内全力做好疫情防控救治应对提供了强有力支撑。"新冠楼"总建筑面积2 300余平方米，4层框架结构，每层设计床位11张，总计33张标准负压隔离病房。

新建成投用的公共卫生医学中心"新冠楼"在技术指标、感染管理、功能设置、软硬件配置等各个方面，均对标国内一流标准，特色优势突出，配套智能高端。实现5G网络全覆盖，运用5G技术构建多样化的医疗应用场景，便于通过视频及图像交互来开展诊断与指导。搭建点到点、终端到终端的远程会诊网络，通过远程会诊平台，实现联防联控指挥中心与河南省人民医院互联智慧分级诊疗中心及与各地市分级诊疗分中心的远程会诊。

三、案例分享

案例1

直联100多家医院！河南省人民医院联防联控－发热患者远程会诊

2020年1月24日，农历大年三十早上，河南省濮阳市清丰县人民医院发热门诊接诊了两位发热患者。两人均从疫区返乡，分别出现了疑似新冠肺炎的相关症状，亟须诊断指导。

作为河南省人民医院互联智慧分级诊疗协作单位之一，该院医护人员当即想到，几天前曾收到省医专家将在春节期间正常会诊的通知。但不知道在这个疫情来袭的特殊时刻，能否得到感染科专家的专业指导。让他们没想到的是，在通过省医互联智慧分级诊疗协同平台发出远程会诊申请的20多分钟后，也就是当天上午9点53分，河南省人民医院感染科专家、主任医师尚佳，感染科主任、主任医师康谊，副主任医师毛重山、副主任医师肖二辉、副主任医师刘俊平、主治医师宁会彬就坐在了远程画面前，同时还有呼吸内科气道病亚专科主任、主任医师赵丽敏，重症外科主任、副主任医师代荣钦。

透过清晰的大屏幕，专家团队快速调取了两位患者的基本信息及相关检查报告单，针对病情，向当地医生给出了治疗意见：一位患者是上呼吸道感染，另一位患者则是病毒性感染，但排除了新型冠状病毒的感染，还需完善其他检查。会诊排除了两位患者是新冠肺炎的可能。

危机解除，会诊结束。

这时，屏幕另一端的医生才注意到，本次省医专家团队所在的远程会诊室与以往不同，电子屏上清晰地显示着"联防联控-发热患者远程会诊中心"字样。原来，这是河南省人民医院针对疫情防控工作即日启用的"联防联控-发热患者远程会诊中心"，该远程会诊平台就设立在省医公共卫生医学中心，不仅联通着互联智慧分级诊疗医学中心、互联智慧健康服务院，还联通了省内外138家地市级、县级协作医院。远程会诊中心开通后，感染科专家在做好救治工作的同时，组织高资历、高职称专家组成会诊团队，不出科室，就能对基层医疗机构防控救治工作进行指导。

2020年1月22日，河南省卫生健康委公布了全省130家新型冠状病毒感染的肺炎医疗救治定点医院名单，其中有104家医院已经实现与河南省人民医院直联互通。只要有相关需求，皆可通过互联智慧分级诊疗协同平台发出会诊申请。河南省人民医院互联智慧分级诊疗协同平台接到疫情会诊申请后，半小时内应答，联通互联智慧分级诊疗医学中心远程医学中心、联防联控-发热患者远程会诊中心及当地医院，进行会诊。

案例2

惊心动魄的48小时

新冠肺炎疫情发展至今，提高患者救治效果、降低病死率成为重中之重。

在河南省人民医院感染ICU，重症团队无惧风险、直面病毒、通宵奋战，24小时严密监测危重症患者生命体征，全力以赴与死神赛跑。

2020年2月10日上午8点，CCU（冠心病重症监护病房）副主任医师于丹、神经外科ICU主治医师粟艳茹、RICU（呼吸重症监护病房）主治医师刘辉作为第二批治疗组成员，进入省医公共卫生医学中心感染ICU。

许多来自省内不同地市的新冠肺炎危重确诊患者转运至这里，高龄、合并疾病多、病情进展快是这些患者的共性。连续工作48小时，至少5次进入隔离病房救治抢救，喘息之间患者就突发状况，缺氧、闷气、难操作……至今，医生们回忆起刚进病区时的场景，依然用"惊心动魄"来形容。

于丹说，其中一个58岁的中年人，有冠心病史，心脏做过搭桥手术，病情十分危重。大家像呵护新生儿一样照顾他，一刻不敢放松。按照《新型冠状病毒肺炎诊疗方案》，为了改善患者缺氧状态，争取下一步治疗机会，专家组会诊后，决定为患者实施气管插管有创通气。

治疗组来到患者床前，为其进行桡动脉穿刺和中心静脉置管，动态监测血压、建立生命通路，做好应急准备。穿着层层叠叠的防护服，戴上多层手套、数层防护面罩和口罩，做起任何操作都要耗费比平时多3倍以上的体能和精力，特别是这种精细化操作。很快，于丹和刘辉就出现了体力不支。刘辉说，当时明显感到呼吸困难、心跳加速、视野发黑，"出来后吸了一会儿氧气才缓过来"。一直在外面评估分析的栗艳茹看着疲惫不堪的队友，自行换好了防护服接替队友，继续为患者进行留置用于床旁血液净化治疗的血管管路。

一转眼就到了2月11日凌晨2点，气管插管工作开始有效实施……

"一开始，心里挺害怕的。"让治疗组"害怕"的原因主要来自两个方面：一是有创插管时，带有病毒的高浓度气溶胶，会从气道瞬间喷涌而出。此时，站在患者面前的医生，就成为离险境最近的人。二是患者心肺功能极差，如果不依赖无创呼吸机作为支撑，血氧饱和度会在短时间内急速下降，患者随时会发生心脏骤停；无创呼吸机如果正常运转，摘掉面罩的一瞬间，大量气溶胶会直接被吹满整个病房，参与抢救的医护人员很可能处于更大的职业暴露中。

该怎么办？困难与挑战的另一面，就是生命与希望。有一线生机，就该为患者争取。经过远程会诊，与专家团反复商榷，大家决定精确操控无创呼吸机开关机，利用患者拿下无创呼吸机支持时仅有的一点儿氧储备，快速实施插管。这个过程大概只有10秒。作为治疗组组长，于丹进行插管操作，刘辉进行支持协助。10秒内，治疗组要利用患者依赖无创呼吸机积累的残存血氧储备，进行调整好最佳镇痛镇静药物用量、恰当操作无创呼吸机、清理患者口腔分泌物等一系列预处理，然后精准快速插管。为防止患者从脱离无创呼吸机给氧过渡到气管插管后的有创通气过程用时过长，从而导致缺氧引发心脏骤停等恶性结果，于丹和刘辉精细地计算着每一步的用时。一个环节没有把握准确，等于预处理失败，重新来过。

"10、9、8、7、6……"这样的预操作倒计时，于丹在心里默念了十余遍。经过约1个小时的不断调整，在最后一次尝试的最后一秒，气管插管成功，患者血氧饱和度渐渐上升，最高时可以达到97%~98%。大家终于松了一口气。这也是河南省人民医院第一个进行气管插管的新冠肺炎危重症患者。

此时，天已破晓。然而"好景"维持了不到7个小时，患者的血氧饱和度出现进行性下降，最差的时候，纯氧的呼吸机有创通气也只能维持在50%~60%。

是时候采用ECMO了。ECMO是通过动静脉的插管，将血液从静脉引流到体外，经过人工膜肺将静脉血变成动脉血，再泵入体内，维持机体各器官的供血、供氧。有了这样一个人工心肺暂时代替患者的心肺工作，让患者的心肺充分休息，可以为下一步治疗赢得时间。所以，ECMO是各种危重症患者最后挽救性治疗的一种有效手段，它代表了一个医院、一个地区乃至一个国家的危重症救治水平。2月12日下午3点左右，在华中阜外医院体外循环科副主任李建朝的支持下，患者成功装上了VV-ECMO。

近48小时，治疗组经历了紧急插管、紧急上ECMO、紧急抢救等一系列紧急操作，与院内专家、省内专家多次会诊。由邵凤民院长坐镇指挥的院内专家团就守在远程会诊中心，时刻关注着每一项指标的变化，随时指导、随时诊疗。

"我们是抗'疫'战争中的一粒星火，只有大家相互团结，才能成为燎原之势。"这是重症救治"战役"中所有人的共识。

案例3

跨省远程会诊，助力新冠肺炎诊治

新冠肺炎疫情期间，为缩短发热患者确诊时间，提升诊疗效果，河北省巨鹿县医院2020年2月28日与河南省人民医院针对一名反复发热的外地返乡患者进行远程会诊（图3-3-2）。该患者主因间断性发热，到巨鹿县人民医院发热门诊就诊，行肺部CT、血常规及核酸检测均未发现明显异常。经救治专家组会诊，将该患者进行单间隔离留观治疗，经治疗后无明显好转。为尽快明确诊断，巨鹿县医院立即邀请河南省人民医院专家对其进行会诊，河南省人民医院专家组立即响应，一个小时内对该患者进行会诊。经过一个多小时的会诊，河南省人民医院专家给出建议：考虑功能性低热，建议给予抗感染、清热解毒、提升免疫力等治疗，必要时检查结核菌素试验排除结核。

根据国家关于新冠肺炎疫情防控工作的总体部署，要充分发挥远程会诊在提升新冠肺炎重症、危重症患者治疗效果中的作用，巨鹿县医院作为河南省人民医院的互联智慧分级诊疗协作单位，申请会诊后都能在第一时间完成会诊，通过联防联控-发热患者远程会诊系统为发热患者进行会诊，大大缩短了确诊时间，提高了发热患者治疗效果。

巨鹿县医院表示，在疫情发生后，河南省人民医院体现出的担当精神值得我们赞扬。巨鹿县医院将继续与河南省人民医院进行密切合作，共同抗击此次疫情。

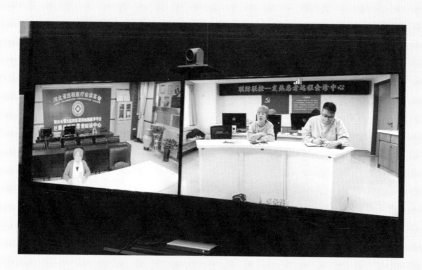

图3-3-2　河南省人民医院抗疫一线专家尚佳主任为河北省巨鹿县医院发热患者进行远程会诊

第二节　5G网络全覆盖，远程教学助力疫情防控

一、"5G+4K+3D"技术让手术示范教学全面升级

第五代移动通信技术为医疗信息化的发展提供了可靠的网络基础。在当前区域医疗资源分配不均衡，优质医疗服务无法下沉的情况下，依靠远程医疗将可以缓解地域限制带来的资源缺失，5G环境下的移动医疗也将使整个医疗活动的参与

者享受到更便捷的服务。第五代移动通信新空口技术5G NR 具有 1 ms级低延时、10 Gbps级高宽带、百万级节点万物互联、移动边缘计算、差异化业务需求、网络切片、亚米级高精定位等特性，可以实现很多4G时代无法满足的应用场景。对于集合了生物医学技术、人工智能技术、5GNR技术、云计算和大数据技术的远程医疗，5G网络的高速率、移动边缘计算和网络切片能力提供了一种新的医疗形态发展趋势。实时远程手术示范教学、远程高清音视频专家会诊、医学影像发片诊断等业务在 5G网络下可以良好实现。

2019年11月9日，在中国医药教育协会消化道疾病第一届专业委员会第三次学术年会上，河南省人民医院孙培春教授团队的胃癌根治手术直播，借助"5G+4K+3D"技术、设备，专家团队顺利完成了手术示范和教学（图3-3-3）。手术视野的4K超高清画面通过5G网络从河南省人民医院手术室全程传输到学术会场上，400多名与会人员现场观看、4.26万人借助网络学习了手术的每一个细节，全程视频连贯、画面清晰、音质无延迟。现场学员身临其境般同步观看、学习，感叹道："每一个手术细节都一目了然，每一个动作都令人叹为观止。"这次"5G+4K+3D"手术直播不但在河南尚属首次，在全国也处于领先地位，充分展现了河南省人民医院在消化道疾病诊疗领域的专业积淀和硬件优势。

"5G+4K+3D"手术示范教学是河南省人民医院打造5G智慧医院的一个缩影。未来，将通过构建实时准确的智慧感知、泛在可靠的高速传输、协同高效的智慧管理、及时精准的智慧服务、准确便捷的智能AI，合力推动医疗运行更安全、就医更便捷、看病更高效，更好满足新时代人民群众对看病就医的新需求。

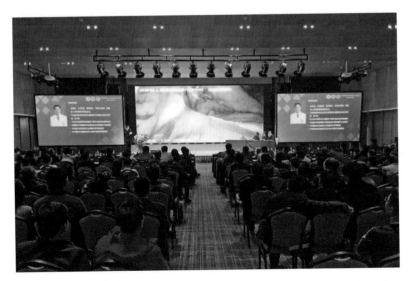

图3-3-3 河南省人民医院"5G+4K+3D"胃癌根治手术示范教学

二、开启5G引擎，"出手"疫情防控

在新冠肺炎疫情防控的关键时刻，河南省人民医院运用5G技术助力新冠肺炎疫情的防控工作。经过15天昼夜不息、施工奋战，对标国内一流技术标准、配套智能高端、5G网络全覆盖的公共卫生医学中心"新冠楼"正式启用。这是河南省乃至我国疫情防控时期一次建成负压隔离病房最多、标准规范、功能完备、智能高端的专用隔离病房楼。

新冠肺炎救治专用隔离病房运用5G技术构建多样化的医疗应用场景，通过视频及图像交互来开展诊断与指导，搭建点到点、终端到终端的远程医疗网络（图3-3-4）。5G网络系统，通过手机、平板电脑等移动端建立视频连接，医务人员通过网络实现语音、视频交流。新冠肺炎救治专用隔离病房全楼配置具有独立行动专业能力的智能物流机器人、智能查房机器人和消毒机器人（图3-3-5），在医疗救治和服务各个环节减少医务人员感染风险。通过互联智慧分级诊疗网络和信息化技术远程医疗平台，联通省内外138家互联智慧分级诊疗体系协作医院（包括104所新冠肺炎医疗救治定点医院），展开联防联控工作。实现新冠肺炎联防联控指挥中心与河南省人民医院互联智慧分级诊疗中心及与各地市分级诊疗分中心的远程医疗服务。得益于智能高端的远程视频配置，河南省人民医院新冠肺炎救治专用隔离病房楼里治疗组的专家们与全国抗疫一线的同道们"齐聚一堂"远程指导、学习交流、共抗疫情。

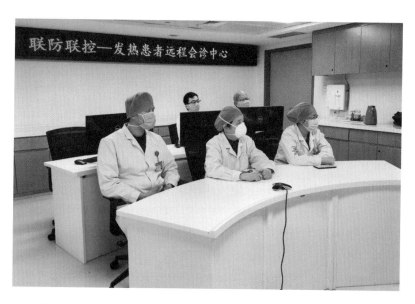

图3-3-4　新冠肺炎救治专用隔离病房-联防联控远程中心

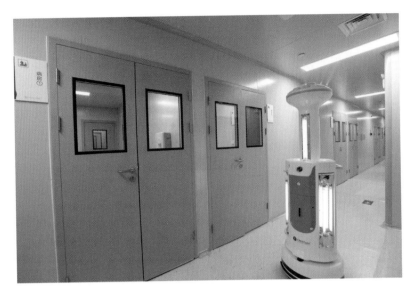

图3-3-5 新冠肺炎救治专用隔离病房里的智能机器人

三、远程交互式培训模式多样化

在新冠肺炎疫情的特殊时期，根据疫情防控要求，为了减少人群聚集又不影响学习培训，特别是对新冠肺炎诊疗方面的专题培训，远程教育平台将以往"线上线下融合"的混合式教学模式进行相应调整，积极开展"完全线上"的远程混合式教学培训，以获得实时高效的教学效果。

基于网络信息化技术同时开通远程视频会议终端直播、手机客户端直播、网络录播课电脑端多种在线学习方式。线上远程交互式培训模式的多样化，为医疗机构人员及广大人民群众全方位地提供多种学习途径，满足疫情期间医疗机构人员亟待学习新冠肺炎的精准诊疗及政策指南解读等培训的迫切需要，同时也服务于社会大众对疫情期间日常生活预防等的科普宣教。"完全线上"的远程混合式教学培训满足疫情背景下的各种学习需求，通过在线直播和线上交互讨论等形式，积极探索有效的线上教学方式，为在家自主学习提供了良好的学习体验。同时又有效避免了因人员聚集造成的交叉感染风险，与社会各界众志成城，共同抗击新冠肺炎疫情。

四、开展新冠肺炎防控专题培训

根据国家卫生健康委科教司《关于加强防控新型冠状病毒感染的肺炎医务人员培训工作的通知》要求，围绕防控工作需要，对医务人员开展全员培训，使全体医务人员尽快提高服务于疫情防控工作的能力，为坚决打赢疫情防控阻击战提供人才支撑保障。

远程教育充分利用远程培训模式，促进优质资源共享。结合新版诊疗指南，提高培训的针对性，确保防控应急培训实效。河南省人民医院新冠肺炎治疗组专家围绕国家发布的关于疫情防控工作相关政策文件、新冠肺炎相关基础知识、实验室检测、医疗救治、院感和个人防护等方面进行新冠肺炎防控专题系列讲座，与各界医务人员共同快速提高新冠肺炎的防控与诊治能力，齐心合力早日打赢疫情防控阻击战。

（一）全国新型冠状病毒肺炎医疗救治工作视频培训会

积极落实国家卫生健康委医政医管局《关于召开全国新型冠状病毒肺炎医疗救治工作视频会议的通知》要求，在河南省卫生健康委组织下收听收看全国新型冠状病毒肺炎医疗救治工作视频培训会。

河南省人民医院远程平台与河南省卫生健康委主会场对接，与各地市及县分会场共同收听收看视频会议。在互联智慧信息技术保障下，河南省人民医院新冠肺炎救治组涉及的呼吸科、感染科、急诊科、中医科、儿科、放射科、检验科、护理部等多部门的专家骨干通过远程平台参加视频会议（图3-3-6），及时接受来自国家专家"面对面"的培训，在线学习新冠肺炎诊疗方面的医疗救治工作部署要求和最新诊疗方案解读，会议全程音视频流畅、画面高清，为新冠肺炎救治组成员提供了高质量的培训学习，为新冠肺炎救治组专家团全力加强救治工作提供了坚实的基础。

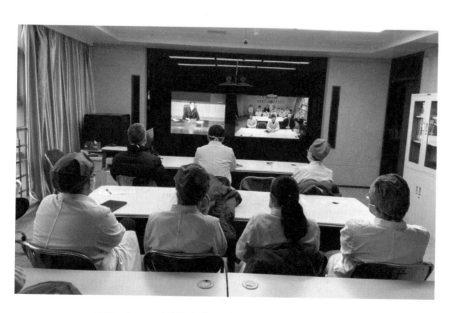

图3-3-6　新冠肺炎医疗救治工作视频培训会

（二）新冠肺炎救治专题系列讲座

讲座1

名医助力疫情防控，抗疫一线专家解读诊疗方案

2020年2月3日下午3点，在河南省人民医院联防联控–发热患者远程会诊中心，由奋战在疫情一线的感染性疾病科尚佳主任医师开启了新冠肺炎救治专题直播讲座的第一讲。尚佳教授根据国家卫生健康委《新型冠状病毒感染的肺炎诊疗方案》进行解读，结合河南省人民医院在新冠肺炎的真实病例救治情况，多维度深入解读新冠肺炎诊疗方案（图3-3-7），分享河南省人民医院在新冠肺炎危重患者救治方面的举措和经验，针对协作医院医护人员进行培训，并在线答疑解惑。河南省内外近千名医务人员参加培训。尚佳教授在17年前第一时间报名"参战"SARS（severe acute respiratory syndrome，严重急性呼吸综合征）并担任组长，在此次新冠肺炎疫情期间再次毫不犹豫地继续冲锋在一线。在科主任康谊和老主任尚佳的带领下，新冠治疗组的医务人员承担着诊疗新冠肺炎患者的艰巨任务，截至2020年3月31日，累计55名患者治愈出院。在这场没有硝烟的战斗中，河南省人民医院作为省级定点医疗机构，为了守护好人民群众的生命安全和身体健康，全院上下齐心协力、守土尽责、勇担使命！

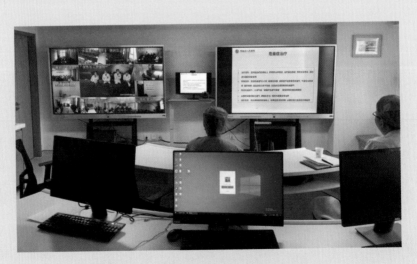

图3-3-7　抗疫一线专家解读诊疗方案

新冠肺炎救治组专家系列讲座

国家卫生健康委办公厅《关于加强新型冠状病毒感染的肺炎重症病例医疗救治工作的通知》（国卫办医函〔2020〕64号）指出，要规范开展医疗救治，加强对各级各类医疗机构医务人员培训，提高新冠肺炎早期识别和鉴别诊断能力，重点关注老年人和有基础疾病的特殊人群。相关医疗机构要成立重症病例医疗救治工作组，按照《新型冠状病毒感染的肺炎重症、危重症病例诊疗方案（试行）》要求，在对症治疗的基础上，积极防治并发症，及时进行器官功能支持，最大限度降低病死率。

根据文件要求，在新冠肺炎救治紧张进行、攻坚发力之际，河南省人民医院通过在线直播平台举行以ECMO技术应用为主题的网络课堂，旨在提升ECMO在重症新冠肺炎救治中的应用和效果。"新型冠状病毒防控心脏重症在行动——ECMO技术应用网络课堂"是由中国医师协会心脏重症专业委员会、海峡两岸医药卫生交流协会、中国医疗保健国际交流促进会联合主办。中国医学科学院阜外医院SICU（外科重症监护病房）中心主任、中国医师协会心脏重症专业委员会主任委员张海涛，河南省人民医院、华中阜外医院CCU主任张静、副主任医师于丹及体外循环科副主任李建朝通过互联网线上平台"齐聚一堂"，以视频直播形式面向全国进行授课。

张静教授作为河南省人民医院新冠肺炎救治专家组成员，在《ECMO在新冠肺炎患者重度呼吸衰竭救治中的应用》授课（图3-3-8、图3-3-9）中，以国内外文献权威理论、翔实数据为支撑，结合真实病例救治情况，多维度深入剖析ECMO在新冠肺炎救治中的实际应用，分享了河南省人民医院在新冠肺炎危重患者救治方面的举措和经验。奋战在河南省人民医院公共卫生医学中心新冠肺炎救治一线的李建朝、于丹通过视频连线，先后进行《疫情防控期间ECMO运行期间若干个主要问题及应对》《疫情防控期间ECMO治疗时患者的血流动力学状态如何把控》专题授课，结合一线救治的实际情况和具体病例，重点讲解了新冠肺炎患者ECMO的阶段管理、新冠肺炎的病理解剖学特点及其容量管理基本策略等内容，介绍并分享了救治一线的体会与经验。

三位专家通过远程视频，与全国专家、同道交流互动、答疑解惑，广泛凝聚专家共识的同时，共同推动ECMO技术的科学应用，更好地为患者救治服务。直播结束时，观看人数已达6 051人，其中既有北京、上海等地的权威专家，也有武汉协和、同济等新冠肺炎救治"最前线"的医务人员，还有远在新

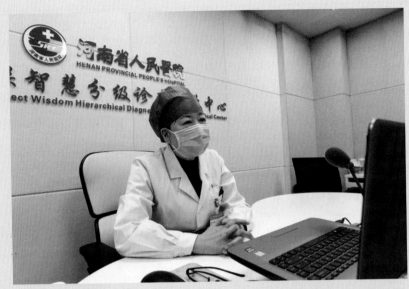

图3-3-8　河南省人民医院新冠肺炎救治组专家张静教授在直播讲课

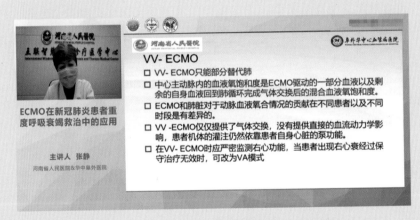

图3-3-9　ECMO技术应用网络课堂移动端直播

疆、贵州的同道（图3-3-10），他们通过留言板热烈留言、讨论，大家纷纷为直播授课点赞，为逆行而上、奉献坚守的广大同道打气加油。本次网络课堂不仅精准聚焦ECMO应用的最新理念、技术、方法，同时集中优势医疗学术资源与先进临床诊疗手段，与当前新冠肺炎防控和救治工作紧密结合，为进一步推动ECMO临床诊疗应用和提升新冠肺炎救治成功率发挥了积极作用。

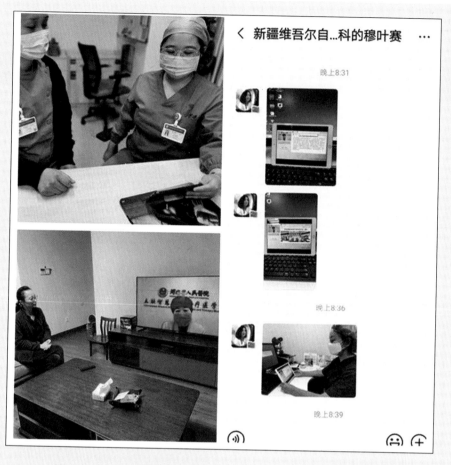

图3-3-10　全国各地医务人员收看ECMO技术应用网络课堂

（三）新冠肺炎防控知识宣传教育

国家卫生健康委就《关于加强新型冠状病毒感染的肺炎疫情社区防控工作的通知》有关情况举行发布会，国家卫生健康委疾病预防控制局指出，健康教育要到每一个家庭、每一个人，只有我们每一个人都掌握了防控知识，防控传染病的大网才能织好、织牢。为了使广大公众老百姓能够全面了解社区防控方案和相关知识，河南省人民医院组织专家专门编印了《新型冠状病毒感染的肺炎防控知识手册》，有工作区域防护知识篇、个人防护知识篇、居家防护知识篇、新冠肺炎知识篇以及就医流程注意事项。手册内容言简意赅，真正让每一个老百姓看得懂，使相关知识传播到每一个老百姓心中，落实在每一个人日常生活的点点滴滴，助力传染病防控工作落实落地，使传染病防控的网络织紧、织密、织牢。与此同时，河南省人民医院同步开展视频科普，专家们以形象的图片、简明扼要的文字、生动的语言收获在线听众的一片赞誉。

科学护眼长知识

居家隔离对于疫情防控具有至关重要的作用，不少人在家中不可避免地看电视、玩手机。长时间使用电子产品，紧盯电子屏幕过久后，眨眼次数锐减，泪液蒸发过强，眼睛干涩，容易引发干眼症。疫情期间不能出门，长时间使用电子设备，眼干、眼痒、视疲劳怎么办？疫情期间学生网课不断，令家长们感到担忧的是孩子们直线上升的屏幕使用时间。长时间使用电子产品，户外活动时间明显减少，如何合理用眼，孩子的视力健康怎么保障，用眼疲劳如何缓解？另外，陆续复工途中乘坐交通工具如何护眼？

针对这一系列老百姓高度关注关心的问题，2020年2月21日，河南省立眼科医院党总支书记眼科专家赵东卿通过互联智慧远程平台在线科普讲座。针对学生干眼该如何改善，给出科学护眼的20∶20∶20法则"处方"［用眼20分钟，向20英尺（约6米）外，远眺不少于20秒］，这一法则不仅有助于孩子呵护眼睛、预防近视，对于成人来说也是一样适用的，可帮助缓解眼睛疲劳，预防眼疾的发生。对疫情期间，孩子们该如何预防病从眼入也做了科学规范的指导和科普。随着企业陆续复工，对于返程高峰期中在各种交通出行方式中如何做好个人防护、眼部卫生和安全，进行了图文并茂的详细讲解。课后，赵东卿又温馨告知在新冠肺炎疫情期间，什么情况下眼病可以暂缓就诊或网上咨询就诊，哪些眼科急症须尽快到医院的眼科急诊处理。

根据疫情期间群众关心的健康护眼问题，河南省立眼科医院科普讲座陆续开展，先后邀请了医学验光科副主任石梦海医生、角膜接触镜科吕天斌副主任医师、屈光手术中心王树林副主任医师，围绕青少年近视防护和角膜塑形镜的佩戴、疫情期间在家护眼、眼科就诊、眼科检查器具的消毒及防护等进行了精彩的系列科普讲座。

疫情之下的青少年心理防护科普讲座

由于新冠肺炎疫情的暴发，学校延期开学，假期延长，生活节律被打乱，部分孩子学习效率下降甚至不愿学习，身心健康和学习状态都出现了不同程度的问题，特别是面临中招、高招的孩子，家长为此特别焦虑。

从河南省人民医院互联智慧健康服务院收到的3 000多份问卷调查中，涉及儿童、青少年的有几百份。他们在疫情中的心理应激反应大致表现在：其一，情绪上：恐慌、压抑、烦躁、易怒和无聊；其二，行为上：易发脾气、兴趣降低、不愿与人交流；其三，生理上：睡眠障碍、食欲下降或者暴饮暴食。如何引导青少年平稳度过这个时期，是每个学生家庭面临的现实问题。

河南省人民医院心理援助团队专家常淑莹针对这一问题在网络上进行了疫情之下的青少年心理防护专题科普讲座，指导家长观察青少年的身心状况、学习状况，注意家庭学习环境，培养良好的学习状态，指导通过放松呼吸、与朋友们聊天等方式减轻压力，合理引导孩子通过自我调节，改善情绪、行为和躯体的症状，同时对经过自我调整，仍持续加重的患者，引导通过河南省人民医院的线上医疗平台寻找专业的心理帮助。

讲座3

河南省人民医院青年博士团队线上助力疫情科普系列讲座

在新冠肺炎疫情期间，为有效满足人民群众就医需求，保障疫情期间人民群众安全健康，河南省人民医院同河南省科学技术协会联合推出"抗疫情送健康"大型系列公益科普网络直播活动。

公益科普讲座由河南省人民医院博士讲师团主讲，同时特邀北京知名三甲医院专家，以居家百姓常见病、慢性病（包括高血压、糖尿病、冠心病等中老年常见疾病，颈椎病、腰椎间盘突出等不良生活姿势引起的常见疾病）、长期上网课孩子眼睛保健常识及科学锻炼方法、新冠肺炎疫情下人民群众心理应对及心理疏导等为主题，讲座共计84期，每周一至周六，每天2期，分别在18：20~19：00和20：00~20：40的黄金时间段进行，直播讲座后进行专家互动答疑，打破传统的单向科普宣传模式。

在疫情仍未完全控制的关键时期，人群聚集场所仍然存在疫情潜在扩散风险情况下，通过网络免费直播的形式，面向公众开展健康科普宣传，积极引导百姓错峰就诊，咨询病情尽量在家完成，避免医院人群过度聚集，重症患者及时到医院诊治，避免耽误病情，把疫情下百姓最关心的居家健康问题解决方案送到千家万户和患者手中，为人民群众健康保驾护航。

第四篇

96195 综合服务

随着医疗体制改革和医疗卫生事业的飞速发展，人们对就医机构的选择趋于多样化，就医选择条件已不仅仅局限于医院的医疗水平和硬件设施，更多的是考虑医院提供的服务是否周到细致、服务种类是否全面、服务方式是否方便快捷。医院建立呼叫中心，利用最新的通信手段，结合计算机信息技术的现代化服务方式，可以帮助医院有效地改善服务质量，优化服务流程，树立良好的服务品牌形象，使医院在竞争日趋激烈的医疗市场立于不败之地。

2016年初，河南省人民医院在省内率先建立96195综合调度服务中心，通过河南省人民医院互联智慧分级诊疗协同平台，为基层医疗机构、患者、医院科室提供预约诊疗、预约挂号、预约检查、预约床位、急危重症患者双向转诊服务、航空紧急救援、爱心直通车调度、后勤服务调度、出院患者满意度调查等24小时不间断全天候热线服务。成立4年来，借鉴国内外管理经验，不断挖掘扩展服务内涵、服务边界，深得患者好评。"96195服务平台为患者提供优质的医疗服务"荣获2018年亚洲医院管理奖，"96195省医好服务"已成为河南省人民医院的服务"名片"。

新冠肺炎疫情发生后，河南省人民医院第一时间开设新冠肺炎防控咨询专线，制定新冠肺炎咨询标准话术，为社会大众提供24小时在线健康指导，对严重恐慌、焦虑患者进行心理疏导与安抚，使每一位求助者感受到"省医温度"，引导社会大众做好疫情期间自我防护及有序就医。

第一章

96195 综合服务平台构建

第一节 功能定位

一、满足人民群众对优质医疗服务的需求

随着我国经济飞速发展和医疗卫生服务能力的提升，以健康为中心的医疗模式逐渐成为主流，人民群众对于看病就医的服务感受有了更高的要求。2019年1月31日，国务院办公厅在《关于加强三级公立医院绩效考核工作的意见》中指出，患者满意度是三级公立医院社会效益的重要体现。

2016年3月，河南省人民医院率先成立96195综合调度服务中心，搭建96195短号码服务平台，组建专职客服团队，整合院内资源，建立信息传输枢纽，通过互联智慧分级诊疗协同平台为河南省内外民众提供院前、院中、院后24小时优质话务服务，涵盖危重症转运车辆调度、爱心直通车调度、航空救援调度、后勤服务调度、预约挂号、预约床位、就医咨询、健康咨询及患者满意度调查和双向转诊等工作，有效解决患者、家属、医务人员的各项需求，打造患者满意的优质服务范本。

二、利用信息技术助力分级诊疗落地

国务院办公厅和国家卫生健康委2015~2018年多次发文，鼓励各级医疗机构探索分级诊疗，完善院间双向转诊绿色通道，满足人民群众健康需求。《关于印发全面提升县级医院综合能力工作方案（2018—2020年）的通知》指出，基层医院要加强与上级医院学科间合作，并与院前急救体系有效衔接，提升急危重症患

者抢救与转诊能力。

96195综合调度服务中心利用互联网信息技术拓展医疗服务空间和内容，构建覆盖诊前、诊中、诊后的线上线下一体化医疗服务模式，打破信息"孤岛"，联通河南省人民医院与分级诊疗协作医院，实现医疗信息贯通、优质资源共享、业务高效协同、预约诊疗便捷、健康服务在线，畅通急危重症患者救治与双向转诊绿色通道，推动构建有序的分级诊疗格局。

三、优质服务保障医院综合竞争力提升

当前医院间的竞争不仅仅是医疗技术的竞争，更是服务的竞争、就医感知的竞争，如何能够更加迅捷方便地得到医疗服务部门多种多样与就医、健康有关的医疗信息服务成为患者的主要诉求。

96195综合调度服务中心（图4-1-1）旨在利用普及的移动电话、先进的计算机网络技术，提供除诊疗服务之外的延伸服务。平台客服人员"用听得到的微笑，打造省医最美声音名片"，进一步拓展与患者之间的沟通渠道，为河南省人民医院优质服务添上浓墨重彩的一笔，擦亮省医服务品牌，助力省医优质服务品质提升，从而有效增强医院综合竞争力，使医院在日趋激烈的医疗市场竞争中得以生存和发展。

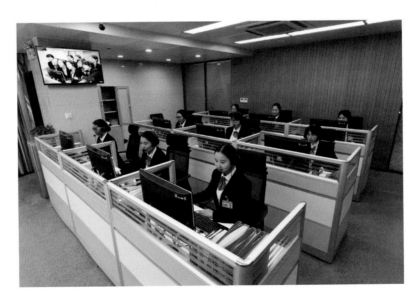

图4-1-1　96195综合调度服务中心

四、承载生命重量，见证服务初心

96195综合调度服务中心成立至2020年3月底，为省内外乃至国内外的患者群

众提供了专业、贴心、及时、全方位、全天候的优质服务。电话总量超过106万个，预约挂号18万人次；调度危重症转运车辆5 267次，减免危重症患者转运费用1 053万余元；双向转诊上转患者7 862人次，下转患者734例；投诉受理527例；后勤调度3 439次；预约检查等服务1 100余人次。在这些数字背后，是关键时刻搭建起"生命绿色通道"，是协调医护、司机团队果断行动，是生命健康守护者的默默奉献。

96195，短短5位数字，承载生命重量；1 000多个昼夜，见证服务初心；100万余次声音传递，联通希望与健康。客服人员（图4-1-2）每人每天话务量都在100个以上，高峰时段，平均每天接打电话200余个，日均电话量超过1 000个。尊重、关怀、慈爱、共情，"省医百事通"用行动阐述"人民医院服务人民"的诺言！

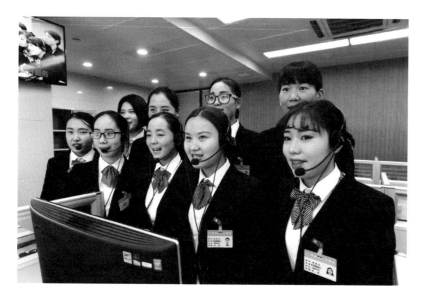

图4-1-2　96195综合调度服务中心客服人员

第二节　构建内容

通过购买第三方服务方式，按照"一个平台，一个号码，一键完成"原则，建成96195综合服务平台，信息系统包括话务中心、车辆调度、双向回呼、大数据分析、智慧短信等院内外业务系统，探索构建服务面广、监督有度、调度有力、运营稳定的综合性健康服务平台。

一、硬件配置

96195综合服务平台硬件配置见表4-1-1。

表4-1-1　96195综合服务平台硬件配置

序号	名称	用途	配置
1	多媒体服务器	语音接入	型号：ISX-1000 （1）1个E1接口 （2）8个模拟线接口 （3）最大支持20位座席
2	CTI语音服务器	语音服务	CPU 8核，内存16 G，硬盘1 TB×2
3	应用服务器	呼叫中心业务平台	CPU 8核，内存16 G，硬盘1 TB×2
4	数据库服务器	数据库	CPU 32核，内存32 G，硬盘1 TB×2
5	座席接听设备	接电	北恩S320
6	GPS模块	车辆定位	支持北斗和GPS定位

注：CTI（computer telecommunication integration），计算机电话集成。

二、模块功能

（一）话务平台

采用基于IP的语音交换技术，电话来访提供智能语音导航提示，引导用户选择服务内容，根据座席空闲/忙碌状态智能排队选择座席，取代或减少话务员的操作，达到提高效率、节约人力、实现24小时服务的目的。座席根据来电人的业务需求，登记对应工单，实现来电业务受理工作。客户通过医院门户网站或其他在线网站发起客服沟通，座席人员与客户以一问一答形式服务沟通，并对沟通内容生成对应工单，可转座席处理。

（二）三方会话

座席与客户会话过程中能邀请其他座席进入会话，共同解决客户咨询的问题。

（三）客户留言

若座席全忙，客户无法接入人工服务，此时可为客户提供留言页面，座席可对留言生成工单处理。

（四）满意度调查

满意度调查分呼入服务满意度调查、短信满意度调查、人工外呼满意度调查三个部分。

1.呼入服务满意度调查　通话结束后来电患者可以根据提示对座席服务满意度进行手机按键数字评价打分，评分结果将计入座席的服务满意度考核统计中。

案例：满意请按1，不满意请按2。

2.短信满意度调查　对门诊、出院患者进行全覆盖的短信满意度调查，患者根据短信内容回复对应内容，系统定期对回复内容进行统计，形成患者满意度调查。

案例：对就医环境满意回复1，不满意回复2。

3.人工外呼满意度调查　对门诊、出院患者或短信满意度调查中回复不满意的患者进行抽查式人工外呼满意度调查，并根据情况进行第三级科室随访。座席根据调查问卷提示内容和患者描述完成满意度调查问卷的填写，事后可形成统计报表作为相关职能部门考核的依据。

（五）定制化工单系统

结合河南省人民医院目前的工作方式，定制化指定类型（目前有13种类型）的工单登记，实现系统工单全自动化统计。同时双向转诊工单能够与互联智慧健康服务院数据互通，实现一键流转。

（六）通讯录系统

结合河南省人民医院的通讯录结构，提供统一维护的功能，实现一次更改全部生效，同时能够在电话过程中一键转接，大量减少调度工作人员的维护工作量，使得转接过程更高效。

（七）医院客户管理系统

以患者为中心，实现短信群发、定时提醒及服务一体化等。帮助医院规范业务流程，提高患者挖掘能力和患者服务质量，有效管理患者资源，达到全面提升医院核心竞争力的目的。该系统贴近医疗卫生机构患者管理的实际需求，使医院与患者之间建立可持续发展的合作关系。

（八）GPS定位系统

系统同时接入GPS终端和北斗终端，形成无缝覆盖，满足不同用户的需求。该系统可为客户车辆提供位置查询、信息发布等众多实用功能，充分满足管理者、驾驶员对车辆位置相关信息和服务的需要。

（九）车辆调度

通过GPS定位系统实现医院转诊车辆的实时定位和历史轨迹查看，通过建立电子围栏实现车辆进出院管控。

基层医疗机构或互联智慧协作医院向调度中心提出用车请求，调度中心通过平台向转运司机派发用车工单，司机通过手机App收到用车工单，在车辆出发时确认出发，在车辆到达用车地点确认到达，在车辆返回后确认返回，整个流程有迹可循。座席可以从平台上时刻查看车辆位置、运行速度等，对车辆进行监管。车辆调度系统能够让协作医院之间的双向转诊和物资调配更加方便快捷，提高了车辆的利用效率，为医疗救治节约宝贵的时间。

（十）数据分析系统

针对服务平台的所有子系统提供定制化的报表，以不同维度、不同分析模型展示，为医院优化服务流程提供数据依据。将业务量以快捷、科学的方式统计和分析，便于管理、决策。

（十一）96195 智慧短信平台

针对河南省人民医院业务所发短信，显示发送号码96195，带有医院LOGO，同时根据需求，可相应升级至影音短信、菜单短信等智慧短信。

（十二）多平台数据融合系统

平台系统支持与医院原有的信息化系统，比如HIS、互联网医院、预约挂号及医院基础数据对接。支持将相关数据融入各个子系统中，从而打通与原有信息化系统的通信渠道，让座席人员能够一键完成某项调度工作，从而提高工作效率。

第三节　引入第三方合作

一、劳务派遣用工形式顺应现代卫生事业发展需要

劳务派遣是指由劳务派遣机构与派遣劳工签订劳动合同，把劳动者派向其他用工单位，再由其用工单位向派遣机构支付一笔服务费用的一种用工形式，又称人力派遣、人才租赁、劳动派遣等。劳务派遣服务由于劳动关系的转移，医院与员工的直线关系变为医院、派遣员工和劳务派遣机构的三方关系。劳务派遣可解决派遣员工的后顾之忧，有针对性地引进具有一定职业技能的工作人员，并且可以避免用人单位与派遣员工在人事关系上可能出现的纠纷，灵活增减人员，降低用工成本。

劳务派遣也是顺应劳动力市场弹性化与劳动关系非典型化发展趋势的产物。

在市场经济发展背景下，劳务派遣用工规模迅速扩大。随着人们对医疗卫生服务需求的提高，医疗服务市场的竞争日趋激烈，但由于国家投入有限，公立医院一直沿用计划经济体制下的人员编制管理，现有人员编制不可能大幅增加，而医院具有公益性，平时担负着大量的社会责任，医护人员更显不足。为满足医院发展和患者需求，缓解人员编制不足的现状，迫切要求医院转换用人机制，建立充满生机和活力的新型用人制度。为顺应市场经济条件下卫生事业发展的需要，医院人力资源管理改革在部分岗位适度使用劳务派遣的用工模式，使医院用工不再受机构编制限制，增加了用人制度的灵活性，真正实现由"单位人"向"社会人""市场人"的转变，在保障同工同酬的前提下，降低固定人工成本，转移用工风险，减少劳动纠纷。

二、探索劳务派遣用工形式，加强管理规避风险

我国劳务派遣市场正处于起步阶段，河南省人民医院坚持"医院作为用工单位负责劳动过程管理，劳务派遣机构负责劳动关系管理"的原则，择资质可靠、管理完善、诚实守信的派遣机构，最大限度地提高用工效率、保障派遣人员利益，实现共识、共谋、共建、共享的和谐劳动关系。同时加强对派遣员工的劳动合同管理，收集派遣员工的合同签名复印件进行备案，设置专人负责劳动合同续签等问题。

劳务派遣在给医院带来便利的同时，也存在相应用工风险，包括法律风险、管理风险等，对现有的人力资源管理提出了新的挑战。96195综合服务平台积极应对、加强管理，制定一系列举措，规避风险，保障用工安全。

平台充分尊重劳务派遣人员，积极营造平等、和谐、关爱的氛围，淡化"身份特征"，注重"岗位管理"。为使员工在岗位能够找到归属感，满足自我价值实现的需要，平台定期对员工进行访谈，全面了解派遣员工的心理状态，并针对其关注的人际关系现状、学习培训机会、福利待遇等方面进行调查，建立科学有效的考核机制，不断完善薪酬激励机制。在不与上级政策冲突的前提下，根据工作态度、工作能力和工作业绩建立薪酬调整机制，鼓励派遣员工参与薪酬体系设计；开展工作满意度调查，对派遣员工在平台工作过程中的工作环境、工作状态、工作方式、工作压力等进行摸底排查，及时排解不良因素，提高员工信任感和忠诚度，保障用工安全。

第二章

96195 综合服务业务运行

第一节　平台管理

实行"全岗、全程、全周期"管理模式，统一调配医疗服务资源，优化服务流程，提升院内外服务质量。96195综合调度服务中心设置教学培训小组、绩效质控小组、OSM（on site management，现场管理）管理小组，对平台实施科学管理。

一、业精于勤，打造学习型团队

为增加客服人员专业知识储备，教学培训小组制订并持续完善《96195综合调度服务中心教学培训计划》，定期开展全体员工业务培训与理论考核，对半年内新员工进行车辆调度、就医咨询等现场模拟演练和督导，督促客服人员加强自身学习，提升业务能力、工作效率和服务品质。

（一）培训专业知识

定期邀请临床、医技科室医务人员和行政后勤部门人员授课，培训慢性病管理、医保报销等各类医疗政策法规，还从患者的伦理、社会、心理认知等入手，深入到各专科疾病特点，不仅增加客服人员人文理念与素养，还可进一步提升客服人员知识储备，提高预检分诊正确率，为患者提供精准服务。

（二）学习沟通技巧

电话客服是一项与患者直接沟通的工作，客服人员不仅需要掌握足够的医学相关专业知识，还要掌握一定的心理学知识及沟通技巧，同时具备共情这项优秀品质。针对患者不同的特点以及诉求，设身处地站在患者立场思考问题，进行个性化的实际指导，尽可能满足患者的合理需求。

定期邀请专家进行沟通技巧及心理学知识培训（图4-2-1），帮助客服人员储备充足的心理学知识、良好的心理共情技能，同时加强自身心理承受能力，保证服务质量，提升服务内涵。

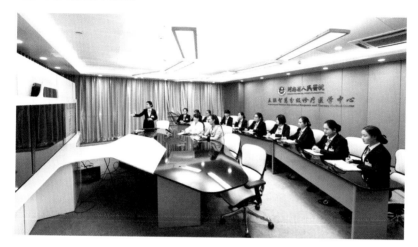

图4-2-1　96195综合调度服务中心业务学习

（三）制定标准话术

规范客服人员话术有利于改善患者通话体验、提高患者满意度、增进医患关系，为塑造医院良好社会形象提供有力的保障。针对各服务项目制定标准话术，要求客服人员掌握并纳入考核。

电话接起后客服人员使用标准用语应答，即："您好，96195综合调度服务中心，请问有什么可以帮您？"结束语为："祝您健康，再见！"对于病情咨询、预约挂号、车辆调度、满意度随访等不同来电诉求，均按照相应规范性话术作答。

与患者交流时要求做到态度和蔼可亲、吐字清晰、语言文明，严格遵循"六个不说"（不礼貌的话不说，不耐烦的话不说，傲慢的话不说，泄气的话不说，推诿的话不说，不负责任的话不说）与"十个多"（多一声问候，多一句解释，多一点同情，多一分关爱，多一些笑容，多一些尊重，多一分理解，多一些和谐，多一声祝福，多一点宽容）。

二、加强质控，定期考核

河南省人民医院质控绩效小组制订96195综合调度服务中心《质控绩效实施方案》，并按照方案组织员工学习有关规章制度、岗位职责、工作流程、质控标准，结合质控方案，依据通话录音、工作文书的质检标准，执行每日录音、文书抽查制，每日整理抽检情况并分析整改；坚持每2周进行全面的质检抽查，生成质检报告；将质检报告与绩效考核挂钩，核算工资金额，做到奖惩分明；实施质量管理员轮换制度，使每位员工都能够掌握质控标准、执行质量标准。加强质控旨在促进全员质量教育，提高全员质控意识，保证平台服务品质。

（一）录音质量检查标准

96195综合调度服务中心录音质量检查标准见表4-2-1。

表4-2-1　96195综合调度服务中心录音质量检查表

质检项目	标准要求	分值	扣分标准
接入语	1.电话接通3秒内说接入语。 2.语音甜美亲切，热情饱满。 3.语速适中，不快不慢。 4.接入语规范	10分	1.接入语不完整，酌情扣1分。 2.语音、语调低沉，酌情扣0.5分。 3.接入语速过快或过慢，酌情扣0.5分。 4.接入语错误，扣2分。
话述规范	1.严格按照话述规范，语言简洁、通俗易懂，认真倾听客户需求；不打断客户，如出现抢话现象，及时致歉，让客户优先说；语音甜美亲切，热情饱满；语速适中，不快不慢；不使用口头语及语气助词。 2.来电普通话不标准或使用地方方言，听不懂时话述："很抱歉，请您使用普通话再说一遍可以吗？" 3."请"字不离口，"谢"字随身走。 4.禁止服务忌语，如"不清楚""不知道"。 5.无声电话用语规范。 6.等待用语规范。 7.用户批评或表扬用语规范	25分	1.语音、语调低沉，酌情扣0.5分；语速过快或过慢，酌情扣0.5分；啰唆、未认真倾听客户需求导致其频繁询问，酌情扣2分；出现抢话现象，服务不耐心，扣2分；对于客户的需求应对被动，一问一答式，不能够主动为客户解答问题，酌情扣2分；出现急躁、反问质问客户等情况，扣3分；语气助词使用不规范，如"这样的话""好吧""好了吗""哦"等降低服务感知度，酌情扣0.5分。 2.客服普通话不标准，使用地方方言，扣1分。 3.礼貌用语使用不到位，如"请"字过少或无"请"字，扣1分。 4.用词使用不得当，出现服务忌语，扣2分。 5.服务过程中不使用规范话术（例如无声电话、等待用语、客户致谢未回应、客户抱怨电话难打、用户批评或表扬时等），服务语言不规范，酌情扣1分。 6.语音整体感觉偏平淡低沉，急于挂机，一直重复问客户"好了吗""可以了吗"，突然提高音量并伴有语气改变，表现强势，扣4分

质检项目	标准要求	分值	扣分标准
服务流程	严格执行96195综合调度服务中心各服务流程	20分	1.未按流程进行服务，导致通话时长过长，如预约挂号未按流程服务，用时5分钟以上，酌情扣2分。 2.重症转运车辆调度未按流程进行服务，导致患者投诉，酌情扣10分
专业知识	1.思路清晰，利用专业知识，有效处理用户需求，正确引导客户。 2.为客户提供的信息及解答及时准确。 3.无法解决问题时，引导客户咨询专业科室，给予客户引导方向	25分	1.为客户提供的就诊介绍及内容不完整、不全面，不能很好地引导客户，酌情扣1分。 2.为客户提供的信息及解答的内容有误，酌情扣2分，但在30秒之内给予纠正，不纳入考核。 3.思路不清晰，答非所问，整通录音未能解决客户需求或客户无奈挂机，酌情扣3分
服务感知	1.有主动服务意识。 2.有良好的服务态度。 3.解释耐心。 4.客户需求（业务）完成。 5.客户无质疑，评价满意	15分	1.欠缺主动服务意识，酌情扣1分。 2.服务态度欠佳，酌情扣1分。 3.烦躁、不耐心，酌情扣1分。 4.客户有质疑，评价不满意，扣3分。客户投诉，整通电话计0分
结束语	1.结束语规范。 2.服务结束后结束语停顿2秒再挂机。 3.客户需求已解决，无后续服务要求，客服可主动挂机	5分	1.结束语偏快，扣1分。 2.挂机延时，扣1分。 3.通话未结束，主动挂机而无结束语，扣2分

（二）文书质量检查标准

96195综合调度服务中心文书质量检查标准见表4-2-2。

表4-2-2　96195综合调度服务中心文书质量检查表

质检类型	标准要求	分值	扣分标准
工单类	1.工单建立类型与电话录音保持一致。 2.工单字号、颜色、格式统一。 3.工单书写内容正确。 4.工单数量与有效电话数量保持一致。 5.工单及时处理，状态为处理中或者未解决，需及时交接追踪	20分	1.工单类型与电话录音类型建立不一致，酌情扣1分。 2.工单字号、颜色、格式不统一，酌情扣0.5分。 3.工单书写内容不正确，酌情扣1分。 4.工单数量与有效电话数量不一致，错1个扣1分。 5.工单处理状态为处理中或者未解决，未及时交接追踪，酌情扣2分

质检类型	标准要求	分值	扣分标准
短信类	1.短信格式及标点符号正确。 2.短信措辞正确。 3.短信内容编辑正确。 4.短信按照模板发送。 5.短信按照服务流程推送	20分	1.短信格式及标点符号不正确、有空格，一处扣0.5分。 2.短信措辞不正确，酌情扣0.5分。 3.短信内容编辑错误，扣1分。 4.短信未按照模板发送，扣1分。 5.短信漏推送或推送错误，扣2分
交班类	1.物品交接登记齐全。 2.交接表准确无误。 3.交接内容、数据无误。 4.日报、周报、月报按照模板发送；日报、周报数据准确无误；模板格式及标点符号正确	20分	1.物品交接不齐全，扣0.5分。 2.交接表有误，酌情扣1分。 3.交接内容、数据不正确，扣3分。 4.日报、周报模板格式及标点符号错误，酌情扣1分；日报、周报、月报未按照模板发送，酌情扣1分；日报、周报数据有误，扣3分
登记类	1.上转登记表、下转登记表内容完整。 2.上转登记表、下转登记表与实际数据吻合。 3.投诉类问题登记完整、全面。 4.业务登记本及时登记。 5.每日车辆日实况登记表及时更新。 6.车辆调度信息登记表内容完整；登记表与实际数据吻合	30分	1.上转登记表、下转登记表内容不完整，酌情扣1分。 2.上转登记表、下转登记表与实际数据不吻合，酌情扣2分。 3.投诉类问题登记不完整、不全面，酌情扣1分。 4.业务登记本未及时登记或漏项，酌情扣0.5分。 5.每日车辆日实况登记表未及时更新，1处错误扣1分。 6.车辆调度信息登记表内容不完整，扣2分；车辆信息登记表与实际数据不吻合，扣3分
派车单类	1.派车单与双向转诊申请表编号一致。 2.派车单信息与车辆调度登记表保持一致。 3.应急派车单及时追踪	10分	1.派车单与双向转诊申请表编号不一致，酌情扣1分。 2.派车单信息与车辆调度登记表不一致，酌情扣1分。 3.应急派车单未及时追踪，扣2分

（三）质量控制流程

96195综合调度服务中心质量控制流程见图4-2-2。

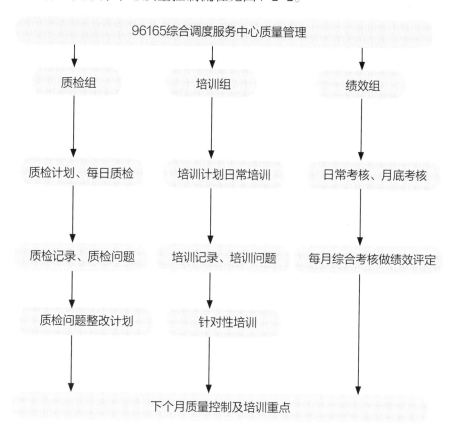

96165综合调度服务中心质量管理

| 质检组 | 培训组 | 绩效组 |

质检计划、每日质检　　培训计划日常培训　　日常考核、月底考核

质检记录、质检问题　　培训记录、培训问题　　每月综合考核做绩效评定

质检问题整改计划　　针对性培训

下个月质量控制及培训重点

图4-2-2　96195综合调度服务中心质量控制流程

三、开展 OSM 管理

现场管理（on site management，OSM）系统，是对人力、空间、物品、设备、信息、废物等进行合理配置和优化组织的动态过程，通过计划、组织、领导、协调和控制等管理职能，实现"场所整洁、管理规范、运行有序、服务高效"的效果。

为进一步提升96195综合调度服务中心精细化管理水平，规范工作流程，完善工作制度，提高工作效率，特成立OSM现场管理工作小组。工作小组负责制订现场管理方案，监督现场管理工作进程，解决实施过程中的重大问题。同时组织全体员工学习了解相关制度，按照职责分工标准，共同维护综合调度服务中心及值班室管理规范。并结合绩效方案，做到奖惩分明。

（一）96195综合调度服务中心工作区 OSM 现场管理考核细则

96195综合调度服务中心工作区OSM现场管理考核细则见表4-2-3。

表4-2-3　96195综合调度服务中心工作区OSM现场管理考核表

项目	标准要求	分值	扣分标准
座席工位及物品	1.座席属工作专用,只能放置工作所需的物品。 2.电脑、鼠标、键盘、耳机、IP电话、话筒、座椅、键盘托等按规定位置有序置放。 3.电脑桌面文件有序排列,不存放与工作无关的文件。 4.工位表面不随意张贴字画及其他	10分	1.座席放置与工作无关的物品。 2.电脑、鼠标、键盘、耳机、IP电话、话筒、座椅、键盘托等未按规定位置摆放。 3.电脑桌面文件杂乱或桌面存放与工作无关物品。 4.工位表面张贴字画及其他。 　一项不合格,扣2分
储物柜	1.座席储物柜不允许存放与工作无关的物品。 2.保持柜内干净整齐。 3.水杯存放处水杯按高低依次摆放整齐。 4.茶叶等物品有序摆放	10分	1.座席储物柜内放置私人物品、食品、饮料等。 2.座席储物柜凌乱。 3.水杯未按要求摆放。 4.茶叶等物品使用完未放回原位。 　一项不合格,扣2分
办公用品	办公用品使用完放回原位,主班、夜班做好物品交接	10分	剪刀、胶带、订书机、印泥、回形针、小夹子、签字笔等物品使用后随意乱放。一项不合格,扣2分
重症转运资料	主1、夜1班负责管理好重症转运派车单、上转单、应急派车单、交班本、下转单	20分	重症转运派车单、上转单、应急派车单、交班本、下转单未妥善保管,有遗失。一项丢失,扣10分
工作区卫生	自觉维护综合调度中心环境及座席工位卫生	20分	不注意综合调度服务中心公共卫生及座席工位卫生,下班后垃圾未及时清理,座椅未按规定摆放整齐,电脑未关机。一项不合格,扣5分

（二）96195综合调度服务中心生活区OSM现场管理考核细则

96195综合调度服务中心生活区OSM现场管理考核细则见表4-2-4。

表4-2-4　96195综合调度服务中心生活区OSM现场管理考核表

项目	标准要求	分值	扣分标准
床位及被褥	保持床位、沙发干净整洁，每周由主2班负责更换床单被罩	5分	休息后床位未及时整理；床单被罩脏乱，未及时整理更换。一项不合格，扣5分
公共储物柜	公共及个人储物柜内保持干净整齐	5分	公共储物柜放置私人物品，私人储物柜脏乱。一项不合格，扣2分
衣架	更衣室衣柜、挂衣钩、鞋柜应按名字有序放置	5分	衣服、鞋子随意乱放。一项不合格，扣2分
生活区卫生	桌椅位置固定；桌面清洁无污渍；窗台清洁无杂物；更衣室不存放杂物；地面湿式清扫；垃圾及时倾倒	10分	桌椅摆放杂乱，使用后不归位，饭后剩余垃圾不及时清理，桌面不整洁。一项不合格，扣2分

第二节　就医咨询

一、概述

随着人们生活水平的提高和现代科学技术的发展，通过通信技术、互联网科技等多种形式进行健康咨询在生活中越来越常见。声讯服务以其方便快捷、热情周到和信息量丰富的特点走进千家万户。健康咨询热线作为健康教育的手段之一，不受时间的限制，不分地点场合，通话双方是在一种平等和谐的气氛下对话聊天，因而受到广泛欢迎。96195综合调度服务中心客服人员均具有医学相关专业受教育经历，并且经过专业、严谨培训，不仅牢固掌握医学专业知识，同时储备心理学知识，兼顾沟通交流技巧，能够为来电人员提供精准的健康咨询服务。

二、案例分享

案例1

来自大洋彼岸的电话

有一种信任，来自大洋彼岸；有一份责任，让我们笃定前行。

2016年6月17日晚23点51分，美国拉斯维加斯Valley医院詹妮弗医生通过翻译拨通了96195综合调度服务中心的热线，邀请河南省人民医院医生对一名52岁神经外科患者进行会诊。

这是一通承载着厚重信任的越洋电话，96195综合调度服务中心工作人员高度重视，首先利用电子邮箱接收到患者的病例资料，同时与神经外科栗超越主任医师取得联系，经过河南省人民医院专家会诊、评估，最终平台以邮件的形式向大洋彼岸的詹妮弗医生做出回复。

电话线一线牵，96195将河南省人民医院的声音名片播撒到大洋彼岸，不同国界的人们为了同一个目标让心灵相拥。

案例2

专业素养救燃眉之急

2019年11月12日，96195综合调度服务中心接到肖先生来电求助：他在工作时不慎将左手食指绞入机器中，导致指头被轧断，十分着急却不知道如何处理。

客服人员立即详细嘱咐他保存断指的注意事项：将离断的手指用干净的棉布包裹保存，周围需隔着棉布放置冰块，这样做可使断指保存在4 ℃左右的温度下，降低断指的新陈代谢，减少组织变性，为断指再植创造充分有利的条件。同时避免离断指体与冰块直接接触造成冻伤。确认患者按照要求妥善保存断指后，客服人员又耐心引导患者前往河南省人民医院就医。

随后，肖先生顺利就诊于河南省人民医院手足显微外科，经出院回访，术后康复情况良好。

第三节　预约服务

一、预约挂号

专家号"一号难求"，是当前许多大型医院的普遍现象。预约挂号是各医院近年来开展的一项便民就医服务，旨在缩短看病流程，节约患者时间。预约挂号可事先登记患者信息，减少挂号窗口排队等待之苦，因此一定程度上也有利于改善就医环境，促进"实名制"的推行，受到了许多患者的肯定和欢迎。

96195预约挂号服务流程见图4-2-3。

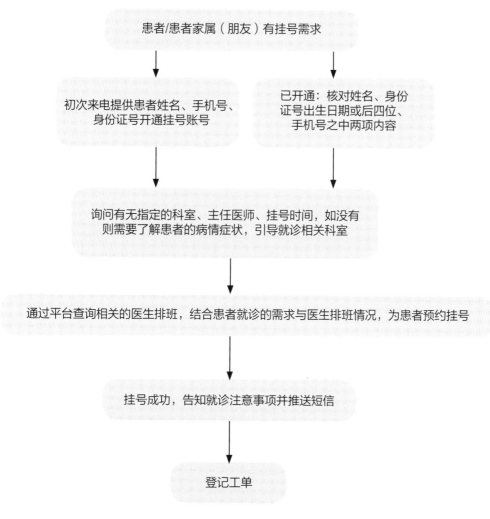

图4-2-3　96195预约挂号服务流程

二、预约床位

96195综合调度服务中心为互联智慧分级诊疗协作医院提供预约床位服务。医院床位管理水平的高低，也是评价和衡量医院总体管理水平的标准之一。国内外研究表明，医院床位利用率直接影响医院的经济运营和社会功能的实现。开通床位预约绿色通道，开展科学的床位管理，不仅可以保证优良的病房秩序，有效减少床位使用不合理、不平衡现象，而且可以满足协作医院及基层患者需求，助力分级诊疗落地。

96195预约床位服务流程见图4-2-4。

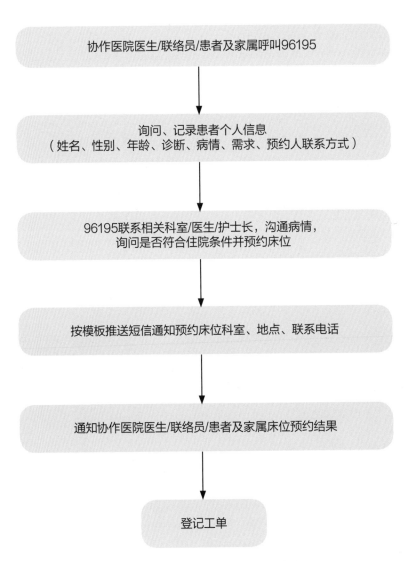

图4-2-4 96195预约床位服务流程

三、案例分享

案例1

平台老朋友关妈妈

关妈妈总是在每周四的凌晨零点准时拨通电话。

2018年11月15日，96195综合服务平台又接到了关妈妈的来电。"我想提前预约儿科高丽主任下周四的号源，我女儿下周到复查时间了。"关妈妈"业务熟练"，急切但清晰地表明自己的需求。

关妈妈的女儿甜甜患有神经性癫痫，病情时常反复并有加重的趋势，在当地走访了多家医院，但治疗效果不理想。后辗转找到河南省人民医院儿科神经专家高丽，经过一段时间治疗，病情终于稳定下来。由于需要定期复查，关妈妈会定时拨打96195电话预约号源，久而久之就成了平台的老朋友。

除了关妈妈，还有许许多多的患者及家属通过96195电话慕名预约高丽主任的号源，以至于高峰时段有47人同时排队预约挂号。平台客服急患者之所急，尽可能准确、快速地帮助到每一位求助的患者及家属。

案例2

解难题，暖人心

2019年12月6日，96195综合服务平台接到田田妈妈来电，告知客服人员她的孩子在上海某医院被诊断为血管瘤，并进行了激光治疗，但效果不理想，并且留下了瘢痕。

客服人员明显感受到田田妈妈由于此前不愉快的就诊体验而心存质疑和抵触，立即进行安抚，并详细介绍了河南省人民医院血管瘤科针对此类疾病成熟的诊疗方法，协助田田妈妈进行预约就诊。

这样的例子还有很多，不仅是特色专科手足显微外科和血管瘤科，包括中医科、心理医学科等，关于河南省人民医院的各个学科，客服人员都"如数家珍"，在患者就医前就给患者服下一颗"定心丸"。

96195预约挂号服务帮助了许多不会使用智能手机的老年人及抢不到热门号源的患儿家属们，使得患者的就医过程更加有温度。

第四节 双向转诊

一、概述

双向转诊，简而言之就是"小病进社区，大病进医院"，积极发挥大中型医院在人才、技术及设备等方面的优势，同时充分利用各社区医院的服务功能和网点资源，促使基本医疗逐步下沉社区，社区群众危重病、疑难病的救治到大中型医院。双向转诊需遵循科学转诊、知情协商、优先诊疗、功能衔接的原则。

双向转诊模式需要不断探索适宜发展的道路。提升基层医疗服务水平、整合资源、加强上下联动、构建新型服务体系，以专科联盟、医疗集团为载体，努力打造以省级区域医疗中心为龙头、以市级医院为区域中心、以县级医院为基础、以社区卫生服务中心/乡镇卫生院为网底的"金字塔"形医疗服务体系，是探索双向转诊的必由之路。

二、构建双向转诊绿色通道

河南省人民医院通过搭建信息平台，打破信息"孤岛"，探索构建双向转诊绿色通道，实现转诊科学管理。互联智慧分级诊疗协同平台双向转诊模块通过建立区域信息协同平台，实现河南省人民医院与协作医院信息实时采集与共享，医生可以通过登录协同平台查询转诊患者相关信息及病历资料，以便转诊后患者得到及时、科学的救治。

（一）危重症患者上转服务

基层医院有危重症上转需求可拨打96195与河南省人民医院取得联络。客服人员记录相关信息，联系重症科室医生进行病情评估，对于符合转诊条件的患者，立即启动车辆调度与上转流程，协调危重症转运团队持"河南省人民医院双向转诊申请单（上转）"奔赴基层医院将患者直接转运至河南省人民医院。此流程避免了患者经急诊科进行二次分流，可以节约救治时间，使救治更具针对性。

（二）普通患者上转服务

协作医院患者需要上转时，按照转诊原则，经科室主任（或基层医疗机构负责人）、患方同意，科室医生可以通过登录河南省人民医院互联智慧分级诊疗协同平台双向转诊模块填写"河南省人民医院双向转诊（上转患者）申请单"，提交转诊申请、电子病历信息，96195综合调度服务中心对上转申请进行分析、处理并反馈，同时安排患者就诊（图4-2-5）。

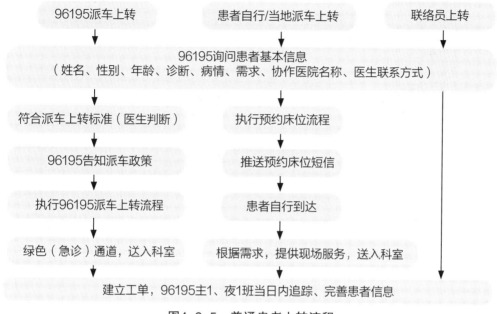

图4-2-5　普通患者上转流程

（三）恢复期患者下转服务

河南省人民医院诊治完毕，患者病情稳定、符合下转标准时，按照转诊原则，经科室主任（或基层医疗机构负责人）、患方同意，医生将下转申请单、电子病历及时提交至互联智慧协同平台，96195客服人员第一时间对接基层医院，妥善安排床位。基层医院应答后，申请医生将收到平台来电通知并为患者办理下转手续（图4-2-6、图4-2-7）。

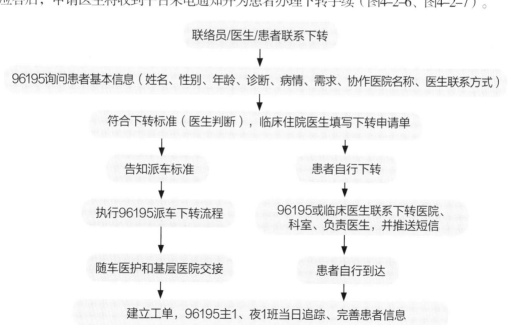

图4-2-6　恢复期患者下转流程

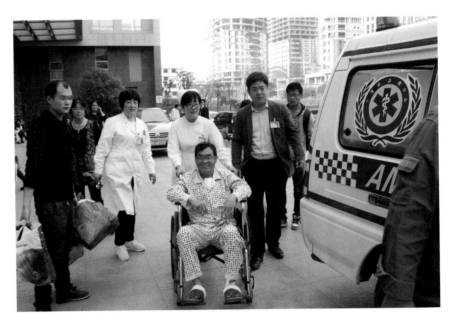

图4-2-7　恢复期患者下转回当地医疗机构

三、案例分享

案例

双向转诊优化患者就医体验

2018年5月28日，河南省驻马店市新蔡县患者冷某和王某在河南省人民医院豫东南分院被确诊为妇科肿瘤，受当地医疗技术限制，经河南省人民医院妇科专家会诊后建议上转进一步治疗。6月1日，患者通过96195双向转诊绿色通道顺利转入河南省人民医院，住进提前预约的病房，最大程度地提高了转诊效率和患者的就医体验（图4-2-8）。

接受了河南省人民医院专家精准的手术治疗，患者进入康复期。6月15日，96195启动了双向转诊下转绿色通道，为患者入住新蔡县人民医院进行了一系列沟通协调，河南省人民医院派驻豫东南分院妇科专家李丹丹博士为患者制订了康复方案。

患者冷某十分开心地说道："回到家门口做康复，对我们来说方便得多，河南省人民医院的双向转诊政策就是好！"

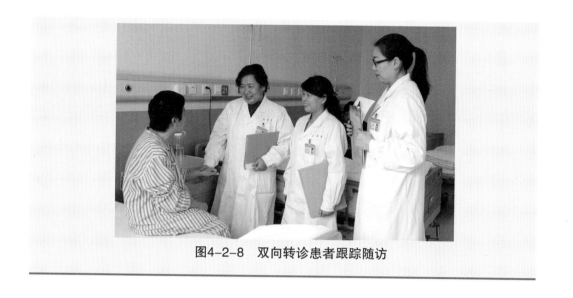

图4-2-8 双向转诊患者跟踪随访

第五节 调度服务

一、重症转运调度

（一）互联智慧重症转运车辆调度

2016年4月，河南省人民医院成立互联智慧危重症患者转运车队（图4-2-9），配置奔驰急救车、专职司机、车载急救设备，为全省危重症患者提供24小时转运服务。96195综合调度服务中心负责车辆调度统一管理。

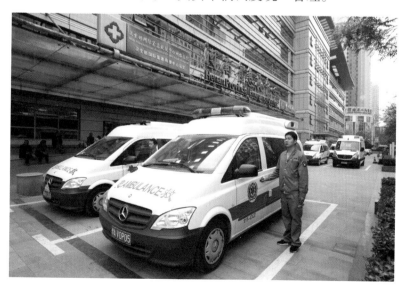

图4-2-9 重症转运司机团队

传统的车辆管理方法已难以满足现代化发展的需要。通过安装车载GPS定位，实现96195综合服务平台实时监控车辆位置；通过建立健全车辆档案数据，完善车辆相关档案，登记车辆的车牌号、相关说明、品牌、型号、类别、保养信息、当前使用状态、驾驶员情况等信息以便查询；及时更新驾驶员档案，统计驾驶员的姓名、性别、家庭住址、手机号码，驾驶证号码、发证日期、发证部门、证件照片，车辆年审情况等信息，以便全面掌握驾驶员的情况。车辆出发、返程均需向平台报备，平台详细登记车辆运行轨迹、运行时间及公里数，每月进行统计分析。

危重症患者转运车辆调度流程见图4-2-10。

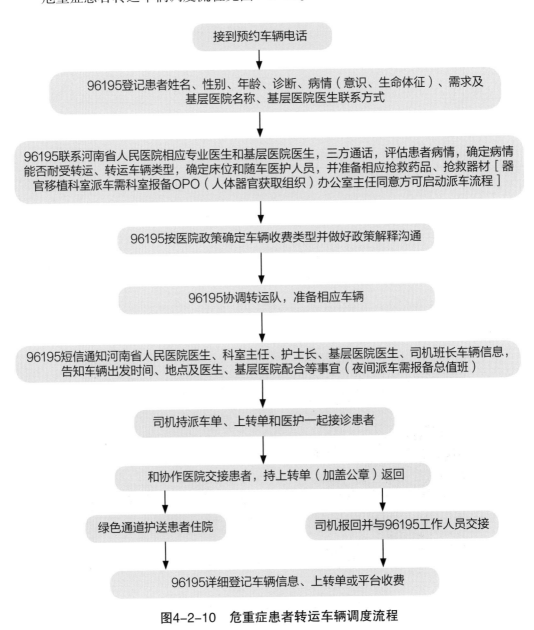

图4-2-10 危重症患者转运车辆调度流程

（二）重症转运回访

回访工作主要目标是建立医院与患者之间的沟通桥梁，巩固医院与患者间的和谐关系。客服人员针对重症转运患者家属进行回访。在回访时，客服人员首先解释说明来电目的，询问患者对转运流程、随车医护、转运司机的满意度，按照5-3-1打分法进行打分，并对患者或家属提出的问题给予答复和解释。翔实记录患者反馈的情况，每月进行统计、分析，将统计结果向相关管理部门反馈。如遇患者提出意见或投诉，及时与相关科室联系，给予解释、解决，避免发生纠纷。客服人员话语中传递着医院对患者的关心和体恤，增进患者与医院之间的情感。

二、爱心直通车调度服务

2016年4月6日，河南省人民医院与郑州市公交总公司签署合作协议，为出院患者提供爱心直通车免费乘车服务（图4 2 11），把方便送给每位患者，确保回家路"畅通无阻"。

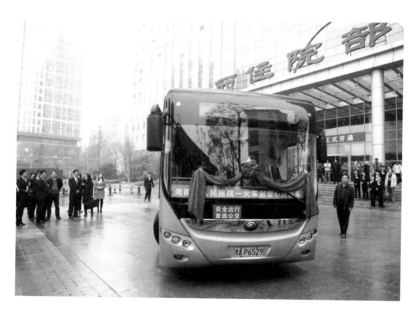

图4-2-11　河南省人民医院开通爱心直通车

爱心直通车全部使用宇通公司全新的24座空调专车，一辆车最多可容纳将近70人，每天4次（9：30/11：30/14：00/16：00）往返于河南省人民医院和火车站之间，车上配备有医院介绍及就诊指南，并安排随车服务人员（图4-2-12），为出院患者提供力所能及的帮助。为晕车患者及家属免费发放污物袋、帮助行动不便的患者搬运行李物品等；进行科普健康宣教、康复知识宣教，并解答患者疑问；引导就诊，为行动不便的患者代借轮椅平车；到站后提醒患者携带好所带的全部物品，护送指引乘车人员前往火车站；及时处理车内患者突发意外。截至目前，爱心直通车服务患者超过5万人次。

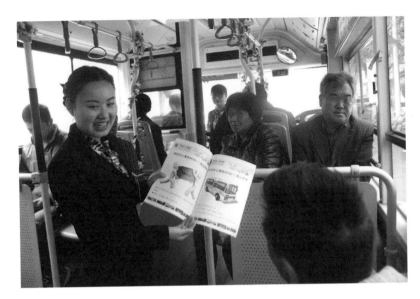

图4-2-12　96195客服人员爱心直通车服务

案例

　　家住山东菏泽的杨先生来河南省人民医院照顾住院的外甥，2019年8月11日计划乘车返乡，听说医院开通了爱心直通车，他早早便在发车处等候。"在郑州人生地不熟，不知道坐哪趟车去火车站，有了这个直通车，再也不用担心坐错车了。"杨先生高兴地说。

三、新蔡健康直通车调度服务

　　为使新蔡县老百姓前往省城就诊更加方便快捷，河南省人民医院与新蔡县委县政府把建立双向转诊绿色通道作为重点民生项目，积极推动省-县直通车落地实施。经共同努力，新蔡健康直通车于2019年3月22日开始运行（图4-2-13）。每天上午从豫东南分院发车开往河南省人民医院，下午返程。截至目前，健康直通车已帮助1万余人往返河南省人民医院-新蔡就医。

　　以往新蔡县群众到河南省人民医院就诊，一般会选择自行开车或者乘坐公共交通工具。开车虽方便，但在医院附近停车、排队等车位却非常困难；而公共交通工具则站点多，耗时长。健康直通车为患者省却以上烦恼，提供一站式服务。同时，直通车上还配备有工作人员，可提供就医咨询等服务。当车辆到达河南省人民医院后，96195客服人员将会前往现场引导患者就医，为患者带来方便快捷的就医体验。

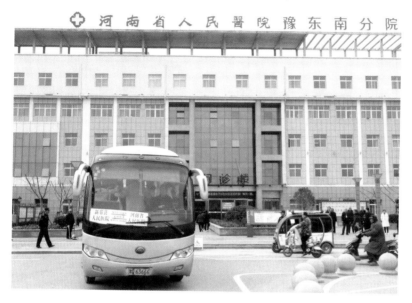

图4-2-13　新蔡健康直通车服务

四、后勤调度服务

96195综合调度服务中心同时承担河南省人民医院院内后勤调度功能，客服人员第一时间将后勤调度需求通过后勤统一调度平台上报，随时关注处理流程并反馈给相关科室。

借用医疗"一站式服务"的理念和建设的先进经验，依托计算机信息管理系统，利用后勤统一调度平台，实现了呼叫平台与后勤保障的有机融合，符合医院发展要求，对建设节约型医院、提高医院后勤综合管理水平和优化后勤工作制度、流程都具有积极的推动意义，不仅使报修工作效率提高，同时能精确采集相关数据，为医院整体信息化建设提供强有力的保障。相信在"以人为本、服务一线"理念逐步深化的基础上，96195综合服务平台必将与时俱进，日趋完善，发展成为结构完善、功能全面、精确控制、高效运作的服务平台，充分保障医院核心竞争力的提升。

后勤调度服务流程见图4-2-14。

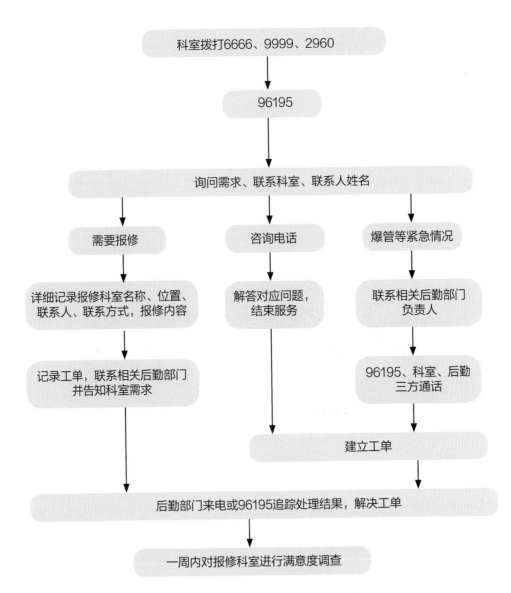

图4-2-14　后勤调度服务流程

五、案例分享

百万公里转运路上，他们争分夺秒的样子真帅！

　　这是一支特殊的队伍，他们一年365天、每天24小时，不是在全省乃至全国各医院转运危重症患者，就是在转运路上。他们一身孔雀蓝，却并非急诊医护人员；他们驾驶着急救车，却不同于救护车司机。

　　但他们身负同样的使命，常年奔赴在救人的一线上——河南省人民医院互联智慧危重症转运车班团队（以下简称"转运团队"），一支帮助全省基层危重症患者转往河南省人民医院救治的"火线"队伍。

这个团队自2016年4月成立至今，转运行程近200万公里。5年来，13名队员不分白天黑夜，在这条超过百万公里的"火线"上，已经成功转运了5 000多名危重症患者。

——耐力担当

"南阳、PICU。"2019年1月12日凌晨3点，刚将一位患者转入河南省人民医院，转运团队成员高东阳又接到新信息。他盯着PICU几个字母（PICU，儿科重症监护病房），困意全无，这里住的都是重症孩子，身为父亲的他，每到此时都很揪心。

不敢有丝毫耽误，检查好车辆及随车设备，高东阳和夜班搭档李瑞予载着接诊的医护人员就出发了。

接近早上7点，转运团队赶到当地医院时，孩子的病情突然恶化，医护人员联手全力抢救了3个多小时，才使其病情平稳。而这期间，为了保证孩子和医护人员下楼后即刻出发，高东阳和李瑞予一直守在车旁待命。

当安稳地将孩子送到河南省人民医院已是下午3点。此时，高东阳和李瑞予才发觉肚子在打鼓，眼皮沉得要命，身体似乎也不听使唤了。仔细一想，他们从头天下午6点接班，连续20多个小时里一直忙着转运患者，竟没顾上吃饭、睡觉。

抗压、抗疲劳、抗饥饿等耐力担当，是这个团队成员的"基本功"，同时，时常考验着他们的还有困乏。为此，他们在工作中摸索出了一套比喝茶、喝咖啡见效更快的提神"绝招"。司机团队用100%的努力，保证转运100%的安全。

——责任担当

"漆黑的夜晚、凛冽的寒风、高速公路的快车道、连环车祸"，当这几组关键词连在一起，就足以想象其中的惊心动魄。

2018年12月8日晚上7点，毛朝松和夜班搭档张夏冰载着CCU两名医护人员疾驰在前往商丘的高速公路上。夜色漆黑如墨，行车视线备受困扰，两人一路神经紧绷。

没想到，就在距离开封服务区西约5公里处的快车道上，发生了多车连撞事故，且事故车主并没有放置警示三脚架，也没有打双闪，当注意力高度集中的张夏冰发现情况、紧急刹车后，距离前车仅剩2米，惊得他们一身冷汗。

更让人胆战心惊的是，现场人员没有快速前往安全区域，而是留在快车道不知所措。这样下去，很容易发生二次事故！

张夏冰当即打开双闪、拉响警报，提醒后面行驶车辆；毛朝松和两名医护人员冒着生命危险，指挥伤势较轻的人员移往相对安全区域，将伤势较重的人员抬往应急车道救治，并拨打"120"。

19点15分，医护人员将受伤人员简单清创处理后，转运团队载着伤势最重的女子从开封驶下高速，伤势较轻的人员留在原地等候救援。他们将伤者安全地交给当地急诊后，又第一时间掉头上高速，奔赴商丘市转运重症患者。

这样的事，转运团队经常遇到。如果车上没载重症患者，他们会下车查看现场人员伤情，并紧急救治、拨打"120"。如果车上载着重症患者，他们会留下止血纱布等急救品，并联系"120"前来支援，接着争分夺秒地赶路。

"时刻不忘争分夺秒，也不会对路上突发车祸视而不见，这是我们身穿急救服的使命，也是身为省医人的责任担当。"转运团队成员说。

——仁心担当

还有一次凌晨5点的转运，也让李开科记忆犹新。那是2019年3月20日，车上载着的是一位3岁的重症孩子。当转运车走到高速公路许昌路段时，遇上了浓厚的大雾，越往前走，越像扎进迷雾中，毛朝松坐在车上几乎看不见车头，更别说继续前行，无奈只好停在许昌服务区另想办法。

发觉车停了，孩子爸爸着急地从后面敲着车窗问："师傅，怎么停了？咱能不能赶紧走啊！"

李开科打开转运车后车门，正要向他解释，谁知孩子爸一下车，立马蹲在地上绝望地大哭！因为他和李开科面对面，竟都相互看不清，雾实在是太大了，寸步难行！

"你先稳住情绪，容我想想办法，咱们等10分钟，看看情况，天快亮了，说不定大雾会消散点。"说罢，李开科在迷雾中摸索着找到服务区加油站，从工作人员那里得知，此处经常有大雾，再往前到达新郑可能好些。怎么办？李开科选择拉响警报、按下双闪、打起十二分精神，从应急车道以十几码的速度艰难地前行。幸运的是，一车人提心吊胆了半个多小时后，大雾渐渐消散。李开科一路顶着巨大的压力，最终平安地将孩子送到河南省人民医院救治。孩子爸爸看着李开科湿透的衣服，一时间无法言语……

这5年，一路走来，转运团队在危重症患者家属眼中，一直是最无助时刻的依靠，正是有了他们，家人才多了一分救治机会。

第三章

"空、地、互联网"三位一体危重症患者救治服务

为更好地向社会大众提供全面、及时的生命救助服务，最大限度地缩短救援时间，提升救援质量，河南省人民医院依托互联智慧分级诊疗服务体系，率先在省内建立"空、地、互联网"三位一体的危重症患者救治协同体系，打造重症患者"3小时"就医圈。

第一节　航空医疗救援

一、建立空中救援绿色通道

空中救援作为地面救援的有效补充，特别是当地面交通遭遇瘫痪、救护车频频遇堵，难以快速急救的情况下，直升机救援可以说是在为生命争夺每一秒钟。它对重大事故创伤患者及急性心肌梗死、脑出血、急性中毒等急危重症患者来说，无疑是最快捷的救治手段。2018年4月12日，国务院提出"加快落实航空医学救援体系建设，强化综合应急保障能力"。

2016年2月，经国家民政部紧急救援促进中心批准，在河南省人民政府的大力支持下，"中国紧急救援河南航空救援基地"落户河南省人民医院。基地以郑州为中心，辐射建立"医院+高速服务区+景点"停机坪点位，完成310多个停机坪布点，实现全省域覆盖。目前，已在全省128个市、县级医疗机构采集坐标点画设停机坪，并报备空管、军管部门，航空医疗紧急救援（图4-3-1、图4-3-2）网络初步做到了河南省域全覆盖，让空地一体化救援网络更完善、更惠民、更快捷，

为河南百姓搭建起快速、专业的生命健康通道。

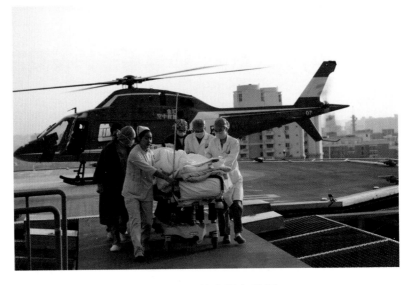

图4-3-1　航空紧急救援

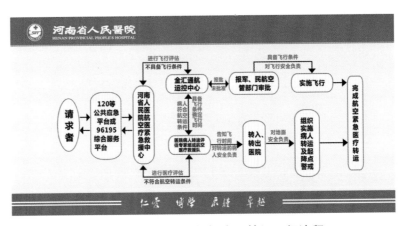

图4-3-2　航空救援指挥中心转运飞行流程

二、案例分享

案例1

河南省人民医院空中救护成功转运首位重症患者
——首个"中国紧急救援河南航空救援基地"落户河南省人民医院

2016年2月29日上午，河南省巩义市一位重症患者突发紧急情况。河南省人民医院急救中心派出医师全程监护，搭乘直升机从巩义市人民医院直奔河南省人民医院，全程仅耗时20余分钟即到达指定地点，极大地节约了时间、提高了急救效率。院领导顾建钦、邵凤民、陈传亮到现场指挥。

患者为77岁女性，住院手术后第二天突发胸闷，紧急抢救后用上呼吸机，因病情危急，需紧急转送上级医院。10：55，直升机在河南省人民医院停机坪降落，医务人员迅速把患者转运到中心ICU三病区，重症医学部专家立即进行会诊。院领导专程到重症ICU三病区看望患者，要求医护人员严密观察患者生命体征，迅速明确诊断，尽快制订治疗方案。

首次急救患者转送成功标志着"中国紧急救援河南航空救援基地"正式投入使用，也彰显了河南省人民医院互联智慧分级诊疗体系的优势。

河南省人民医院首次空中转运重症患者受到社会各界广泛关注。《人民日报》《新华每日电讯》《河南工人日报》《大河报》《河南商报》《郑州日报》《郑州晚报》《医药卫生报》等媒体均以头版或重要版面较大篇幅进行报道，河南卫视及河南电视台各频道、郑州电视台、新华网、人民网等多家国家级、省级媒体也进行了采访报道。

案例2

多方联动与死神赛跑，空中救援再显神威

2018年4月4日12：33，河南省人民医院豫东南分院接到紧急求助电话，驻马店市新蔡县韩集镇一名49岁男性突发胸背部剧痛、疼痛持续不缓解，已经出现意识模糊等症状，病情危急。豫东南分院迅速派出"120"救护车接诊患者，河南省人民医院豫东南分院执行院长李润民、院长常守海立即协调多学科专家全力以赴，同时开启急救绿色通道。

13：25，患者由"120"救护车转入豫东南分院，相关人员迅速展开多学科会诊，经64排主动脉CT显影检查，13：58确诊患者为B型主动脉夹层。该病被称为"夺命杀手"，具有发病急、死亡率极高的特点，若不及时治疗，随时都会有生命危险。患者需要转运至河南省人民医院阜外华中心血管病医院（现华中阜外医院）进行手术治疗。但新蔡、郑州两地相距较远，长途转运对患者来说非常危险。为缩短转运时间，航空转运成为最佳选择！

14：03，豫东南分院紧急启动空中救援应急预案，同时向河南省人民医院本部发出空中救援信号。河南省人民医院航空医疗紧急救援中心立即响应，派出直升机。豫东南分院直升机停机坪准备就绪。

17：16，救援直升飞机抵达阜外华中心血管病医院，医务人员迅速通过绿

色通道转运患者到成人心血管外科重症监护室展开抢救。患者病情稳定后，血管外科专家翟水亭、张志东等立即为患者实施手术。手术成功，险情解除！

此次空中救援成功实施，体现出豫东南分院与河南省人民医院空中救援系统已经实现无缝隙常态化对接，全面提升了豫东南分院对于急危重症患者的救治能力。

第二节　地面转运支持系统

一、购置梅赛德斯－奔驰乌尼莫克全地形越野救护车

为应对水灾、泥石流、地震等自然灾害，特别在暴雪及暴雨等极端天气时普通救护车无法完成快速救援任务，提高在极端条件下的紧急医疗救护能力，河南省人民医院将世界一流、集众多优点于一身的梅赛德斯-奔驰乌尼莫克（Unimog）全地形越野救护车引进"家中"，在应对突发险情时发挥中坚力量，为紧急救援提供坚实保障，为中原百姓生命健康保驾护航。

乌尼莫克救护车（图4-3-3）是目前世界上全天候、全地形通过能力最强的救护车，车身长、宽、高尺寸分别为6.45 m、2.35 m、3.08 m，涉水深度达

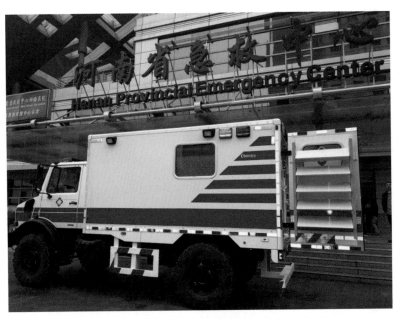

图4-3-3　乌尼莫克救护车

1.2 m，爬坡度为100%，斜面行驶坡度为38°，四驱动力，带四轮差速锁，轮胎宽0.35 m，花纹较普通车辆要深，且具有自动充放气功能，在出现重大灾害像地震、滑坡、山洪、泥石流导致道路垮塌时，该救护车优势便能立刻凸显。

车上安装有麻醉机、呼吸机、吸引器、除颤监护仪、心电图机、输液泵、注射泵、急救箱等救护设备，配有紫外线消毒设备、无影灯，可同时转运3名危重症患者，并能在车上开展简单的急诊手术。

二、引进全国首台移动 CT 脑卒中救护车

2017年7月28日，河南省人民医院召开国家高级卒中中心绿色通道建设分享研讨会，会上宣布全国首个"移动卒中单元"——移动CT脑卒中救护车（图4-3-4）正式投入使用。对疑似脑卒中患者能实现边"走"边诊治，进一步缩短脑卒中患者从发病到获得治疗的时间，强化了患者转运过程中的质量控制，提高重症患者的转运效率。

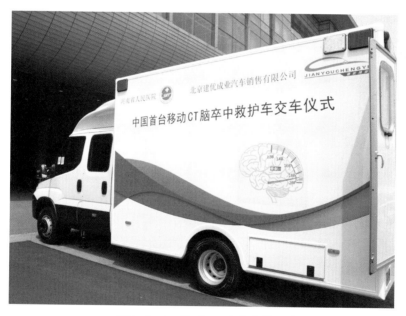

图4-3-4　移动CT脑卒中救护车

"移动卒中单元"由急救车、移动CT、移动实验室、远程医疗设备和工作人员五部分组成。急救车接收到患者后，专业技师和检验师便可开始CT扫描、生化分析，还有脑血管病专家通过远程医疗设备给予专业指导。明确诊断后立即对症治疗。当确定患者为缺血性脑卒中患者并符合溶栓条件后，可立即在车内溶栓，争取宝贵的救治时间，最大程度地挽救患者大脑。与此同时，医院卒中中心可立即启动绿色通道，确保患者到院后以最简单的流程、最短的时间获得专业治疗。

三、高铁转运助力重症转运加速

高铁转运，是河南省人民医院应对特殊天气情况创新开展的转运形式，截至目前已经成功开展2例。高铁转运是一项很具有挑战性的工作，受限于人员、设备及场地，每一次执行任务都要慎之又慎，每个流程环环相扣，出行前需考虑周全，防止意外发生，制订应急预案，规避转运风险。同时高铁转运意义重大，因为高铁相较救护车更加稳当、宽敞，执行医疗处置方便，相应转运风险小，并且速度快，为重症患者的救治争取时间、为转运方式的选择提供更多的可能性。随着中国大力推进高铁等基础设施建设，无须太长时间，高铁将通达全国大部分主要城市，用高铁转运替代长途救护车转运是未来的趋势，也是更好的选择。试想，随着转运需求的增多，甚至有可能出现医疗专用舱位。这对于医疗转运工作者，也将是一个全新的机遇，重症转运将进入高铁时代。

四、案例分享

案例1

大雪纷飞，急！高铁救人，暖！

大雪纷飞！危重昏迷患者需要长途转运！医疗机构携手铁路部门通过高铁快速转运患者，一场惊心动魄的生命接力正在展开……2020年1月8日下午15：58，经过周密的协调准备，一位来自344公里之外的危重昏迷患者被高铁安全转运至郑州。河南省人民医院医护人员全程守护，全程仅用了1小时43分钟！医疗机构与铁路部门的无缝接力，实现了特殊天气下的最快转运救治。

雨雪天气，危急患者长途转运面临困难

"快！将患者抬上车，立刻返回医院！"1月8日下午15：58，一辆载着昏迷患者的急救平板车从G7964高铁被推下。医护人员紧随两侧，在高铁站工作人员的帮助下，迅速将患者转运至河南省人民医院急危重症转运车上。

"平安到家，我心中的石头总算落地了。"河南省人民医院脑血管病医院神经外科ICU主任冯光一边检查患者情况，一边还原了事情经过。

1月7日晚19：30，刚走出重症监护室的冯光主任接到电话，邓州市一位脑出血术后患者病情恶化、陷入昏迷，希望转至河南省人民医院进一步治疗。要是在平时，这很简单，但这一次面临的情况却不同寻常。患者需要快速平稳地转运，可连日来的雨雪天气，导致高速公路路面湿滑，能见度低，来回费时10多个小时。急救直升机也无法正常起飞。这该如何是好？冯光主任一面与邓州当地医生沟通病情，一面联系医院公共事业发展部寻求协助。为了让患者以最快、最安全的方式转运至医院，高铁成为最好的选择。

公共事业发展部工作人员立即与郑州铁路公安局郑州东站派出所、邓州车站派出所多方联系。"救死扶伤，义不容辞！"了解情况后，两地车站派出所高度重视，积极配合，连夜协调患者的进站及上车后的安置事宜，经过反复研究协商，安排空余车厢安置患者。为保证转运的安全、顺利，邓州市中心医院医务科主任巴书黎协调相关科室医务人员，为转运做好了充分的准备工作，并与河南省人民医院医务部协调派出的急救医务人员在上站口、下站口做好无缝对接。

爱心接力，两所医院、两地车站无缝转运

为了确保万无一失，也为了保证患者转运途中的安全，1月8日一大早，主任医师冯光、主治医师栗艳茹、护师刘远、张亚萌就戴上心电监护仪、药物微量注射泵、氧气袋、呼吸气囊、心肺复苏装置等，先期赶往邓州市中心医院，决定全程陪护患者安全转运。一路上，医护团队再次核对各个环节的细节，与邓州市中心医院医护团队保持紧密联系，及时制订调整急救预警方案。

当天下午13：05，邓州当地，纷纷扬扬的大雪从天而降。就是在这样的天气下，一场温暖接力却正式拉开序幕。邓州市中心医院派出"120"，由医护团队护送至邓州东站。邓州车站派出所民警兵分两路，一路到邓州市中心医院协助患者到高铁站，一路在高铁站清理站前广场路障，方便救护车开到候车大厅门口。

下午14：15，载着患者和医护人员的高铁驶向郑州。河南省人民医院医护团队守护在患者身旁，做好生命监护（图4-3-5），与郑州东站、河南省人民医院急救团队保持联系。1小时43分钟后，高铁准时停靠，患者安全抵达。下午16：30，患者被顺利转运至河南省人民医院神经外科重症监护病房，接受进一步救治。

常态运转，畅通急危重症患者救治生命快速通道

这样的紧急救治并不是个案。近年来，为了让急危重症患者在第一时间得到快速有效的救治，河南省人民医院致力搭建"空、地、互联网"三位一体的紧急救援体系，建立完善了航空紧急救援、互联智慧急救分级诊疗协同平台、国际一流的地面救护支持系统，为急危重症患者提供了生命快速通道。同时，医院拥有一支高水平的急救和危重症救治团队，为随后的精心救治创造了条件。需要重症转运的患者，拨打0371-96195，即可开启生命快速通道！

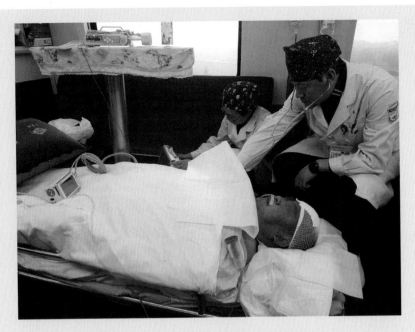

图4-3-5 冯光主任在转运途中为患者检查

案例2

河南首例儿童重症病例高铁转运成功实施

2020年1月19日19：53，郑州东站。一名医生怀抱着一个昏迷的孩子疾步前行，一名护士提着监测仪器紧随其后。旁边的医务人员和高铁站工作人员则手提氧气包，一路为他们护航。这是河南省人民医院通过高铁快速转运危重症患儿（图4-3-6）的一幕……

1月19日中午，河南省人民医院儿科主任、主任医师史长松接到一个来自南阳的电话，心一下子揪了起来。1天前的深夜，7岁的女孩童童（化名）上厕所时，突感不适，赶紧喊叫父母后，开始呕吐。就在去医院的路上，童童又出现抽搐，胳膊和双腿变得很僵硬，逐渐昏迷不醒。经过治疗，童童的病情一直不见好转。

放下电话，史长松主任快速计算了一下，如果通过危重症转运车转运，郑州到南阳的单程就需4个多小时，来回最快也要9个多小时，时间太长！直升机也有任务，怎么办？忽然想到前不久神经外科ICU高铁转运重症患者的先例，史长松主任第一时间联系了医院公共事业发展部等相关部门协调。在得到肯定回答后，史长松主任和护士谢增华拉着转运监护仪、氧气袋、血管活性药等，

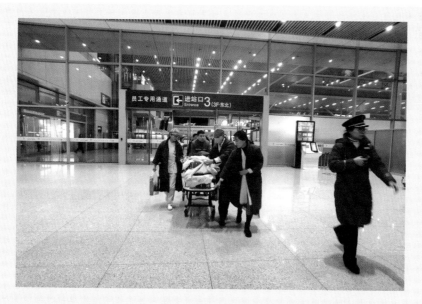

图4-3-6 河南首例儿童重症病例高铁转运

即刻出发，赶乘高铁去南阳。当天下午4点多，史长松和谢增华赶到患儿所在医院后，直奔病房，第一时间查看病床上的孩子。

童童还处于昏迷状态，且间断抽搐、翻白眼。详细了解童童的情况后，史长松主任判断，童童可能是急性病毒性脑炎，病情进展很快，丝毫不能耽误，必须赶快转入河南省人民医院治疗。经过精准评估，史长松主任确定童童目前的情况可以转运后，一场生命接力开始了。当地医院的急救车载着转运团队和患儿及家属，飞快地驶向高铁站。在高铁站工作人员的帮助下，一行人通过绿色通道，直奔G7982列车。一路上，童童的病情起伏不定，心率增加、呼吸加快……史长松主任和谢增华护士沉着应对，严密监护。高铁工作人员提前联系了郑州东站，做好对接工作。而另一边，河南省人民医院公共事业发展部工作人员和转运车也提前赶到了郑州东站等待接诊。

1小时23分钟后，高铁准时抵达郑州东站，史长松主任抱着童童走下高铁，一行人护送着他们通过绿色通道顺利出站。转运车载着他们风驰电掣驶回河南省人民医院，把童童送入PICU。之后童童进行了进一步的检查和治疗。

"以前不知道医护人员还有高铁站工作人员都这么好，这么尽心和负责任，一路上我都看在眼里，记在心里，真的非常感谢他们，谢谢他们为孩子做了这么多！"童童爸爸亲身经历了这次高铁转运后，对大家的付出感动不已。

ECMO 跨省救援

2018年9月29日下午4点，96195综合调度服务中心接到中心ICU二病区来电紧急预约车辆，出发前往山西省晋城市人民医院。

患者田先生，29岁，9月28日上午8点，他在公路上工作时，突遇一群马蜂，被一番叮咬后，背部、胸部、头部多处蜇伤。很快，小伙子四肢红肿、又疼又痒，随即出现了头晕、头痛、胸闷症状，小便呈酱油色。家人立即将他送到当地医院救治。检查显示，已经出现溶血、凝血功能障碍。患者病情发展迅速，入院仅一天就发生了急性呼吸窘迫综合征、多器官功能障碍综合征，生命垂危，需紧急转往经验丰富的河南省人民医院救治。

这是一次远距离的协同作战，也是河南省人民医院首次ECMO跨省救援。

由于患者的呼吸功能和脏器已经出现衰竭，凝血功能异常，尤其是肺部情况更加不容乐观，在呼吸机应用纯氧吸入下，血氧饱和度也只有70%左右，普通的转运条件根本无法保障生命安全，必须用顶尖的生命支持技术——ECMO，赢得更多抢救时间。

而此时，秦秉玉主任已经召集医护人员，副主任邵换璋、护士长朱世超、医生杨建旭、护士田志军等ECMO小组成员即刻动身。以速度搏一线生机，司机、队员们早已习惯急危重症的转运状态。救护车警铃急促、飞驰而过；车内，队员们与当地医院医生沟通病情，预判可能遇到的问题和解决方案，为安全转运做足准备。

2小时18分钟后，ECMO团队顺利到达晋城市人民医院。

当晚8点，顾不上休息，队员们立即查看患者情况。"除了面部，他右半侧身体皮肤已经成为灰黑色，整个人红肿严重，身材已经走了形。"朱世超回忆说。评估病情后，队员们立刻进行ECMO置管，患者的血氧饱和度从60%～70%渐渐升至100%，面色也由铁青变得红润。

9月30日凌晨2点，成功将患者安全转运至河南省人民医院中心ICU二病区（图4-3-7）。

值班的医护人员早已做好准备。血液灌流、连续肾脏替代、血浆置换、ECMO辅助、俯卧位治疗……在ECMO运行的每日每夜里，医护人员抗感染、镇痛、镇静方式的选择，用药剂量及免疫、营养的支持等，都格外精心。

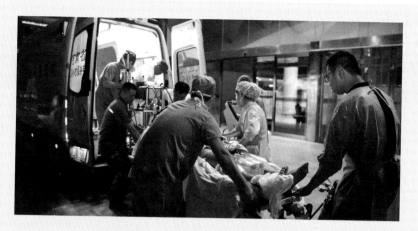

图4-3-7 重症患者ECMO跨省协同救治

10月5日，经过6天144个小时的日夜守护，患者终于撤除ECMO，生命体征恢复平稳。

96195综合调度服务中心，搭建了转诊救治的桥梁，更是为河南省内外重症患者保驾护航的平台，奔赴所有需要河南省人民医院的地方，第一时间将需要抢救性治疗的重症患者接入河南省人民医院救治，为患者赢得了宝贵的抢救时间，让患者家属看到更多的希望！

河南省人民医院拥有中心ICU、感染科ICU、PICU（儿科重症监护病房）、NICU（新生儿重症监护病房）、EICU（急诊重症监护病房）、CCU（冠心病重症监护病房）、RICU（呼吸重症监护病房）、NSICU（神经外科重症监护病房）等十多个重症单元，96195综合调度服务中心每天都与重症单元有电话往来，调度重症转运车辆，为患者博取一线生机。她们，用娇小的身躯和沁人心脾的音色工作，撑起病魔阻挡下难以翻越的各个高山之间的生命之桥！

第四章
新冠肺炎疫情防控专线服务

第一节　新冠肺炎咨询热线服务

　　新冠肺炎疫情发生后，96195综合调度服务中心全体工作人员第一时间投身到疫情防控工作中，发挥平台话务优势，紧急开设24小时新冠肺炎咨询专线，利用互联网信息技术为社区居民提供优质专线服务。

一、新冠肺炎话术

　　● 流行病学史询问　　请问您是否到过疫区？地点？到达疫区时间？返回时间？是否有疫区人员接触史？最后一次接触时间？请问您的年龄及目前所在位置？

　　● 症状采集　　请问您现在腋下体温是否高于37.3 ℃？是否有乏力、干咳、呼吸不畅、腹泻等症状？

　　● 到达疫区或有接触史、发热症状话术　　请您到当地就近指定医疗机构进行排查诊治；前往医院的路上，尽可能远离其他人，至少保持1米距离，就医全程佩戴口罩；避免搭乘公共交通工具，呼叫救护车或者使用私人车辆运送患者；患者的密切接触者时刻佩戴口罩、保持双手清洁；就医时，请如实详细陈述旅居疫区情况及目前症状。

　　● 到达疫区或有接触史、无症状话术　　建议居家观察，测量体温，多吃水果、蔬菜、戴口罩，勤洗手消毒，居室多通风换气并保持整洁卫生，保障睡眠质量，可提高自身免疫力。不要外出公共场所。一旦出现任何症状，特别是发热、呼吸道症状如咳嗽、呼吸短促或腹泻，马上到当地就近指定医疗机构进行排查诊治。

● **无疫区接触史、无发热，有呼吸道感染**　不要恐慌，多吃水果、蔬菜、戴口罩，勤洗手消毒，居室多通风换气并保持整洁卫生，注意睡眠，可提高自身免疫力。尽量避免到人多拥挤和空间密闭的场所，如必须去，请佩戴口罩，做好防护措施。

● **心理过于恐慌者建议**　建议关注"河南省医互联智慧健康服务院"公众号，新冠肺炎心理医学科专家24小时在线，免费为您答疑解惑。

● **专业病情咨询需求**　建议关注"河南省医互联智慧健康服务院"公众号，可以通过图文、视频在线问诊，专家免费为您解答疑问。

"我觉得有点头晕，我是不是感染了病毒？""我从疫区回来三天了，有点发烧，我该怎么办？"面对一个个来电，平台客服细致专业、训练有素地解答每一个问题："建议您在家居家隔离""建议您立即到距离最近的定点医院就诊，不要乘坐公共交通工具，同时佩戴口罩"。除了提供专业的疾病咨询，平台工作人员还将来自河南省人民医院的关怀送达每一通来电。平台全体人员在大后方践行着"我是省医人，我愿为您服务"的铮铮誓言，以特别的方式与疫情战斗。

二、加强疫情相关专业知识培训

为更好地向社会大众提供更加权威、全面的疾病防控知识，平台客服人员不断加强自身业务学习，将《新型冠状病毒肺炎诊疗方案》《公众防护指南》等资料进行梳理，同时邀请公共卫生医学中心专家现场授课，并定期考核；组织学习《抗疫·安心——大疫心理自助救援全民读本》，疫情期间对来电群众进行心理疏导等，引导理性应对、消除恐慌。自2020年1月20日至3月31日，96195综合调度服务中心电话服务4.5万余人次，接待新冠肺炎咨询千余人次。

三、案例分享

案例1

提醒患者做好防护

2020年1月24日晚，除夕夜，96195综合调度服务中心工作人员接到李先生的来电。得知李先生面对新冠肺炎不知道该如何进行防护后，工作人员便在电话中进行解答：

（1）要增强卫生健康知识，在家适量运动、保障睡眠、不熬夜，以提高自身免疫力。

（2）要保持良好的个人卫生习惯，咳嗽或者打喷嚏时用纸巾掩住口鼻，勤洗手，不用脏手触摸眼睛或口鼻。

（3）避免与有呼吸道疾病或症状的人密切接触。

（4）要保持安全良好的饮食习惯，食用肉类和蛋类要煮熟、煮透，避免食用野生动物。

（5）避免到人多拥挤的场所，如需外出请正确佩戴口罩。家里多开窗通风，勤打扫室内卫生，保持良好的卫生习惯。

（6）密切关注体温，如出现发热、咳嗽等症状，要及时就近到医院的发热门诊就诊。

在工作人员的指导下，李先生不再迷茫困惑。表达谢意后，李先生还真心实意地送上了新年祝福。

案例2

线上"心理咨询师"

2020年1月27日，疫情逐渐严峻的大年初三，工作人员接到来电，患者表示自己体温一直偏高，不知道要不要到发热门诊进行就诊。工作人员询问后发现，该患者近几日体温波动在36.8~37.1 ℃，随后温声细语地安抚着患者："女士，成年人的正常体温一般是36.5~37.2 ℃，且一天之内体温会有不同程度的波动，一般在午间体温偏高，夜间体温较低，您的体温总的来说是在正常范围内，您不必紧张。若体温高于37.3 ℃且持续多日，建议您再到医院的发热门诊就诊即可。"

工作人员之所以这样说，并不是推诿患者，而是因为医院人员密集，而研究显示新冠病毒是存在人传人的机制的，在身体无恙的情况下贸然到医院，不仅起不到预防病毒的效果，反而容易造成交叉感染。

解释清楚后工作人员切换至"心理咨询师"的模式，直至该女士心情平复后才挂断电话。96195的工作人员，不仅是专业技能强悍的答疑解惑者，更多时候，她们是这些来电患者的"知心朋友"，甚至说"不是家人，胜似家人"，她们温暖着电话中每一个疾病缠身的人和任何一个需要安慰的心灵。

疫情来势汹汹，但我们不怕！因为苦难，是化了妆的祝福。我们有党、有爱、有努力奋斗的医护工作者，还有一群可爱可信的她们，我们终会取得胜利！

案例3

社会捐赠相关服务

兵马未动，粮草先行。病毒无情人有情，疫情期间96195综合服务平台接到多起来电，社会各界踊跃捐赠物资，向医务工作者表达由衷谢意和共同战斗的决心。平台与捐赠公司和个人进行充分沟通，协调各类捐赠（涵盖药品、消毒设备、N95口罩、外科手套、中式糕点和酸奶等物资）共10余次，价值30余万元。医用防护物资的合理分配和使用是医疗机构接受社会捐赠的重要环节，在此过程中，平台设置专人与院办协作，建立物资入账、入库登记和使用记录，保证医用防护物资使用的安全性和可溯性（图4-4-1）。

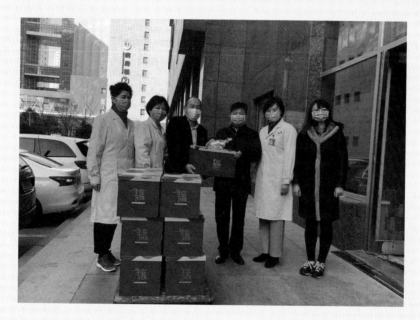

图4-4-1　平台协助接受社会物资捐赠

第二节　新冠肺炎重症患者负压转运专线服务

一、概述

新冠病毒传播力极强，目前已知的主要传播方式是飞沫传播和气溶胶传播，普通救护车由于车内空间狭小、通风差，在就医、转院等过程中，感染患者通过呼吸等生理活动产生的病毒及其他具有高度传染性的污染物，会形成以气溶胶形式存在的微小颗粒，这些颗粒有可能通过密封不严的救护车病室的孔口、缝隙等处向外扩散，对周围健康人群造成传染病致病威胁。

由于车辆空调设备的凝结水托盘及通风管路等处极易成为细菌、病毒等生物性污染物繁殖的温床，在运送传染病员后，残留此处的病毒有可能对其他病员造成第二次输入性传染。

负压救护车（图4-4-2）通过车内负压装置吸入空气，并在出风口通过排风净化装置进行无害化处理后排出，抑制其通过其他缝隙向外扩散。所以具有负压防护功能的救护车能够有效抑制新冠肺炎患者在运送途中对沿途周围环境的污染及传播，不仅能最大限度地减少医患人员交叉感染的机会，还可杀灭病毒，避免病毒传染因子外泄污染环境而感染他人，同时车内配备有各种紧急救治设施，为危重患者的抢救争取到宝贵的一分一秒，故特别适用于危重、传染患者的现场救治及在高密度人员区域中的转送。

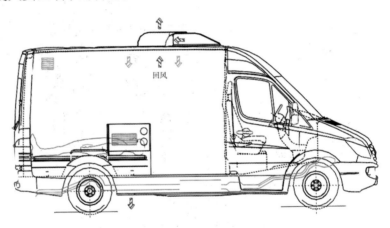

回风

图4-4-2　负压救护车示意

二、负压救护车转运服务

疫情期间，河南省人民医院作为省级新冠肺炎患者定点收治医疗机构之一，先后收治50余例各地转运重症患者，负压救护团队承担重症患者院间转运工作。96195综合服务平台接到电话后，首先了解患者基本情况，并确认防护级别，以便通知医护人员穿着不同的防护服。比如二级防护是戴手套、护目镜、防护服、脚套；如果是危重患者，则要戴上全面型防护面罩。出发前，转运团队成员还要进行相关的检查。到达现场后，负压救护车会停在距离患者最近的地方等待，以减少患者与外界环境的过多接触。在运转过程中，转运团队成员不仅要守护好患者，做好医学观察，还要时刻安抚患者。完成转运工作后，会进行人员和车辆的初步消毒，之后还要到病毒消杀点进行终末消毒、紫外线消毒。

转运流程：穿戴防护物品→出车至医疗机构接患者→患者带外科口罩→将患者安置在救护车上→将患者转运至接收医疗机构→车辆及设备消毒→转运下一例患者。

三、案例分享

案例

负压转运，打通"生命通道"

区别于"发热门诊""隔离病房""方舱医院"等人们熟悉的名词，负压救护车移动在各个抗疫前线，所有需要转运的新冠肺炎患者都需要通过负压救护车来转运。疫情初期，河南省人民医院紧急组建的这支畅通"生命通道"负压车转运团队，担负在医院间"摆渡"生命的重任。

9：00 "这里是××医院，我们这有一位患者从疫区回来，现在发热38 ℃、胸闷、呼吸困难……"96195综合调度服务中心接到一通电话。

9：10 "××医院有疫区返回人员，现病情危重，需转运至我院，请即刻出发。"96195发出行动指令。

9：15 "接单"15分钟之后，负压转运团队的医生和司机就已把自己牢牢"包裹"完毕，出发前往××医院转运新冠肺炎患者。

9：23 转运团队赶赴××医院转移患者。

11：38 河南省人民医院医生与协作医院的医护人员进行患者信息核对，办理交接手续。

13：03 车辆顺利到达医院，患者被转入河南省人民医院公共卫生医学中心进行进一步诊疗。

负压转运体现的是一个"急"字，接到命令，无论风雨、不分昼夜，都需要马上动身。多变的天气，不变的坚守，队员们24小时随时待命，冒着被感染的风险，奔跑在疫情防控的最前线。从出发前往全省各地新冠肺炎救治定点医院，到将患者安全运送至科室，再到对车辆进行终末消毒，整个流程比普通转运更长，也意味着将耗费更长的时间。队员们闷在防护服中，既要克服生理上的不适，又要保质保量完成各项操作，付出了异常艰辛的劳动。

疫情无情，医者仁心。负压救护车"摆渡"生命，转运团队为患者打通"生命通道"。没有一个寒冬不可逾越，没有一个春天不会到来。让我们同气连枝，共盼春来。

附 篇

相关制度

国家相关文件

国务院办公厅关于推进分级诊疗制度建设的指导意见

国办发〔2015〕70号

各省、自治区、直辖市人民政府，国务院各部委、各直属机构：

建立分级诊疗制度，是合理配置医疗资源、促进基本医疗卫生服务均等化的重要举措，是深化医药卫生体制改革、建立中国特色基本医疗卫生制度的重要内容，对于促进医药卫生事业长远健康发展、提高人民健康水平、保障和改善民生具有重要意义。为贯彻落实《中共中央关于全面深化改革若干重大问题的决定》和《中共中央 国务院关于深化医药卫生体制改革的意见》精神，指导各地推进分级诊疗制度建设，经国务院同意，现提出如下意见。

一、总体要求

（一）指导思想。全面贯彻党的十八大和十八届二中、三中、四中全会精神，认真落实党中央、国务院决策部署，立足我国经济社会和医药卫生事业发展实际，遵循医学科学规律，按照以人为本、群众自愿、统筹城乡、创新机制的原则，以提高基层医疗服务能力为重点，以常见病、多发病、慢性病分级诊疗为突破口，完善服务网络、运行机制和激励机制，引导优质医疗资源下沉，形成科学合理就医秩序，逐步建立符合国情的分级诊疗制度，切实促进基本医疗卫生服务的公平可及。

（二）目标任务。到2017年，分级诊疗政策体系逐步完善，医疗卫生机构分工协作机制基本形成，优质医疗资源有序有效下沉，以全科医生为重点的基层医疗卫生人才队伍建设得到加强，医疗资源利用效率和整体效益进一步提高，基层医疗卫生机构诊疗量占总诊疗量比例明显提升，就医秩序更加合理规范。

到2020年，分级诊疗服务能力全面提升，保障机制逐步健全，布局合理、规模适当、层级优化、职责明晰、功能完善、富有效率的医疗服务体系基本构建，基层首诊、双向转诊、急慢分治、上下联动的分级诊疗模式逐步形成，基本建立符合国情的分级诊疗制度。

——基层首诊。坚持群众自愿、政策引导，鼓励并逐步规范常见病、多发病患者首先到基层医疗卫生机构就诊，对于超出基层医疗卫生机构功能定位和服务能力的疾病，由基层医疗卫生机构为患者提供转诊服务。

——双向转诊。坚持科学就医、方便群众、提高效率，完善双向转诊程序，建立健全转诊指导目录，重点畅通慢性期、恢复期患者向下转诊渠道，逐步实现不同级别、不同类别医疗机构之间的有序转诊。

——急慢分治。明确和落实各级各类医疗机构急慢病诊疗服务功能，完善治疗—康复—长期护理服务链，为患者提供科学、适宜、连续性的诊疗服务。急危重症患者可以直接到二级以上医院就诊。

——上下联动。引导不同级别、不同类别医疗机构建立目标明确、权责清晰的分工协作机制，以促进优质医疗资源下沉为重点，推动医疗资源合理配置和纵向流动。

二、以强基层为重点完善分级诊疗服务体系

（一）**明确各级各类医疗机构诊疗服务功能定位**。城市三级医院主要提供急危重症和疑难复杂疾病的诊疗服务。城市三级中医医院充分利用中医药（含民族医药，下同）技术方法和现代科学技术，提供急危重症和疑难复杂疾病的中医诊疗服务和中医优势病种的中医门诊诊疗服务。城市二级医院主要接收三级医院转诊的急性病恢复期患者、术后恢复期患者及危重症稳定期患者。县级医院主要提供县域内常见病、多发病诊疗，以及急危重症患者抢救和疑难复杂疾病向上转诊服务。基层医疗卫生机构和康复医院、护理院等（以下统称慢性病医疗机构）为诊断明确、病情稳定的慢性病患者、康复期患者、老年病患者、晚期肿瘤患者等提供治疗、康复、护理服务。

（二）**加强基层医疗卫生人才队伍建设**。通过基层在岗医师转岗培训、全科医生定向培养、提升基层在岗医师学历层次等方式，多渠道培养全科医生，逐步向全科医生规范化培养过渡，实现城乡每万名居民有2~3名合格的全科医生。加

强全科医生规范化培养基地建设和管理，规范培养内容和方法，提高全科医生的基本医疗和公共卫生服务能力，发挥全科医生的居民健康"守门人"作用。建立全科医生激励机制，在绩效工资分配、岗位设置、教育培训等方面向全科医生倾斜。加强康复治疗师、护理人员等专业人员培养，满足人民群众多层次、多样化健康服务需求。

（三）大力提高基层医疗卫生服务能力。通过政府举办或购买服务等方式，科学布局基层医疗卫生机构，合理划分服务区域，加强标准化建设，实现城乡居民全覆盖。通过组建医疗联合体、对口支援、医师多点执业等方式，鼓励城市二级以上医院医师到基层医疗卫生机构多点执业，或者定期出诊、巡诊，提高基层服务能力。合理确定基层医疗卫生机构配备使用药品品种和数量，加强二级以上医院与基层医疗卫生机构用药衔接，满足患者需求。强化乡镇卫生院基本医疗服务功能，提升急诊抢救、二级以下常规手术、正常分娩、高危孕产妇筛查、儿科等医疗服务能力。大力推进社会办医，简化个体行医准入审批程序，鼓励符合条件的医师开办个体诊所，就地就近为基层群众服务。提升基层医疗卫生机构中医药服务能力和医疗康复服务能力，加强中医药特色诊疗区建设，推广中医药综合服务模式，充分发挥中医药在常见病、多发病和慢性病防治中的作用。在民族地区要充分发挥少数民族医药在服务各族群众中的特殊作用。

（四）全面提升县级公立医院综合能力。根据服务人口、疾病谱、诊疗需求等因素，合理确定县级公立医院数量和规模。按照"填平补齐"原则，加强县级公立医院临床专科建设，重点加强县域内常见病、多发病相关专业，以及传染病、精神病、急诊急救、重症医学、肾脏内科（血液透析）、妇产科、儿科、中医、康复等临床专科建设，提升县级公立医院综合服务能力。在具备能力和保障安全的前提下，适当放开县级公立医院医疗技术临床应用限制。县级中医医院同时重点加强内科、外科、妇科、儿科、针灸、推拿、骨伤、肿瘤等中医特色专科和临床薄弱专科、医技科室建设，提高中医优势病种诊疗能力和综合服务能力。通过上述措施，将县域内就诊率提高到90%左右，基本实现大病不出县。

（五）整合推进区域医疗资源共享。整合二级以上医院现有的检查检验、消毒供应中心等资源，向基层医疗卫生机构和慢性病医疗机构开放。探索设置独立的区域医学检验机构、病理诊断机构、医学影像检查机构、消毒供应机构和血液净化机构，实现区域资源共享。加强医疗质量控制，推进同级医疗机构间以及医疗机构与独立检查检验机构间检查检验结果互认。

（六）加快推进医疗卫生信息化建设。加快全民健康保障信息化工程建设，建立区域性医疗卫生信息平台，实现电子健康档案和电子病历的连续记录以及不同级别、不同类别医疗机构之间的信息共享，确保转诊信息畅通。提升远程医疗服务能力，利用信息化手段促进医疗资源纵向流动，提高优质医疗资源可及性和医疗服务整体效率，鼓励二、三级医院向基层医疗卫生机构提供远程会诊、远程病理诊断、远程影像诊断、远程心电图诊断、远程培训等服务，鼓励有条件的地方探索"基层检查、上级诊断"的有效模式。促进跨地域、跨机构就诊信息共享。发展基于互联网的医疗卫生服务，充分发挥互联网、大数据等信息技术手段在分级诊疗中的作用。

三、建立健全分级诊疗保障机制

（一）**完善医疗资源合理配置机制**。强化区域卫生规划和医疗机构设置规划在医疗资源配置方面的引导和约束作用。制定不同级别、不同类别医疗机构服务能力标准，通过行政管理、财政投入、绩效考核、医保支付等激励约束措施，引导各级各类医疗机构落实功能定位。重点控制三级综合医院数量和规模，建立以病种结构、服务辐射范围、功能任务完成情况、人才培养、工作效率为核心的公立医院床位调控机制，严控医院床位规模不合理扩张。三级医院重点发挥在医学科学、技术创新和人才培养等方面的引领作用，逐步减少常见病、多发病复诊和诊断明确、病情稳定的慢性病等普通门诊，分流慢性病患者，缩短平均住院日，提高运行效率。对基层中医药服务能力不足及薄弱地区的中医医院应区别对待。支持慢性病医疗机构发展，鼓励医疗资源丰富地区的部分二级医院转型为慢性病医疗机构。

（二）**建立基层签约服务制度**。通过政策引导，推进居民或家庭自愿与签约医生团队签订服务协议。签约医生团队由二级以上医院医师与基层医疗卫生机构的医务人员组成，探索个体诊所开展签约服务。签约服务以老年人、慢性病和严重精神障碍患者、孕产妇、儿童、残疾人等为重点人群，逐步扩展到普通人群。明确签约服务内容和签约条件，确定双方责任、权利、义务及其他有关事项。根据服务半径和服务人口，合理划分签约医生团队责任区域，实行网格化管理。签约医生团队负责提供约定的基本医疗、公共卫生和健康管理服务。规范签约服务收费，完善签约服务激励约束机制。签约服务费用主要由医保基金、签约居民付费和基本公共卫生服务经费等渠道解决。签约医生或签约医生团队向签约居民提供约定的基本医疗卫生服务，除按规定收取签约服务费外，不得另行收取其他费用。探索提供差异性服务、分类签约、有偿签约等多种签约服务形式，满足居民多层次服务需求。慢性病患者可以由签约医生开具慢性病长期药品处方，探索多种形式满足患者用药需求。

（三）**推进医保支付制度改革**。按照分级诊疗工作要求，及时调整完善医保政策。发挥各类医疗保险对医疗服务供需双方的引导作用和对医疗费用的控制作用。推进医保支付方式改革，强化医保基金收支预算，建立以按病种付费为主，按人头付费、按服务单元付费等复合型付费方式，探索基层医疗卫生机构慢性病患者按人头打包付费。继续完善居民医保门诊统筹等相关政策。完善不同级别医疗机构的医保差异化支付政策，适当提高基层医疗卫生机构医保支付比例，对符合规定的转诊住院患者可以连续计算起付线，促进患者有序流动。将符合条件的基层医疗卫生机构和慢性病医疗机构按规定纳入基本医疗保险定点范围。

（四）**健全医疗服务价格形成机制**。合理制定和调整医疗服务价格，对医疗机构落实功能定位、患者合理选择就医机构形成有效的激励引导。根据价格总体水平调控情况，按照总量控制、结构调整、有升有降、逐步到位的原则，在降低药品和医用耗材费用、大型医用设备检查治疗价格的基础上，提高体现医务人员技术劳务价值的项目价格。理顺医疗服务比价关系，建立医疗服务价格动态调整机制。

（五）**建立完善利益分配机制**。通过改革医保支付方式、加强费用控制等手段，引导二级以上医院向下转诊诊断明确、病情稳定的慢性病患者，主动承担疑难复杂疾病患者诊疗服务。完善基层医疗卫生机构绩效工资分配机制，向签约服务的医务人员倾斜。

（六）**构建医疗卫生机构分工协作机制**。以提升基层医疗卫生服务能力为导向，以业务、技术、管理、资产等为纽带，探索建立包括医疗联合体、对口支援在内的多种分工协作模式，完善管理运行机制。上级医院对转诊患者提供优先接诊、优先检查、优先住院等服务。鼓励上级医院出具药物治疗方案，在下级医院或者基层医疗卫生机构实施治疗。对需要住院治疗的急危重症患者、手术患者，通过制定和落实入、出院标准和双向转诊原则，实现各级医疗机构之间的顺畅转诊。基层医疗卫生机构可以与二级以上医院、慢性病医疗机构等协同，为慢性病、老年病等患者提供老年护理、家庭护理、社区护理、互助护理、家庭病床、医疗康复等服务。充分发挥不同举办主体医疗机构在分工协作机制中的作用。

四、组织实施

（一）**加强组织领导**。分级诊疗工作涉及面广、政策性强，具有长期性和复杂性，地方各级政府和相关部门要本着坚持不懈、持之以恒的原则，切实加强组织领导，将其作为核心任务纳入深化医药卫生体制改革工作的总体安排，建立相关协调机制，明确任务分工，结合本地实际，研究制订切实可行的实施方案。

（二）明确部门职责。 卫生计生行政部门（含中医药管理部门）要加强对医疗机构规划、设置、审批和医疗服务行为的监管，明确双向转诊制度，优化转诊流程，牵头制定常见疾病入、出院和双向转诊标准，完善新型农村合作医疗制度支付政策，指导相关学（协）会制定完善相关疾病诊疗指南和临床路径。发展改革（价格）部门要完善医药价格政策，落实分级定价措施。人力资源社会保障部门要加强监管，完善医保支付政策，推进医保支付方式改革，完善绩效工资分配机制。财政部门要落实财政补助政策。其他有关部门要按照职责分工，及时出台配套政策，抓好贯彻落实。

（三）稳妥推进试点。 地方各级政府要坚持从实际出发，因地制宜，以多种形式推进分级诊疗试点工作。2015年，所有公立医院改革试点城市和综合医改试点省份都要开展分级诊疗试点，鼓励有条件的省（区、市）增加分级诊疗试点地区。以高血压、糖尿病、肿瘤、心脑血管疾病等慢性病为突破口，开展分级诊疗试点工作，2015年重点做好高血压、糖尿病分级诊疗试点工作。探索结核病等慢性传染病分级诊疗和患者综合管理服务模式。国家卫生计生委要会同有关部门对分级诊疗试点工作进行指导，及时总结经验并通报进展情况。

（四）强化宣传引导。 开展针对行政管理人员和医务人员的政策培训，把建立分级诊疗制度作为履行社会责任、促进事业发展的必然要求，进一步统一思想、凝聚共识，增强主动性，提高积极性。充分发挥公共媒体作用，广泛宣传疾病防治知识，促进患者树立科学就医理念，提高科学就医能力，合理选择就诊医疗机构。加强对基层医疗卫生机构服务能力提升和分级诊疗工作的宣传，引导群众提高对基层医疗卫生机构和分级诊疗的认知度和认可度，改变就医观念和习惯，就近、优先选择基层医疗卫生机构就诊。

附件：分级诊疗试点工作考核评价标准

国务院办公厅
2015年9月8日

分级诊疗试点工作考核评价标准

到2017年，分级诊疗试点工作应当达到以下标准：

一、基层医疗卫生机构建设达标率≥95%，基层医疗卫生机构诊疗量占总诊疗量比例≥65%。

二、试点地区30万以上人口的县至少拥有一所二级甲等综合医院和一所二级甲等中医医院，县域内就诊率提高到90%左右，基本实现大病不出县。

三、每万名城市居民拥有2名以上全科医生，每个乡镇卫生院拥有1名以上全科医生，城市全科医生签约服务覆盖率≥30%。

四、居民2周患病首选基层医疗卫生机构的比例≥70%。

五、远程医疗服务覆盖试点地区50%以上的县（市、区）。

六、整合现有医疗卫生信息系统，完善分级诊疗信息管理功能，基本覆盖全部二、三级医院和80%以上的乡镇卫生院和社区卫生服务中心。

七、由二、三级医院向基层医疗卫生机构、慢性病医疗机构转诊的人数年增长率在10%以上。

八、全部社区卫生服务中心、乡镇卫生院与二、三级医院建立稳定的技术帮扶和分工协作关系。

九、试点地区城市高血压、糖尿病患者规范化诊疗和管理率达到40%以上。

十、提供中医药服务的社区卫生服务中心、乡镇卫生院、社区卫生服务站、村卫生室占同类机构之比分别达到100%、100%、85%、70%，基层医疗卫生机构中医诊疗量占同类机构诊疗总量比例≥30%。

国务院办公厅关于推进医疗联合体建设和发展的指导意见

国办发〔2017〕32号

各省、自治区、直辖市人民政府，国务院各部委、各直属机构：

新一轮医药卫生体制改革实施以来，我国全民医保体系加快建立健全，基层医疗卫生机构服务条件显著改善，以全科医生为重点的基层人才队伍建设不断加强，基层服务长期薄弱的状况逐步改变，基本医疗卫生服务公平性和可及性明显提升。但要看到，强基层是一项长期艰巨的任务，我国优质医疗资源总量不足、结构不合理、分布不均衡，特别是仍面临基层人才缺乏的短板，已成为保障人民健康和深化医改的重要制约。开展医疗联合体（以下简称医联体）建设，是深化医改的重要步骤和制度创新，有利于调整优化医疗资源结构布局，促进医疗卫生工作重心下移和资源下沉，提升基层服务能力，有利于医疗资源上下贯通，提升医疗服务体系整体效能，更好实施分级诊疗和满足群众健康需求。为指导各地推进医联体建设和发展，经国务院同意，现提出以下意见。

一、总体要求

（一）**指导思想**。全面贯彻党的十八大和十八届三中、四中、五中、六中全会以及全国卫生与健康大会精神，认真落实党中央、国务院决策部署，统筹推进"五位一体"总体布局和协调推进"四个全面"战略布局，牢固树立和贯彻落实创新、协调、绿色、开放、共享的发展理念，坚持以人民为中心的发展思想，立足我国经济社会和医药卫生事业发展实际，以落实医疗机构功能定位、提升基层服务能力、理顺双向转诊流程为重点，不断完善医联体组织管理模式、运行机制和激励机制，逐步建立完善不同级别、不同类别医疗机构间目标明确、权责清晰、公平有效的分工协作机制，推动构建分级诊疗制度，实现发展方式由以治病为中心向以健康为中心转变。

（二）**基本原则**。政府主导，统筹规划。落实政府规划、指导、协调、监管、宣传等职能，以城市和县域为重点，根据区域医疗资源结构布局和群众健康需求，按照业务相关、优势互补、双向选择、持续发展等要求，兼顾既往形成的合作关系，统筹安排医疗机构组建医联体。

坚持公益，创新机制。坚持政府办医主体责任不变，切实维护和保障基本医疗卫生事业的公益性。坚持医疗、医保、医药联动改革，创新机制，逐步破除行政区划、财政投入、医保支付、人事管理等方面的壁垒和障碍，优化资源结构布局，结合医保支付方式等改革的推进，逐步建立完善医疗机构间分工协作机制。

资源下沉，提升能力。利用三级公立医院优质资源集中的优势，通过技术帮扶、人才培养等手段，发挥对基层的技术辐射和带动作用。鼓励医联体内统一管理模式，发挥集约优势，推进区域医疗资源共享，发挥科技引领与支撑作用，提高医疗服务体系整体能力与绩效。

便民惠民，群众受益。坚持以人民健康为中心，逐步实现医疗质量同质化管理，强化基层医疗卫生机构的居民健康"守门人"能力，推进慢性病预防、治疗、管理相结合，促进医联体建设与预防、保健相衔接，方便群众就近就医，减轻疾病负担，防止因病致贫返贫，促进健康产业发展和经济转型升级，增强群众获得感。

（三）工作目标。2017年，基本搭建医联体制度框架，全面启动多种形式的医联体建设试点，三级公立医院要全部参与并发挥引领作用，综合医改试点省份每个地市以及分级诊疗试点城市至少建成一个有明显成效的医联体。探索对纵向合作的医联体等分工协作模式实行医保总额付费等多种方式，引导医联体内部初步形成较为科学的分工协作机制和较为顺畅的转诊机制。

到2020年，在总结试点经验的基础上，全面推进医联体建设，形成较为完善的医联体政策体系。所有二级公立医院和政府办基层医疗卫生机构全部参与医联体。不同级别、不同类别医疗机构间建立目标明确、权责清晰、公平有效的分工协作机制，建立责权一致的引导机制，使医联体成为服务、责任、利益、管理共同体，区域内医疗资源有效共享，基层服务能力进一步提升，有力推动形成基层首诊、双向转诊、急慢分治、上下联动的分级诊疗模式。

二、逐步形成多种形式的医联体组织模式

各地要根据本地区分级诊疗制度建设实际情况，因地制宜、分类指导，充分考虑医疗机构地域分布、功能定位、服务能力、业务关系、合作意愿等因素，充分发挥中央、地方、军队、社会各类医疗资源作用，尊重基层首创精神，探索分区域、分层次组建多种形式的医联体，推动优质医疗资源向基层和边远贫困地区流动。根据社会办医疗机构意愿，可将其纳入医联体。

（一）在城市主要组建医疗集团。在设区的市级以上城市，由三级公立医院或者业务能力较强的医院牵头，联合社区卫生服务机构、护理院、专业康复机构等，形成资源共享、分工协作的管理模式。在医联体内以人才共享、技术支持、

检查互认、处方流动、服务衔接等为纽带进行合作。

（二）**在县域主要组建医疗共同体。**重点探索以县级医院为龙头、乡镇卫生院为枢纽、村卫生室为基础的县乡一体化管理，与乡村一体化管理有效衔接。充分发挥县级医院的城乡纽带作用和县域龙头作用，形成县乡村三级医疗卫生机构分工协作机制，构建三级联动的县域医疗服务体系。

（三）**跨区域组建专科联盟。**根据不同区域医疗机构优势专科资源，以若干所医疗机构特色专科技术力量为支撑，充分发挥国家医学中心、国家临床医学研究中心及其协同网络的作用，以专科协作为纽带，组建区域间若干特色专科联盟，形成补位发展模式，重点提升重大疾病救治能力。

（四）**在边远贫困地区发展远程医疗协作网。**大力发展面向基层、边远和欠发达地区的远程医疗协作网，鼓励公立医院向基层医疗卫生机构提供远程医疗、远程教学、远程培训等服务，利用信息化手段促进资源纵向流动，提高优质医疗资源可及性和医疗服务整体效率。

城市与农村之间可以城市三级公立医院为主体单位，在已建立的长期稳定对口支援关系基础上，通过托管区域内县级医院等多种形式组建医联体，三级公立医院可向县级医院派驻管理团队和专家团队，重点帮扶提升县级医院医疗服务能力与水平。国家级和省级公立医院除参加属地医联体外，可跨区域与若干医联体建立合作关系，组建高层次、优势互补的医联体，开展创新型协同研究、技术普及推广和人才培养，辐射带动区域医疗服务能力提升。

三、完善医联体内部分工协作机制

（一）**完善组织管理和协作制度。**制定医联体章程，规定主体单位与其他成员单位的责任、权利和义务，完善医疗质量管理等制度，提高管理效率。医联体可探索在医院层面成立理事会。

（二）**落实医疗机构功能定位。**医联体建立责任共担和利益分配机制，调动医联体内各医疗机构积极性，落实功能定位。三级医院逐步减少常见病、多发病、病情稳定的慢性病患者比例。基层医疗卫生机构和专业康复机构、护理院等为诊断明确、病情稳定的慢性病患者、康复期患者、老年病患者、晚期肿瘤患者等提供治疗、康复、护理服务。鼓励村卫生室根据当地群众就医需求，加强公共卫生和健康管理服务，做好疾病预防控制工作。

（三）**扎实推进家庭医生签约服务。**加强全科医生培养。以高血压、糖尿病等慢性病为重点，在医联体内加快推进家庭医生签约服务，优先覆盖老年人、孕产妇、儿童、残疾人等重点人群，以需求为导向做实家庭医生签约服务，2017年要把所有贫困人口纳入签约服务范围。通过签约服务，鼓励和引导居民在医联体内到基层首诊，上级医院对签约患者提供优先接诊、优先检查、优先住院等服务。探索对部分慢性病签约患者提供不超过2个月用药量的长处方服务，有条件的地方可以根据双向转诊患者就医需求，通过延伸处方、集中配送等形式加强基层和上级医院用药衔接，方便患者就近就医取药。

（四）为患者提供连续性诊疗服务。鼓励护理院、专业康复机构等加入医联体。建立医联体内转诊机制，重点畅通向下转诊通道，将急性病恢复期患者、术后恢复期患者及危重症稳定期患者及时转诊至下级医疗机构继续治疗和康复，加强医疗卫生与养老服务相结合，为患者提供一体化、便利化的疾病诊疗—康复—长期护理连续性服务。

四、促进医联体内部优质医疗资源上下贯通

鼓励医联体内医疗机构在保持行政隶属关系和财政投入渠道不变的前提下，统筹人员调配、薪酬分配、资源共享等，形成优质医疗资源上下贯通的渠道和机制。

（一）促进人力资源有序流动。统一调配医技等资源，发挥现有资源的最大使用效率。医联体内统筹薪酬分配，充分调动医务人员积极性。鼓励医联体内二级以上医疗机构向基层医疗卫生机构派出专业技术和管理人才。在医联体（包括跨区域医联体）内，医务人员在签订帮扶或者托管协议的医疗机构内执业，不需办理执业地点变更和执业机构备案手续。

（二）提升基层医疗服务能力。充分发挥三级公立医院牵头引领作用，针对区域内疾病谱和重点疾病诊疗需求，派出医务人员通过专科共建、临床带教、业务指导、教学查房、科研和项目协作等多种方式，促进优质医疗资源共享和下沉基层。

（三）统一信息平台。加强规划设计，充分发挥信息系统对医联体的支撑作用，结合建立省、市、县三级人口健康信息平台，统筹推进医联体相关医院管理、医疗服务等信息平台建设，实现电子健康档案和电子病历的连续记录和信息共享，实现医联体内诊疗信息互联互通。医联体可以共享区域内居民健康信息数据，便捷开展预约诊疗、双向转诊、健康管理、远程医疗等服务，方便患者看病就医，提高医学科研技术水平。发挥远程医疗作用，促进医疗资源贴近城乡基层，探索实行远程医疗收费和支付政策，促进远程医疗服务可持续发展。

（四）实现区域资源共享。医联体内可建立医学影像中心、检查检验中心、消毒供应中心、后勤服务中心等，为医联体内各医疗机构提供一体化服务。在加强医疗质量控制的基础上，医联体内医疗机构间互认检查检验结果。探索建立医联体内统一的药品招标采购、管理平台，形成医联体内处方流动、药品共享与配送机制。

五、保障政策

（一）进一步落实政府办医主体责任。加大中央基建投资支持力度，加快补齐医联体发展短板，提高区域内疑难重病诊疗能力、县级医院综合能力以及远程医疗协作水平，推动医联体更好在基层发挥作用。地方各级人民政府要落实办医主体责任，落实公立医院投入政策，建立财政补助资金与绩效评价结果挂钩机制。医联体内各医疗机构的产权归属保持不变，继续按照原渠道拨付财政补助经费。鼓励医联体通过技术支援、人才培养等方式，吸引社会办医疗机构加入并发挥作用。

（二）进一步发挥医保经济杠杆作用。发挥医保对医疗服务供需双方的引导作用。合理拉开基层医疗卫生机构、县级医院和城市大医院间报销水平差距，增强在基层看病就医的吸引力，引导参保患者有序就诊。探索对纵向合作的医联体等分工协作模式实行医保总额付费等多种付费方式，并制定相应的考核办法，引导医联体内部形成顺畅的转诊机制，促使优质医疗资源下沉。

（三）完善人员保障和激励机制。按照"允许医疗卫生机构突破现行事业单位工资调控水平，允许医疗服务收入扣除成本并按规定提取各项基金后主要用于人员奖励"的要求，完善与医联体相适应的绩效工资政策，健全与岗位职责、工作业绩、实际贡献紧密联系的分配激励机制。落实医院用人自主权，实行按需设岗、按岗聘用，建立能上能下、能进能出的灵活用人机制。创新人事管理制度，完善与医联体相适应的职称晋升办法，实行科学评价，拓展医务人员职业发展空间。

（四）建立与医联体相适应的绩效考核机制。强化考核和制度约束，建立医联体考核指标体系，重点考核医联体技术辐射带动情况、医疗资源下沉情况等，不单纯考核业务量，要将三级医院医疗资源下沉情况、与基层医疗卫生机构协作情况以及基层诊疗量占比、双向转诊比例、居民健康改善等指标纳入考核体系，引导三级医院履行责任、完善措施，主动帮扶基层，切实发挥引领作用，引导各级各类医疗机构积极参与。将考核评价结果作为人事任免、评优评先等的重要依据，并与医务人员绩效工资、进修、晋升等挂钩。

六、组织实施

（一）**加强组织领导。**各地各有关部门要进一步提高思想认识，把医联体建设作为深化医改的重要内容和增进人民健康福祉的有力举措，切实加强组织领导，建立部门协调推进机制，完善配套措施，确保工作顺利开展。地方各级人民政府要抓紧制定适合本地区医联体建设的实施意见或方案，明确医联体建设目标及时间进度，按时、保质完成工作任务，2017年6月底前各省（区、市）都要明确推进医联体建设的工作方案，10月底前所有三级公立医院都要启动医联体建设工作。

（二）**明确部门职责。**各有关部门要加强统筹协调和联动互动，及时出台配套文件，发挥政策的叠加效应，保证改革措施有效落实，以医联体建设为抓手促进公立医院改革、医保支付方式改革、分级诊疗制度建设等体制机制创新。卫生计生行政部门和中医药管理部门要加强对医联体建设的监管，明确医联体组织管理和分工协作制度，牵头制定相关技术文件。发展改革（价格）部门要完善医药价格政策。科技部门要会同卫生计生行政部门支持国家临床医学研究中心建设，促进医联体发展。财政部门要按规定落实财政补助政策。人力资源社会保障部门要加强医保医疗服务监管，推进医保支付方式改革，完善绩效工资分配机制。国家开发银行要发挥开发性金融"投贷债租证"综合金融服务优势，支持医联体及相关基础性建设。

（三）**加强督查评估。**国家卫生计生委要会同各有关部门通过调研、专项督查、定期评估等方式，及时掌握工作进展，指导各地有序推进医联体建设，保障医疗质量安全。要给各地改革探索留出空间，及时总结推广有益经验，发挥典型带动作用，调动地方积极性。各省级卫生计生行政部门要会同有关部门建立医联体效果评估机制和绩效考核方法，综合评估质量、安全、效率、经济与社会效益等因素，以强基层为重点，严格落实责任制和问责制，增强大医院帮扶基层和控制不合理医疗费用的动力。要坚持问题导向，防止和破解大医院垄断资源、"跑马圈地"、"虹吸"基层资源、挤压社会办医空间等问题。

（四）**强化宣传培训。**地方各级人民政府要开展医疗机构管理人员和医务人员的政策培训，进一步统一思想、形成共识。要充分发挥公共媒体作用，加强对分级诊疗和医联体建设的宣传，提高社会认可度和支持度，引导群众改变就医观念和习惯，逐步形成有序就医格局。

国务院办公厅

2017年4月23日

关于深入开展"互联网+医疗健康"便民惠民活动的通知

国卫规划发〔2018〕22号

各省、自治区、直辖市及新疆生产建设兵团卫生计生委、中医药局，委局机关各司局，委局直属和联系单位，委局属（管）医院：

为深入贯彻落实习近平总书记关于推进互联网+医疗等，让百姓少跑腿，数据多跑路，不断提升公共服务均等化、普惠化、便捷化水平的指示要求，着力解决好群众操心事、烦心事，推动《国务院办公厅关于促进"互联网+医疗健康"发展的意见》（国办发〔2018〕26号）落地见效，让人民群众切实享受到"互联网+医疗健康"创新成果带来的实惠，国家卫生健康委员会、国家中医药管理局决定在全行业开展"互联网+医疗健康"便民惠民活动。现就全面推行便民惠民活动的具体措施通知如下：

一、就医诊疗服务更省心

1.加快推进智慧医院建设，运用互联网信息技术，改造优化诊疗流程，贯通诊前、诊中、诊后各环节，改善患者就医体验。到2020年，二级以上医疗机构普遍提供分时段预约诊疗、智能导医分诊、候诊提醒、检验检查结果查询等线上服务，让患者少排队、少跑腿。

2.各地要建立完善网上预约诊疗服务平台，整合打通各类服务终端，加快实现号源共享，逐步增加网上预约号源比例。三级医院要进一步增加预约诊疗服务比例，到2020年，预约时段精确到1小时以内，并优先向医疗联合体内基层医疗卫生机构预留预约诊疗号源，推动基层首诊，畅通双向转诊，集中解决"挂号难"。

3.鼓励发展互联网医院，在确保医疗质量和信息安全的前提下，积极为患者在线提供部分常见病、慢性病复诊服务，以及随访管理和远程指导，逐步实现患者居家康复，不出家门就能享受优质高效的复诊服务。

4.有条件的医疗机构要进一步开展移动护理、生命体征在线监测、家庭监测服务，推进智能医学影像识别、病理分型和多学科会诊以及多种医疗健康场景下的智能语音技术应用，提高医疗服务效率。

二、结算支付服务更便利

5.医疗卫生机构要通过自助机具、手机客户端等多种途径，优化支付流程，改善结算模式。在保障信息安全的前提下，加强与医保、商保、银联、第三方支付机构合作，为患者提供多种在线支付方式。到2020年，二级以上医院普遍提供移动支付等"一站式"结算服务。

6.逐步推动实现居民电子健康卡、社保卡、医保卡等多卡通用、脱卡就医，扩大联网定点医疗卫生机构范围，推进医保异地就医直接结算。推动共享患者就诊信息、医保基金等结算通道，促进实现患者自费和医保基金报销便捷支付。

三、患者用药服务更放心

7.医生掌握患者病历资料后，允许为复诊患者在线开具部分常见病、慢性病处方。二级以上医院要加强药学部门信息化建设，鼓励有条件的医疗机构推进"智慧药房"建设，实现处方系统与药房配药系统无缝对接，方便群众及时取药。线上处方经药师审核后，医疗机构、药品经营企业可委托符合条件的第三方机构配送。

8.加强医疗联合体内各医疗机构用药衔接，对向基层医疗卫生机构延伸的处方进行在线审核。二级以上医院的临床药师可以利用信息化手段，为患者提供个性化的合理用药指导，并指导基层医务人员提高合理用药水平。

9.提供中医药服务的各级医疗机构要借助信息技术便捷实现中药饮片代煎、配送服务，解决患者排队久、煎药不便及取药难等问题。

四、公共卫生服务更精准

10.结合区域全民健康信息平台，实现现有公共卫生信息系统与居民电子健康档案的联通整合，健全高血压、糖尿病等老年慢性病以及食源性疾病管理网络，重点做好在线健康状况评估、监测预警、用药指导、跟踪随访、健康管理等服务。

11.创新互联网妇幼健康服务模式，推进母子健康手册信息化，为妇女儿童提供生育全程医疗保健服务。以纳入国家免疫规划的儿童为重点服务对象，整合现有预防接种信息平台，开展预防接种知识科普宣教，鼓励有条件的地区提供在线接种预约、接种提醒等服务。

12.通过区域全民健康信息平台，加强对严重精神障碍患者发病报告的审核、数据分析、质量控制等信息管理，精准做好随访评估、分类干预等工作。

五、家庭医生服务更贴心

13.加快建设应用家庭医生签约服务智能化信息平台，推进网上便捷有效签约服务，形成长期稳定的契约服务关系。要搭建家庭医生与签约居民的服务互动平台，在线提供健康咨询、慢性病随访、健康管理、延伸处方等服务，转变服务模式，增进医患互动，改善签约服务感受。

14.二级以上医院要指定专人负责对接，为签约转诊患者建立绿色通道，通过信息化手段丰富家庭医生上转患者渠道，提供优质转诊服务。

15.依托医疗联合体建设，通过远程会诊、在线咨询等方式，加大上级医院对基层的技术支持，加快提升家庭医生团队服务能力，使家庭医生真正成为居民健康"守门人"。

六、远程医疗服务全覆盖

16.全面推进远程医疗专网建设，实施远程医疗区域中心医院检测设备保障工程。到2020年，实现远程医疗服务覆盖全国所有医疗联合体和县级医院，并逐步向社区卫生服务机构、乡镇卫生院和村卫生室延伸。

17.医疗联合体牵头医院要建立远程医疗中心，向医疗联合体内医疗机构提供远程会诊、远程影像、远程超声、远程心电、远程查房、远程监护、远程培训等服务。承担对口帮扶国家级贫困县任务的三级医院，要进一步提升远程医疗服务质量，让群众在家门口能享受优质医疗服务。

18.推广"基层检查、上级诊断"模式，拓展基层卫生信息系统中医学影像、远程心电、实验室检验等功能，积极应用智能辅助诊断系统，提升基层医疗服务能力和效率。

七、健康信息服务更普及

19.推动居民电子健康档案在线查询和规范使用，到2020年，实现电子健康档案数据库与电子病历数据库互联对接，全方位记录、管理居民健康信息。居民可便捷查阅本人在不同医疗机构的就诊信息，通过与电子健康档案动态关联，更好地进行自我健康管理。

20.鼓励医疗卫生机构、符合条件的第三方机构搭建互联网健康咨询信息平台，规范互联网上医疗健康信息内容，为公民提供安全可靠的"互联网+"健康咨询服务。

21.建立网络科普平台，实施科普精准教育，利用互联网提供健康教育、"三减三健"信息推送、健康知识查询等便捷服务，普及健康生活方式，提高全民健康素养。

八、应急救治服务更高效

22.联合本地区医疗机构，到2020年，构建包含脑卒中、心血管病、危重孕产妇、外伤等急救流程的协同信息平台，做到在院前急救第一时间识别病情，分诊转院。

23.二级以上医院的应急救治中心应当与院前急救机构实现信息互通共享，提供一体化综合救治服务。

24.有条件的医院要加快实现院前急救车载监护系统与区域或医院信息平台连接，加强患者信息共享、远程急救指导和院内急救准备，实现院前与院内的无缝对接。

九、政务共享服务更惠民

25.加快政务信息整合共享，将出生医学证明信息、死亡医学证明信息、全员人口统筹信息等系统接入地方政务共享交换平台，探索推动与人口、社会信用等基础数据库联通。

26.推进政务服务一网通办，规范服务事项，优化服务流程，实行"一口受理、网上运转、并行办理、限时办结"，提高线上办理比例，推进实体政务大厅与网上平台融合发展。

27.全面推行生育服务网上登记以及医疗机构、医师、护士电子化注册审批等"一站式"服务，方便群众快捷办证、查询信息、了解政策。

十、检查检验服务更简便

28.大力提升医疗机构信息化建设和应用水平，二级以上医院要健全医院信息平台功能，整合院内各类系统资源，实现集中统一预约检查，提升医院管理效率。到2020年，三级医院要实现院内医疗服务信息互通共享，有条件的医院要尽快实现。

29.逐步将所有公立医院接入区域全民健康信息平台，到2020年，医疗机构通过省级、地市级等相关专业医疗质量控制合格的，在相应级别行政区域内检查检验结果实行互认，并实现医疗联合体内电子健康档案和电子病历信息共享、检查检验结果互认，避免患者重复检查。

30.以推广应用居民电子健康卡为抓手，积极推进公共服务卡的应用集成，到2020年，实现地市级区域内医疗机构就诊"一卡通"，患者使用电子健康卡就可在任一医疗机构挂号就诊、检查检验、信息查询等。

　　各级卫生健康行政部门、中医药主管部门要坚持以人民为中心的发展思想，切实加强领导，细化实施方案，明确时间节点，精心组织实施，确保各项便民惠民措施落地落实。各级医疗卫生机构要加快创新应用互联网信息技术，提升便民服务能力，进一步优化服务流程，改善就医体验。国家卫生健康委员会、国家中医药管理局将加强工作指导和督促检查，并适时遴选推广一批"互联网+医疗健康"便民惠民示范典型，不断促进便民惠民活动深入开展、取得实效。

国家卫生健康委员会　国家中医药管理局

2018年7月10日

关于印发互联网诊疗管理办法（试行）等3个文件的通知

国卫医发〔2018〕25号

各省、自治区、直辖市及新疆生产建设兵团卫生计生委、中医药管理局：

　　为贯彻落实《国务院办公厅关于促进"互联网+医疗健康"发展的意见》有关要求，进一步规范互联网诊疗行为，发挥远程医疗服务积极作用，提高医疗服务效率，保证医疗质量和医疗安全，国家卫生健康委员会和国家中医药管理局组织制定了《互联网诊疗管理办法（试行）》《互联网医院管理办法（试行）》《远程医疗服务管理规范（试行）》，现印发给你们，请遵照执行。

　　附件：1.互联网诊疗管理办法（试行）

　　　　　2.互联网医院管理办法（试行）

　　　　　3.远程医疗服务管理规范（试行）

国家卫生健康委员会　国家中医药管理局

2018年7月17日

互联网诊疗管理办法（试行）

第一章　总则

第一条　为落实《国务院办公厅关于促进"互联网+医疗健康"发展的意见》，规范互联网诊疗活动，推动互联网医疗服务健康快速发展，保障医疗质量和医疗安全，根据《执业医师法》《医疗机构管理条例》等法律法规，制定本办法。

第二条　本办法所称互联网诊疗是指医疗机构利用在本机构注册的医师，通过互联网等信息技术开展部分常见病、慢性病复诊和"互联网+"家庭医生签约服务。

第三条　国家对互联网诊疗活动实行准入管理。

第四条　国务院卫生健康行政部门和中医药主管部门负责全国互联网诊疗活动的监督管理。地方各级卫生健康行政部门（含中医药主管部门，下同）负责辖区内互联网诊疗活动的监督管理。

第二章　互联网诊疗活动准入

第五条　互联网诊疗活动应当由取得《医疗机构执业许可证》的医疗机构提供。

第六条　新申请设置的医疗机构拟开展互联网诊疗活动，应当在设置申请书注明，并在设置可行性研究报告中写明开展互联网诊疗活动的有关情况。如果与第三方机构合作建立互联网诊疗服务信息系统，应当提交合作协议。

第七条　卫生健康行政部门受理申请后，依据《医疗机构管理条例》《医疗机构管理条例实施细则》的有关规定进行审核，在规定时间内做出同意或者不同意的书面答复。批准设置并同意其开展互联网诊疗的，在《设置医疗机构批准书》中注明同意其开展互联网诊疗活动。医疗机构按照有关法律法规和规章申请执业登记。

第八条　已经取得《医疗机构执业许可证》的医疗机构拟开展互联网诊疗活动，应当向其《医疗机构执业许可证》发证机关提出开展互联网诊疗活动的执业登记申请，并提交下列材料：

（一）医疗机构法定代表人或主要负责人签署同意的申请书，提出申请开展互联网诊疗活动的原因和理由。

（二）如果与第三方机构合作建立互联网诊疗服务信息系统，应当提交合作协议。

（三）登记机关规定提交的其他材料。

第九条　执业登记机关按照有关法律法规和规章对医疗机构登记申请材料进行审核。审核合格的，予以登记，在《医疗机构执业许可证》副本服务方式中增加"互联网诊疗"。审核不合格的，将审核结果以书面形式通知申请人。

第十条　医疗机构与第三方机构的合作协议应当明确各方在医疗服务、信息安全、隐私保护等方面的责权利。

第十一条　医疗机构开展互联网诊疗活动应当与其诊疗科目相一致。未经卫生健康行政部门核准的诊疗科目，医疗机构不得开展相应的互联网诊疗活动。

第三章　执业规则

第十二条　医疗机构开展互联网诊疗活动应当符合医疗管理要求，建立医疗质量和医疗安全规章制度。

第十三条　医疗机构开展互联网诊疗活动，应当具备满足互联网技术要求的设备设施、信息系统、技术人员以及信息安全系统，并实施第三级信息安全等级保护。

第十四条　开展互联网诊疗活动的医师、护士应当能够在国家医师、护士电子注册系统中查询。医疗机构应当对开展互联网诊疗活动的医务人员进行电子实名认证，鼓励有条件的医疗机构通过人脸识别等人体特征识别技术加强医务人员管理。

第十五条　基层医疗卫生机构实施"互联网+"家庭医生签约服务，在协议中告知患者服务内容、流程、双方责任和权利以及可能出现的风险等，签订知情同意书。

第十六条　医疗机构在线开展部分常见病、慢性病复诊时，医师应当掌握患者病历资料，确定患者在实体医疗机构明确诊断为某种或某几种常见病、慢性病后，可以针对相同诊断进行复诊。当患者出现期情变化需要医务人员亲自诊查时，医疗机构及其医务人员应当立即终止互联网诊疗活动，引导患者到实体医疗机构就诊。

不得对首诊患者开展互联网诊疗活动。

第十七条　医疗机构开展互联网诊疗活动应当按照《医疗机构病历管理规定》和《电子病历基本规范（试行）》等相关文件要求，为患者建立电子病历，并按照规定进行管理。

第十八条　医疗机构开展互联网诊疗活动应当严格遵守《处方管理办法》等处方管理规定。医师掌握患者病历资料后，可以为部分常见病、慢性病患者在线开具处方。在线开具的处方必须有医师电子签名，经药师审核后，医疗机构、药品经营企业可委托符合条件的第三方机构配送。

第十九条　医疗机构开展互联网诊疗活动时，不得开具麻醉药品、精神药品等特殊管理药品的处方。为低龄儿童（6岁以下）开具互联网儿童用药处方时，应当确认患儿有监护人和相关专业医师陪伴。

第二十条　医疗机构应当严格执行信息安全和医疗数据保密的有关法律法规，妥善保管患者信息，不得非法买卖、泄露患者信息。发生患者信息和医疗数据泄露后，医疗机构应当及时向主管的卫生健康行政部门报告，并立即采取有效应对措施。

第二十一条　医疗机构开展互联网诊疗活动应当符合分级诊疗相关规定，与其功能定位相适应。

第二十二条　鼓励医联体内利用互联网技术，加快实现医疗资源上下贯通，提高基层医疗服务能力和效率，推动构建有序的分级诊疗格局。鼓励三级医院在医联体内通过互联网诊疗信息系统向下转诊患者。

第二十三条　三级医院应当优先发展与二级医院、基层医疗卫生机构之间的互联网医疗服务，为基层医疗卫生机构开展的互联网诊疗活动提供技术支持。

第四章　监督管理

第二十四条　医疗机构应当加强互联网诊疗活动管理，建立完善相关管理制度、服务流程，保证互联网诊疗活动全程留痕、可追溯，并向监管部门开放数据接口。

第二十五条　医师开展互联网诊疗活动应当依法取得相应执业资质，具有3年以上独立临床工作经验，并经其执业注册的医疗机构同意。

第二十六条　医疗机构开展互联网诊疗活动按照属地化管理的原则，由县级及以上地方卫生健康行政部门进行监督管理。

第二十七条　县级及以上地方卫生健康行政部门应当向社会公布允许开展互联网诊疗活动的医疗机构名单，公布监督电话或者其他监督方式，及时受理和处置违法违规互联网诊疗服务举报。发现不符合本办法规定的，应当及时告知有关主管部门。

第二十八条　下级卫生健康行政部门未按照《医疗机构管理条例》和本办法规定管理互联网诊疗活动的，上级卫生健康行政部门应当及时予以纠正。

第二十九条　县级及以上地方卫生健康行政部门应当充分发挥社会组织作用，加强互联网诊疗活动的行业监督和自律。

第五章　附则

第三十条　本办法施行前已经开展互联网诊疗活动的医疗机构，自本办法施行之日起30日内，按照本办法要求重新提出执业登记申请。

第三十一条　远程医疗服务按照《远程医疗服务管理规范（试行）》等相关文件管理。

互联网医院按照《互联网医院管理办法（试行）》管理。

第三十二条　本办法自发布之日起施行。

互联网医院管理办法（试行）

第一章　总则

第一条　为落实《国务院办公厅关于促进"互联网+医疗健康"发展的意见》，推动互联网医院持续健康发展，规范互联网医院管理，提高医疗服务效率，保证医疗质量和医疗安全，根据《执业医师法》《医疗机构管理条例》等法律法规，制定本办法。

第二条　本办法所称互联网医院包括作为实体医疗机构第二名称的互联网医院，以及依托实体医疗机构独立设置的互联网医院（互联网医院基本标准见附录）。

第三条　国家按照《医疗机构管理条例》《医疗机构管理条例实施细则》对互联网医院实行准入管理。

第四条　国务院卫生健康行政部门和中医药主管部门负责全国互联网医院的监督管理。地方各级卫生健康行政部门（含中医药主管部门，下同）负责辖区内互联网医院的监督管理。

第二章　互联网医院准入

第五条　实体医疗机构自行或者与第三方机构合作搭建信息平台，使用在本机构和其他医疗机构注册的医师开展互联网诊疗活动的，应当申请将互联网医院作为第二名称。

实体医疗机构仅使用在本机构注册的医师开展互联网诊疗活动的，可以申请将互联网医院作为第二名称。

第六条　实施互联网医院准入前，省级卫生健康行政部门应当建立省级互联网医疗服务监管平台，与互联网医院信息平台对接，实现实时监管。

第七条　申请设置互联网医院，应当向其依托的实体医疗机构执业登记机关提出设置申请，并提交以下材料：

（一）设置申请书。

（二）设置可行性研究报告，可根据情况适当简化报告内容。

（三）所依托实体医疗机构的地址。

（四）申请设置方与实体医疗机构共同签署的合作建立互联网医院的协

议书。

第八条　新申请设置的实体医疗机构拟将互联网医院作为第二名称的，应当在设置申请书中注明，并在设置可行性研究报告中写明建立互联网医院的有关情况。如果与第三方机构合作建立互联网医院信息平台，应当提交合作协议。

第九条　卫生健康行政部门受理设置申请后，依据《医疗机构管理条例》《医疗机构管理条例实施细则》的有关规定进行审核，在规定时间内做出同意或者不同意的书面答复。批准设置并同意其将互联网医院作为第二名称的，在《设置医疗机构批准书》中注明、批准第三方机构申请设置互联网医院的，发给《设置医疗机构批准书》。医疗机构按照有关法律法规和规章申请执业登记。

第十条　已经取得《医疗机构执业许可证》的实体医疗机构拟建立互联网医院，将互联网医院作为第二名称的，应当向其《医疗机构执业许可证》发证机关提出增加互联网医院作为第二名称的申请，并提交下列材料：

（一）医疗机构法定代表人或主要负责人签署同意的申请书，提出申请增加互联网医院作为第二名称的原因和理由。

（二）与省级互联网医疗服务监管平台对接情况。

（三）如果与第三方机构合作建立互联网医院，应当提交合作协议。

（四）登记机关规定提交的其他材料。

第十一条　执业登记机关按照有关法律法规和规章对互联网医院登记申请材料进行审核。审核合格的，予以登记。审核不合格的，将审核结果以书面形式通知申请人。

第十二条　互联网医院的命名应当符合有关规定，并满足以下要求：

（一）实体医疗机构独立申请互联网医院作为第二名称，应当包括"本机构名称+互联网医院"。

（二）实体医疗机构与第三方机构合作申请互联网医院作为第二名称，应当包括"本机构名称+合作方识别名称+互联网医院"。

（三）独立设置的互联网医院，名称应当包括"申请设置方识别名称+互联网医院"。

第十三条　合作建立的互联网医院，合作方发生变更或出现其他合作协议失效的情况时，需要重新申请设置互联网医院。

第三章　执业规则

第十四条　互联网医院执行由国家或行业学协会制定的诊疗技术规范和操作

规程。

第十五条　互联网医院信息系统按照国家有关法律法规和规定，实施第三级信息安全等级保护。

第十六条　在互联网医院提供医疗服务的医师、护士应当能够在国家医师、护士电子注册系统中进行查询。互联网医院应当对医务人员进行电子实名认证。鼓励有条件的互联网医院通过人脸识别等人体特征识别技术加强医务人员管理。

第十七条　第三方机构依托实体医疗机构共同建立互联网医院的，应当为实体医疗机构提供医师、药师等专业人员服务和信息技术支持服务，通过协议、合同等方式明确各方在医疗服务、信息安全、隐私保护等方面的责权利。

第十八条　互联网医院必须对患者进行风险提示，获得患者的知情同意。

第十九条　互联网医院邀请其他医师进行会诊时，会诊医师可以出具诊断意见并开具处方；患者未在实体医疗机构就诊，医师只能通过互联网医院为部分常见病、慢性病患者提供复诊服务。互联网医院可以提供家庭医生签约服务。

当患者病情出现变化或存在其他不适宜在线诊疗服务的，医师应当引导患者到实体医疗机构就诊。

第二十条　互联网医院应当严格遵守《处方管理办法》等处方管理规定。在线开具处方前，医师应当掌握患者病历资料，确定患者在实体医疗机构明确诊断为某种或某几种常见病、慢性病后，可以针对相同诊断的疾病在线开具处方。

所有在线诊断、处方必须有医师电子签名。处方经药师审核合格后方可生效，医疗机构、药品经营企业可委托符合条件的第三方机构配送。不得在互联网上开具麻醉药品、精神类药品处方以及其他用药风险较高、有其他特殊管理规定的药品处方。为低龄儿童（6岁以下）开具互联网儿童用药处方时，应当确定患儿有监护人和相关专业医师陪伴。

第二十一条　互联网医院开展互联网诊疗活动应当按照《医疗机构病历管理规定》和《电子病历基本规范（试行）》等相关文件要求，为患者建立电子病历，并按照规定进行管理。患者可以在线查询检查检验结果和资料、诊断治疗方案、处方和医嘱等病历资料。

第二十二条　互联网医院发生的医疗服务不良事件和药品不良事件按照国家有关规定上报。

第二十三条　互联网医院应当严格执行信息安全和医疗数据保密的有关法律法规，妥善保管患者信息，不得非法买卖、泄露患者信息。发生患者信息和医疗数据泄露时，医疗机构应当及时向主管的卫生健康行政部门报告，并立即采取有效应对措施。

第二十四条　实体医疗机构或者与实体医疗机构共同申请互联网医院的第三方，应当为医师购买医疗责任保险。

第二十五条　互联网医院提供医疗服务应当符合分级诊疗相关规定，与依托的实体医疗机构功能定位相适应。

第二十六条　鼓励城市三级医院通过互联网医院与偏远地区医疗机构、基层医疗卫生机构、全科医生与专科医生的数据资源共享和业务协同，促进优质医疗资源下沉。

第四章　监督管理

第二十七条　互联网医院应当严格按照国家法律法规加强内部各项管理。

第二十八条　互联网医院应当建立互联网医疗服务不良事件防范和处置流程，落实个人隐私信息保护措施，加强互联网医院信息平台内容审核管理，保证互联网医疗服务安全、有效、有序开展。

第二十九条　互联网医院提供诊疗服务的医师，应当依法取得相应执业资质，在依托的实体医疗机构或其他医疗机构注册，具有3年以上独立临床工作经验。互联网医院提供服务的医师，应当确保完成主要执业机构规定的诊疗工作。

第三十条　省级卫生健康行政部门与互联网医院登记机关，通过省级互联网医疗服务监管平台，对互联网医院共同实施监管，重点监管互联网医院的人员、处方、诊疗行为、患者隐私保护和信息安全等内容。将互联网医院纳入当地医疗质量控制体展，相关服务纳入行政部门对实体医疗机构的绩效考核和医疗机构评审，开展线上线下一体化监管，确保医疗质量和医疗安全。

第三十一条　县级及以上地方卫生健康行政部门应当向社会公布互联网医院名单及监督电话或者其他监督方式，及时受理和处置违法违规互联网医疗服务的举报。发现不符合本办法规定的，应当及时告知相关主管部门。

第三十二条　取得《医疗机构执业许可证》的互联网医院，独立作为法律责任主体；实体医疗机构以互联网医院作为第二名称时，实体医疗机构为法律责任主体。互联网医院合作各方按照合作协议书承担相应法律责任。

患者与互联网医院发生医疗纠纷时，应当向互联网医院登记机关提出处理申请，按照有关法律、法规和规定追偿法律责任。

第三十三条　医疗机构和医务人员在开展互联网医疗服务过程中，有违反《执业医师法》《医疗机构管理条例》《医疗事故处理条例》和《护士条例》等法律、法规行为的，按照有关法律、法规规定处理。

第三十四条　下级卫生健康行政部门未按照《医疗机构管理条例》和本办法规定管理互联网医院的，上级卫生健康行政部门应当及时予以纠正。

第五章　附则

第三十五条　本办法施行前已经批准设置或备案的互联网医院，自本办法施行之日起30日内，按照本办法要求重新提出设置和执业登记申请。

第三十六条　本办法自发布之日起施行。

附录

互联网医院基本标准（试行）

申请设置互联网医院或者以互联网医院作为第二名称的，应当符合本标准。

一、诊疗科目

互联网医院根据开展业务内容确定诊疗科目，不得超出所依托的实体医疗机构诊疗科目范围。

二、科室设置

互联网医院根据开展业务内容设置相应临床科室，并与所依托的实体医疗机构临床科室保持一致。必须设置医疗质量管理部门、信息技术服务与管理部门、药学服务部门。

三、人员

（一）互联网医院开设的临床科室，其对应的实体医疗机构临床科室至少有1名正高级、1名副高级职称的执业医师注册在本机构（可多点执业）。

（二）互联网医院有专人负责互联网医院的医疗质量、医疗安全、电子病历的管理，提供互联网医院信息系统维护等技术服务，确保互联网医院系统稳定运行。

（三）有专职药师负责在线处方审核工作，确保业务时间至少有1名药师在岗审核处方。药师人力资源不足时，可通过合作方式，由具备资格的第三方机构药师进行处方审核。

（四）相关人员必须经过医疗卫生法律法规、医疗服务相关政策、各项规章制度、岗位职责、流程规范和应急预案的培训，确保其掌握服务流程，明确可能存在的风险。

四、房屋和设备设施

（一）用于互联网医院运行的服务器不少于2套，数据库服务器与应用系统服务器需划分。存放服务器的机房应当具备双路供电或紧急发电设施。存储医疗数据的服务器不得存放在境外。

（二）拥有至少2套开展互联网医院业务的音视频通讯系统（含必要的软件系统和硬件设备）。

（三）具备高速率高可靠的网络接入，业务使用的网络带宽不低于10 Mbps，且至少由两家宽带网络供应商提供服务。鼓励有条件的互联网医院接入互联网专线、虚拟专用网（VPN），保障医疗相关数据传输服务质量。

（四）建立数据访问控制信息系统，确保系统稳定和服务全程留痕，并与实体医疗机构的HIS、PACS/RIS、LIS系统实现数据交换与共享。

（五）具备远程会诊、远程门诊、远程病理诊断、远程医学影像诊断和远程心电诊断等功能。

（六）信息系统实施第三级信息安全等级保护。

五、规章制度

建立互联网医疗服务管理体系和相关管理制度、人员岗位职责、服务流程。规章制度应当包括互联网医疗服务管理制度、互联网医院信息系统使用管理制度、互联网医疗质量控制和评价制度、在线处方管理制度、患者知情同意与登记制度、在线医疗文书管理制度、在线复诊患者风险评估与突发状况预防处置制度、人员培训考核制度，停电、断网、设备故障、网络信息安全等突发事件的应急预案。

远程医疗服务管理规范（试行）

为贯彻落实《国务院办公厅关于促进"互联网+医疗健康"发展的意见》（国办发〔2018〕26号），进一步推动远程医疗服务持续健康发展，优化医疗资源配置，促进优质医疗资源下沉，推进区域医疗资源整合共享，提高医疗服务能力和水平，制定本规范。

一、管理范围

本规范所称远程医疗服务包括以下情形：

（一）某医疗机构（以下简称邀请方）直接向其他医疗机构（以下简称受邀方）发出邀请，受邀方运用通讯、计算机及网络技术等信息化技术，为邀请方患者诊疗提供技术支持的医疗活动，双方通过协议明确责权利。

（二）邀请方或第三方机构搭建远程医疗服务平台，受邀方以机构身份在该平台注册，邀请方通过该平台发布需求，由平台匹配受邀方或其他医疗机构主动对需求做出应答，运用通讯、计算机及网络技术等信息化技术，为邀请方患者诊疗提供技术支持的医疗活动。邀请方、平台建设运营方、受邀方通过协议明确责权利。

邀请方通过信息平台直接邀请医务人员提供在线医疗服务的，必须申请设置互联网医院，按照《互联网医院管理办法（试行）》管理。

二、开展远程医疗服务的基本条件

（一）医疗机构基本条件。

1.有卫生健康行政部门（含中医药主管部门，下同）批准、与所开展远程医疗服务相应的诊疗科目。

2.有在本机构注册、符合远程医疗服务要求的专业技术人员。

3.有完善的远程医疗服务管理制度、医疗质量与医疗安全、信息化技术保障措施。

（二）人员基本条件。

邀请方与受邀方应当根据患者病情安排相应医务人员参与远程医疗服务。邀请方至少有1名执业医师（可多点执业）陪同，若邀请方为基层医疗卫生机构，可以由执业助理医师或乡村医生陪同；受邀方至少有1名具有相应诊疗服务能力、独立开展临床工作3年以上的执业医师（可多点执业）为患者提供远程医疗服务。根据患者病情，可提供远程多学科联合诊疗服务。

有专职人员负责仪器、设备、设施、信息系统的定期检测、登记、维护、改造、升级，符合远程医疗相关卫生信息标准和信息安全的规定，保障远程医疗服务信息系统（硬件和软件）处于正常运行状态，满足医疗机构开展远程医疗服务的需要。

（三）设备设施基本条件。

1.远程医疗信息系统应当满足图像、声音、文字以及诊疗所需其他医疗信息的安全、实时传输，图像清晰，数据准确，符合《远程医疗信息系统建设技术指南》，满足临床诊疗要求。

2.重要设备和网络应当有不间断电源。

3.远程医疗服务网络应当至少有2家网络供应商提供的网络，保障远程医疗服务信息传输通畅。有条件的可以建设远程医疗专网。

三、远程医疗服务流程及有关要求

（一）签订合作协议。医疗机构间直接或通过第三方平台开展远程医疗服务的，要签订远程医疗合作协议，约定合作目的、合作条件、合作内容、远程医疗流程、各方责任权利义务、医疗损害风险和责任分担等事项。合作协议可以以电子文件形式签订。

（二）知情同意。邀请方应当根据患者的病情和意愿组织远程医疗服务，并向患者说明远程医疗服务内容、费用等情况，征得患者书面同意，签署远程医疗服务知情同意书。不宜向患者说明病情的，应当征得其监护人或者近亲属书面同意。

（三）远程会诊。医疗机构之间通过远程进行会诊，受邀方提供诊断治疗意见，邀请方明确诊断治疗方案。

1.发出邀请。邀请方需要与受邀方通过远程医疗服务开展个案病例讨论的，需向受邀方直接或通过第三方平台提出邀请，邀请至少应当包括邀请事由、目的、时间安排、患者相关病历摘要及拟邀请医师的专业和技术职务任职资格等。医疗联合体内可以协商建立稳定的远程心电诊断、远程影像诊断、远程病理诊断等机制，加强上级医院对基层医疗机构的技术支持。

2.接受邀请。受邀方接到邀请方或第三方平台发出的远程医疗服务邀请后，要及时做出是否接受邀请的决定。接受邀请的，须告知邀请方，并做好相关准备工作；不接受邀请的，及时告知邀请方并说明理由。第三方平台参与匹配的，还要同时将是否接受邀请告知第三方平台运营方。

3.实施服务。受邀方应当认真负责地安排具备相应资质和技术能力的医务人员，按照相关法律、法规和诊疗规范的要求，提供远程医疗服务，及时将诊疗意见告知邀请方，并出具由相关医师签名的诊疗意见报告。邀请方根据患者临床资料，参考受邀方的诊疗意见，决定诊断与治疗方案。

（四）远程诊断。邀请方和受邀方建立对口支援或者形成医疗联合体等合作关系，由邀请方实施医学影像、病理、心电、超声等辅助检查，由受邀的上级医疗机构进行诊断，具体流程由邀请方和受邀方通过协议明确。

（五）妥善保存资料。邀请方和受邀方要按照病历书写及保管有关规定共同完成病历资料，原件由邀请方和受邀方分别归档保存。远程医疗服务相关文书可通过传真、扫描文件及电子签名的电子文件等方式发送。医务人员为患者提供咨询服务后，应当记录咨询信息。

四、管理要求

（一）机构管理。开展远程医疗服务的医疗机构应当按照以下要求开展工作：

1.制定并落实管理规章制度，执行国家发布或者认可的技术规范和操作规程，建立应急预案，保障医疗质量与安全。

2.设置专门的医疗质量安全管理部门或配备专职人员，负责远程医疗服务质量管理与控制工作，履行以下职责：

① 对规章制度、技术规范、操作规程的落实情况进行检查。

② 对医疗质量、器械和设备管理等方面进行检查。

③ 对重点环节和影响医疗质量与安全的高危因素进行监测、分析和反馈，提出预防与控制措施。

④ 对病历书写、资料保存进行指导和检查等。

3.医疗质量安全管理人员应当具备相关专业知识和工作经验。

4.参与远程医疗运行各方应当加强信息安全和患者隐私保护，防止违法传输、修改，防止数据丢失，建立数据安全管理规程，确保网络安全、操作安全、数据安全、隐私安全。

5.与第三方机构合作发展远程医疗服务的，要通过协议明确各方权利、义务和法律责任，落实财务管理各项制度。

（二）人员管理。

1.医疗机构应当制订并落实远程医疗服务相关医务人员的培训计划，使其具备与本职工作相关的专业知识。建立对技术人员的专业知识更新、专业技能维持与培养等管理的相关制度和记录。落实相关管理制度和工作规范。

2.医务人员对患者进行远程医疗服务时应当遵守医疗护理常规和诊疗规范。

（三）质量管理。开展远程医疗服务的医疗机构应当按照以下要求开展医疗质量管理工作：

1.按照国家发布或认可的诊疗技术规范和操作规程有关要求，建立并实施医疗质量管理体系，遵守相关技术规范和标准，实行患者实名制管理，持续改进医疗质量。

2.积极参与省级以上远程医疗服务质控中心组织的医疗质量管理与控制相关工作，接受卫生健康行政部门和质控中心的业务指导与监管。

3.医疗质量安全管理人员督促落实各项规章制度和日常管理工作，并对本机构远程医疗服务行为进行定期巡视。

4.信息技术专业人员做好远程医疗设备的日常维护，保证其正常运转。

5.受邀方参与远程医疗服务的医务人员应当具有应急处理能力。

6.提供医学检查检验等服务的远程医疗服务中心，应当配备具有相应资质的卫生专业技术人员，按照相应的规范开展工作。

7.建立良好的医患沟通机制，保障患者知情同意权，维护患者合法权益。

8.严格按照有关规定与要求，规范使用和管理医疗设备、医疗耗材、消毒药械和医疗用品等。

五、加强监管

（一）地方各级卫生健康行政部门应当加强对辖区内医疗机构提供远程医疗服务的监督管理，将远程医疗服务纳入当地医疗质量控制体系，确保远程医疗服务质量和安全。

（二）在远程医疗服务过程中发生医疗争议时，患者向邀请方所在地卫生健康行政部门提出处理申请。远程会诊由邀请方承担相应法律责任，远程诊断由邀请方和受邀方共同承担相应法律责任。

（三）医疗机构与第三方机构合作开展远程医疗服务发生争议时，由邀请方、受邀方、第三方机构按照相关法律、法规和各方达成的协议进行处理，并承担相应的责任。

（四）医疗机构和医务人员在开展远程医疗服务过程中，有违反《执业医师法》《医疗机构管理条例》《医疗事故处理条例》和《护士条例》等法律、法规行为的，由卫生健康行政部门按照有关法律、法规规定处理。

关于设立应对疫情心理援助热线的通知

肺炎机制发〔2020〕18号

各省、自治区、直辖市应对新型冠状病毒感染的肺炎疫情联防联控机制（领导小组、指挥部）：

当前，防控新型冠状病毒感染的肺炎疫情正处于关键时期，31个省份启动了重大突发公共卫生事件一级响应，展开了疫情防控阻击战。为做好防控疫情的社会心理服务工作，向公众提供心理支持、心理疏导等服务，预防与减轻疫情所致的心理困顿，防范心理压力引发的极端事件，各地要在原有心理援助热线的基础上设立应对疫情心理援助热线（以下简称"心理热线"），现将有关要求通知如下：

一、省级或者地市级卫生健康行政部门要切实负起责任，统一组织协调当地心理热线，组建热线技术专家组，提供技术支持。要尽快评估卫生健康、教育、民政等部门、学会、协会等社会组织已开通的心理热线的服务能力，依托有条件的热线设立专席，开通疫情应对心理援助专线。每条热线至少开通2个座席，结合本地公众需求提供24小时免费心理服务。地方政府应当对热线主办机构给予适当经费补助。

二、各地要通过电视、官方网站等多种媒体及时向社会公布心理热线电话号码，让群众广泛了解。有条件的地方应向电信部门申请开通热线电话短号码，方便群众记忆和拨打。

三、各地卫生健康行政部门要指导、协调热线主办机构尽快组建、充实热线工作团队，鼓励有心理咨询和心理危机干预经验的精神卫生、心理学专业人员、符合条件的社会心理服务志愿者，共同参与热线服务。各地要按照已下发的《新型冠状病毒感染的肺炎疫情紧急心理危机干预指导原则》（肺炎机制发〔2020〕8号，可在国家卫生健康委官网下载），针对不同人群的心理危机干预要点，对热线工作人员进行针对性的培训并进行技术支持和督导。

四、各地要加强心理热线管理，使用规范的热线服务流程，遵循心理热线服务伦理原则，定时分析汇总来电咨询的信息，了解和掌握公众关注的热点和各类来电人员的心理状态，做好评估和预判。发现突出问题或可能发生应激事件时，要及时将相关信息报告当地卫生健康行政部门。

国务院应对新型冠状病毒感染的肺炎疫情联防联控机制

2020年2月2日

国家卫生健康委办公厅关于印发
新型冠状病毒感染的肺炎病例转运工作方案（试行）的通知

国卫办医函〔2020〕76号

各省、自治区、直辖市及新疆生产建设兵团卫生健康委：

为切实做好新型冠状病毒感染的肺炎疫情防控工作，确保各地新型冠状病毒感染的肺炎病例转运工作顺利开展，有效控制疫情，我们制订了《新型冠状病毒感染的肺炎病例转运工作方案（试行）》。请各地卫生健康行政部门按照本方案要求，结合实际制定具体工作细则，确保工作有序开展。

附件：新型冠状病毒感染的肺炎病例转运工作方案（试行）

国家卫生健康委办公厅

2020年1月27日

附件

新型冠状病毒感染的肺炎病例转运工作方案（试行）

为确保新型冠状病毒感染的肺炎病例转运工作顺利开展，有效控制疫情，保障人民身体健康安全，特制订本工作方案。

一、基本要求

（一）各级卫生健康行政部门统筹负责辖区内新型冠状病毒感染的肺炎病例转运的指挥调度工作。疑似病例和确诊病例都应转运至定点医院集中救治。医疗机构发现新型冠状病毒感染的肺炎病例时，需向本地卫生健康行政部门报告，由市级卫生健康行政部门组织急救中心，将病例转运至定点救治医院。

（二）急救中心应当设置专门的区域停放转运救护车辆，配置洗消设施，配备专门的医务人员、司机、救护车辆负责新型冠状病毒感染的肺炎病例的转运工作。

（三）医疗机构和急救中心应当做好患者转运交接记录，并及时报上级卫生健康行政部门。

二、转运要求

（一）转运救护车辆车载医疗设备（包括担架）专车专用，驾驶室与车厢严格密封隔离，车内设专门的污染物品放置区域，配备防护用品、消毒液、快速手消毒剂。

（二）医务人员穿工作服、隔离衣、戴手套、工作帽、医用防护口罩；司机穿工作服，戴外科口罩、手套。

（三）医务人员、司机转运新型冠状病毒感染的肺炎患者后，须及时更换全套防护物品。

（四）转运救护车应具备转运呼吸道传染病患者基本条件，尽可能使用负压救护车进行转运。转运时应保持密闭状态，转运后对车辆进行消毒处理。转运重症病例时，应随车配备必要的生命支持设备，防止患者在转运过程中病情进一步恶化。

（五）医务人员和司机的防护，车辆、医疗用品及设备消毒，污染物品处理等按照《医院感染管理办法》《消毒技术规范》及相关规定执行。

（六）救护车返回后需严格消毒方可再转运下一例患者。

三、工作流程

（一）转运流程穿、戴防护物品→出车至医疗机构接患者→患者戴外科口罩→将患者安置在救护车→将患者转运至接收医疗机构→车辆及设备消毒→转运下一例患者。

（二）穿戴及脱摘防护物品流程。

穿戴防护物品流程：洗手或手消毒→戴帽子→戴医用防护口罩→穿工作服→穿隔离衣→戴手套。

脱摘防护物品流程：摘手套→洗手或手消毒→脱隔离衣→洗手或手消毒→摘口罩、帽子→洗手或手消毒。

（三）医务人员、司机下班前进行手卫生→淋浴更衣。

（四）救护车清洁消毒：

1.空气：开窗通风。

2.车厢及其物体表面：过氧化氢喷雾或含氯消毒剂擦拭消毒。

国家卫生健康委办公厅关于加强信息化支撑
新型冠状病毒感染的肺炎疫情防控工作的通知

国卫办规划函〔2020〕100号

各省、自治区、直辖市及新疆生产建设兵团卫生健康委：

　　为贯彻落实党中央、国务院关于新型冠状病毒感染的肺炎疫情防控工作的总体部署，充分发挥信息化在辅助疫情研判、创新诊疗模式、提升服务效率等方面的支撑作用，切实做好疫情发现、防控和应急处置工作，在总结各地典型做法的基础上，现就加强信息化支撑疫情防控工作通知如下：

一、强化数据采集分析应用

　　1.注重发挥好中国疾病预防控制信息系统作用，积极采用网络直报方式，支撑新型冠状病毒感染的肺炎疫情数据填报和逐级统计，重点涵盖疑似、确诊病例等内容，不断提高数据报送质量效率，减轻基层统计填报负担。

　　2.强化与工信、公安、交通运输等部门的信息联动，形成公路、铁路、民航、通讯、医疗等疫情相关方多源数据监测、交换、汇聚、反馈机制，利用大数据技术对疫情发展进行实时跟踪、重点筛查、有效预测，为科学防治、精准施策提供数据支撑。

　　3.注重依托省统筹区域全民健康信息平台，做好新型冠状病毒感染的肺炎确诊和疑似病历汇聚、分析、应用工作，服务于疫情防控、临床救治和科研攻关。

二、积极开展远程医疗服务

　　4.充分发挥各省份远程医疗平台作用，鼓励包括省级定点救治医院在内的各大医院提供远程会诊、防治指导等服务，借助信息技术下沉专家资源，提高基层和社区医疗卫生机构应对处置疫情能力，缓解定点医院诊疗压力，减少人员跨区域传播风险。

　　5.充分发挥中国继续医学教育网等平台作用，通过远程教育方式开展新型冠状病毒自我防护、诊疗救治等培训，提高基层医务人员医疗服务和个人防护能力。

三、规范互联网诊疗咨询服务

6.依托各省级卫生健康委网站等公开规范渠道，集中汇聚已经注册审批的互联网医院、互联网诊疗平台及相关医院网站的服务链接并及时发布，便于群众及时获取相关疫情防控和诊疗服务信息。国家卫生健康委在委网站集中汇聚各省份服务链接。

7.积极组织各级医疗机构借助"互联网+"开展针对新型冠状病毒感染的肺炎的网上义务咨询、居家医学观察指导等服务，拓展线上医疗服务空间，引导患者有序就医，缓解线下门诊压力。

8.充分发挥互联网医院、互联网诊疗的独特优势，鼓励在线开展部分常见病、慢性病复诊及药品配送服务，降低其他患者线下就诊交叉感染风险。

四、深化"互联网+"政务服务

9.依托全国一体化在线政务服务平台、各级卫生健康行政部门官网官微、居民电子健康卡等多种途径，开展疫情信息查询、定点救治医院及发热门诊查询导航、主动申报与线索提供、新型冠状病毒科普预防知识传播等服务，方便群众及时获取权威信息，科学认识疾病，做好自身防护。

10.强化政务服务一网通办，以网上办、自助办、掌上办、咨询办实现"不见面审批"，以"远距离、不接触"最大限度隔绝病毒的传播途径。

五、加强基础和安全保障

11.加快基础网络升级改造，保障医疗信息系统平稳运行，确保疫情防控指挥体系稳定畅通。有条件的地方可运用5G等信息技术，提高定点救治医院网络稳定性和传输质量，满足患者救治工作需要。

12.加强网络信息安全工作，以防攻击、防病毒、防篡改、防瘫痪、防泄密为重点，畅通信息收集发布渠道，保障数据规范使用，切实保护个人隐私安全，防范网络安全突发事件，为疫情防控工作提供可靠支撑。

国家卫生健康委办公厅

2020年2月3日

国家卫生健康委办公厅关于
在疫情防控中做好互联网诊疗咨询服务工作的通知

国卫办医函〔2020〕112号

各省、自治区、直辖市及新疆生产建设兵团卫生健康委：

为贯彻落实党中央、国务院关于加强新型冠状病毒肺炎疫情防控工作的决策部署，在疫情防控工作中充分利用"互联网+医疗"的优势作用，为人民群众提供优质便捷的诊疗咨询服务，现就做好互联网诊疗咨询服务工作通知如下：

一、充分发挥互联网诊疗咨询服务在疫情防控中的作用

各级卫生健康行政部门要把人民群众生命安全和身体健康放在第一位，把思想和行动统一到习近平总书记重要讲话和中央政治局常委会会议精神上来，把疫情防控工作作为当前最重要的工作来抓，要充分发挥互联网医疗服务优势，大力开展互联网诊疗服务，特别是对发热患者的互联网诊疗咨询服务，进一步完善"互联网+医疗健康"服务功能，包括但不限于线上健康评估、健康指导、健康宣教、就诊指导、慢病复诊、心理疏导等，推动互联网诊疗咨询服务在疫情防控中发挥更为重要的作用，让人民群众获得及时的健康评估和专业指导，精准指导患者有序就诊，有效缓解医院救治压力，减少人员集聚，降低交叉感染风险。

二、科学组织互联网诊疗咨询服务工作

（一）建立互联网诊疗服务平台。各省级卫生健康行政部门要统一建立全省的互联网医疗服务平台和新型冠状病毒肺炎防控服务管理平台，或依托各省级卫生健康行政部门官方网站等公开规范渠道，集中整合发布已经注册审批的互联网医院、互联网诊疗平台，便于群众及时获取相关诊疗服务信息。

（二）加强对各医疗机构开展互联网诊疗咨询服务的组织工作。各省级卫生健康行政部门组织动员省内具备条件的医疗机构，根据疫情防控工作的需要，针对发热患者，组织呼吸科、感染科、急诊医学科、重症医学科、精神卫生科及全科医生开展互联网诊疗咨询服务。

（三）利用广播电视媒体、社区、医疗机构、自媒体、短视频等多种渠道多种形式加强对发热患者互联网诊疗咨询服务的宣传，让人民群众通过互联网诊疗咨询，可以便捷地了解自身的健康状况，在专业医生的指导下有序地去实体医院

就诊。

三、有效开展互联网诊疗咨询服务工作

（一）具备条件的医疗机构应当充分利用本单位的互联网医院平台、互联网医疗服务平台、官方网站、官方新媒体平台等平台，开设新型冠状病毒肺炎、发热门诊等就诊咨询快速通道，开展针对新型冠状病毒肺炎的网上免费咨询、居家医学观察指导与健康评估等服务，引导患者有序就医、精准就医。

（二）具备条件的医疗机构根据疫情防控的需要，发热患者在医疗咨询后，疑似患者在线填写新型冠状病毒肺炎问诊量表，实现入院前在线填报，护士检查后准许入院，加快新型冠状病毒肺炎预检工作，保障医院业务的高效运转，提前筛选疑似患者，避免交叉感染，做到对疑似患者可跟踪。对于疑似患者，要及时派遣急救车辆转运到定点医院，按程序进行诊断和救治。

（三）具备条件的医疗机构可充分利用医院互联网等相关平台，开展新型冠状病毒肺炎相关健康宣教工作，组织知名医生开展线上防控知识讲座直播，或向大众推送最新防控知识文章。

四、切实做好互联网诊疗咨询服务的实时监管工作

各省级卫生健康行政部门要按照《互联网诊疗管理办法（试行）》《互联网医院管理办法（试行）》《远程医疗服务管理规范（试行）》等有关规定，规范开展互联网诊疗服务工作。要充分利用省级互联网诊疗服务监管平台，加强对互联网诊疗服务的事前、事中和事后的动态监管，加强医务人员资质、诊疗行为、处方流转、数据安全的监管，保障互联网医疗健康服务规范有序，确保医疗安全和质量，对不合规范的诊疗咨询行为进行预警和跟踪处理，对不良事件和患者投诉进行受理，确保群众健康权益。

国家卫生健康委办公厅
2020年2月6日

关于推进新冠肺炎疫情防控期间
开展"互联网+"医保服务的指导意见

各省、自治区、直辖市、新疆生产建设兵团医保局、卫生健康委：

为坚决贯彻落实党中央、国务院关于加强新型冠状病毒肺炎疫情防控工作的决策部署，方便广大参保人员就医购药，减少人群聚集和交叉感染风险，按照《国务院办公厅关于促进"互联网+医疗健康"发展的意见》（国办发〔2018〕26号）等文件精神，现就疫情期间开展"互联网+"医保服务提出如下指导意见：

一、将符合条件的"互联网+"医疗服务费用纳入医保支付范围

经卫生健康行政部门批准设置互联网医院或批准开展互联网诊疗活动的医疗保障定点医疗机构，按照自愿原则，与统筹地区医保经办机构签订补充协议后，其为参保人员提供的常见病、慢性病"互联网+"复诊服务可纳入医保基金支付范围。

按照《国家医疗保障局关于完善"互联网+"医疗服务价格和医保支付政策的指导意见》（医保发〔2019〕47号）规定，落实相关价格和支付政策。定点非公立医疗机构提供的"互联网+"复诊服务，参照定点公立医疗机构的价格和支付政策进行结算。

二、鼓励定点医药机构提供"不见面"购药服务

落实"长处方"的医保报销政策。积极推进城乡居民高血压、糖尿病门诊用药保障机制落地。参保人员凭定点医疗机构在线开具的处方，可以在本医疗机构或定点零售药店配药。探索推进定点零售药店配药直接结算，按照统筹地区规定的医保政策和标准，分别由个人和医保基金进行结算，助力疫情防控。鼓励定点医药机构在保障患者用药安全的前提下，创新配送方式，减少人群聚集和交叉感染风险。

三、完善经办服务

统筹地区医保经办机构与提供"互联网+"医疗服务的定点医疗机构签订补充协议时，应明确纳入医保支付的"互联网+"医疗服务范围、条件、收费和结

算标准、支付方式、总额指标管理以及医疗行为监管、处方审核标准等，原则上对线上线下医疗服务实行统一管理。医保经办机构要与定点医药机构密切配合、做好对接，对符合规定的"互联网+"医疗服务、在线处方药费等实现在线医保结算。

四、不断提升信息化水平

使用医保电子凭证实现互联网医保服务无卡办理。前期已经开通医保电子凭证实现互联网医保服务的省份，继续做好推广应用工作。未开通医保电子凭证的省份，按照《国家医疗保障局办公室关于全面推广应用医保电子凭证的通知》（医保办〔2020〕10号）要求开展工作；未开通省份暂不具备开通条件的，保持现有信息系统稳定，避免重复建设、分散建设。同步做好互联网医保服务有关数据的网络安全工作，防止数据泄露。

五、加强医保基金监管

根据"互联网+"医疗服务特点，落实线上实名制就医，配套建立在线处方审核制度、医疗服务行为监管机制，保障诊疗、用药合理性，防止虚构医疗服务，确保医保基金安全。定点医药机构应当为患者建立和妥善保存电子病历、在线电子处方、购药记录等信息，做到诊疗、处方、交易、配送全程可追溯，实现信息流、资金流、物流全程可监控，满足患者可以在线查询检查检验结果、诊断治疗方案、处方和医嘱等病历资料。

六、确保工作平稳有序开展

要做好"互联网+"医保服务政策宣传，坚持正确舆论导向，准确解读相关政策。要提供必要的电话和网上咨询服务，及时为群众解答有关问题。要做好疫情期间系统上线、完善应用、情况上报、评估总结等工作，及时总结推广成功经验做法，逐步向有条件的定点医药机构和地区推广，更好地为广大参保群众提供优质的服务。

国家医保局 国家卫生健康委

2020年2月28日

第二章

河南省人民医院互联智慧分级诊疗相关制度

第一节　互联智慧分级诊疗制度

河南省人民医院关于开展互联智慧分级诊疗
服务体系建设实施方案的通知

省医院字〔2019〕190号

为进一步深化医药卫生体制改革，贯彻落实《国务院办公厅关于推进分级诊疗制度的指导意见》《河南省人民政府办公厅关于推进分级诊疗制度建设的实施意见》等文件精神，促进优质医疗资源下沉，推动形成基层首诊、分级诊疗、双向转诊的就医新格局，提升县级医疗机构专科建设和综合服务能力，立足我省经济社会和医疗卫生事业发展实际，结合我省分级诊疗制度建设现状，借鉴学习国内外经验做法，根据我院发展规划和战略定位，制订本实施方案。

一、指导思想

围绕"保基本、强基层、建机制"的工作要求，坚持以基层需求为导向，以信息为载体，以常见病、多发病、慢性病和急危疑难重症为抓手，以学科分级联合、教学培训和质量控制为切入点。充分发挥大型公立医院龙头带动和引领辐射作用，促进县级医疗机构专科建设，提升基层医疗机构诊治水平和服务能力。

二、工作目标

按照"平等自愿、资源共享、优势互补、协同提高"原则，建立以省医三级医院为龙头，以市级医院为区域中心、以县级医院为基础纽带、以社区卫生服务中心/乡镇卫生院为预防教育网底。建立分工明确、覆盖广泛、资源共享、互联智慧、服务同质、便民惠民的互联智慧分级诊疗服务体系。

三、实施方案

（一）构建互联智慧医联体　根据我省医疗机构地域分布、服务能力和合作意愿，人民群众对医疗服务需求，结合我院实际情况，建立互联智慧分级诊疗体系。通过信息互通、技术帮扶、人才培养和学科建设等方式，提升基层医院服务能力，推进区域医疗共享，实现医疗服务同质化。

1.签署互联智慧合作协议　以我院为牵头单位，联合河南省内外138家地市级、县级医院，分次分批签署互联智慧分级诊疗合作协议，构建1+×医联体，形成纵向资源共享，分工协作。

2.建立专科联盟　根据我院重点专科和特色专科优势，联合市、县相同专科技术力量，组建互联智慧学科联盟。促进学科之间交流，提高救治急危重症救治水平。

3.建立远程医疗协作网　依托我院远程医学中心，逐步为河南省偏远地区县级医疗机构、我院援疆哈密市医疗机构和我省援非国家提供远程医疗服务，促进医疗资源纵向流动，实现"患者不动，专家移动"局面。

（二）成立互联智慧分级诊疗医学中心　医院建立互联智慧分级诊疗医学中心，下设办公室、远程医学中心（院内会诊、国内会诊和国际会诊）、教育培训中心、质量控制中心、96195综合调度服务中心、学科联合中心，承担协作医院医疗需求。进行预约诊疗、双向诊疗、专科诊疗和联合诊疗。

（三）建立互联智慧分级诊疗协同平台　医院建立河南省人民医院互联智慧分级诊疗协同平台，实现一个平台（www.o2omed.com.cn）、通过登录ID多个入口，实现我院与不同层级医疗机构间信息系统的互联互通，包括HIS、LIS、PACS、EMR、病理、心电、手术、麻醉、急救、重症监护等信息系统。在会诊基础上不仅借助微信及终端实现手机端同步传输，而且实现网站、手机App、微信的三位一体与医院、医护人员、患者三方联动的沟通方式，真正做到全终端、全时空、多协同服务模式。

（四）配备硬件服务设备　免费向协作医院赠送高清病理切片扫描仪、前置机、防火墙、视频支架、显示器、主机、遥控器、拾音器、10倍摄像头、应用软件一套，承担部分网线部署、端口开发等费用。

（五）建立96195综合服务平台　通过购买第三方服务方式，按照"一个平台，一个号码，一键完成"原则，建成96195综合服务平台，实现24小时重症患者转运车辆调度、床位调配、预约挂号、预约检查、就医流程咨询、健康咨询及第三方患者满意度调查、出院患者随访等工作。

（六）制定20条服务举措　我院以特定服务日和特定服务项目形式，制定服务基层医院20条举措，具体如下：专家坐诊日；专家手术日；专家多学科会诊日；专家健康讲座日；专家教学培训日；省医患者向下转诊日；专家远程查房日；专家质控管理日；专家对重点专科建设签约服务日；专家到基层医院患者随访日；专家合理用药指导日；专家重症患者24小时救治会诊服务；省医就近区域延伸病区服务；图书馆、培训和模拟中心基层医院全天候开放服务；远程影像（心电图、超声、病理）全天候诊断服务；全天候各类预约检查服务；专家健康管理服务。

（七）成立全科医学科　医院成立全科医学科，立足于全科诊疗和教学培训两项重点工作，不仅为患者提供更加全面的诊疗服务，而且与基层单位合作，建立社区卫生服务中心及社区教学基地，开展培训及教学工作。

（八）建立管理服务团队　医院建立一支人才层次高、业务能力强、综合素质高的工作团队，专门负责互联智慧分级诊疗医学中心的具体业务工作。

（九）建立航空医疗救援网络　通过与广东白云通用航空公司进行深度合作，建立中国紧急救援河南航空救援基地，以郑州为中心，逐步在安阳、商丘、洛阳、驻马店等地建设5个基地，形成覆盖全省的航空医疗紧急救援网络。

四、保障措施

（一）健全组织　院领导高度重视互联智慧分级诊疗工作，成立互联智慧分级诊疗工作领导小组，院长和书记任组长，院领导班子成员任副组长，公共事业发展部、院办、财务部、医务部、护理部、信息中心、后勤保障部等部门职能部门负责人为成员，具体工作由公共事业发展部落实。

（二）投入专项资金　投入1.1亿元专项资金用于分级诊疗设施、设备和人力资源建设。

（三）实行联络员地图式责任管理　院领导按地市分片包干负责，临床专家作为联络专家、首席学科专家或名誉院长，联络员实行地图式定位管理，推行

"院领导包片+首席学科专家负责+联络员协调"工作机制。联络员负责与基层医院对接每月对口帮扶活动内容，组织首席学科专家、签约重点专科专家和相关专业专家相关活动，实行参加互联智慧活动签到制度。详见附件一。

（四）**推广适宜技术**　通过实践证明具有安全、有效、经济、成熟并相对先进的医疗技术，适合基层医疗机构使用。通过举办专题培训班、学术讲座、疑难病例研讨会、手术指导等形式进行推广适宜技术。

（五）**建立科室绩效考核机制**　互联智慧分级诊疗工作实行动态管理，服务举措落实情况不仅纳入临床科主任负责制目标管理考评细则，而且与科主任管理和考核挂起钩，实行月考核、季讲评、年统算。每次活动工作量予以登记，月底给予不同奖励。详见附件二。

（六）**建立双向转诊机制**　院际之间逐步建立基层首诊、急慢分治、上下联动的双向转诊制度。建立患者双向转诊绿色通道，设立96195综合服务平台，成立24小时患者转运车队，使急危重症患者得到及时有效治疗，进入康复阶段的患者转运至相应的基层医院，并定期进行患者随访。详见附件三。

（七）**建立双向转诊标准**　患者上转标准：临床各科急危重症，基层医院难以实施有效救治的病历；不能确诊的疑难复杂病例；重大伤亡事件中，处置能力受限的病例；疾病诊治超出医疗机构核准诊疗范畴科目的病例；需要到上一级医院做进一步检查，协助明确诊断的病例；其他因技术、设备条件限制不能处置的病例。

患者下转标准：急性期治疗后病情稳定，需要继续康复治疗的患者；诊断明确，不需特殊治疗的患者；各种恶性肿瘤患者的晚期非手术治疗和临终关怀；需要长期治疗的慢性病患者；老年护理患者；心理障碍等精神疾病恢复期患者；一般常见病、多发病患者。

2017年7月16日

河南省人民医院互联智慧分级诊疗专家团
赴××县（市）医院第×次活动签到表

序号	姓名	科室	职称	联系方式
1				
2				
3				
4				
5				
6				
7				
8				
9				
10				

××县（市）医院互联智慧负责人（签字）：

××县（市）医院盖章：

年　月　日

附件二

河南省人民医院互联网智慧分级诊疗专家团工作量登记表

时间： 年 月 日

项目\姓名					
手术指导（手术名称、级别及手术量）					
查房（例数）					
学术讲座（场）					
教学培训（场）					
质控指导（天）					
合理用药指导（天）					
基层随访（天）					
义诊人次					
疑难病会诊次数					
其他					

协作医院名称（盖章）：

表1 河南省人民医院双向转诊（上转患者）申请表

协作医院名称：		住院科室：		床号：
患者姓名：	性别：	年龄：		职业：
协作医院联系电话：		协作医院转诊医师：		
转入省医科室：		主治医师：		住院号：
付费类型：自费　　　　农合　　　　医保　　　　其他				
诊断：				
主诉：				
现病史及治疗经过：				
相关检验/影像学检查结果：				
转诊要求：				
协作医院（盖章） 二〇　　年　月　日				

表2 河南省人民医院双向转诊（下转患者）申请表

省医住院科室：		床号：	患者姓名：
性别：	年龄：	住院号：	职业：
省医主治医师：		省医联系电话：	
协作医院及科室：	协作医院医师：		协作医院电话：

付费类型：自费　　　农合　　　医保　　　其他

诊断：

主诉：

现病史及治疗经过：

相关检验/影像学检查结果：

转诊要求：

河南省人民医院（盖章）

二〇　　年　月　日

第二节 远程会诊工作制度

一、远程视频会诊工作制度

1.协作医院提出会诊申请的病例应是经过院内会诊后，仍无法解决的疑难问题。经协作医院科主任同意，医务处批准后，可向96195综合调度服务中心提出申请。中心暂不接受个人会诊申请。

2.协作医院按要求登录互联智慧分级诊疗协同平台，规范提交患者病历资料。由中心工作人员进行初步筛查，审核合格的申请由我院会诊工作人员联络相关科室专家进行会诊。

3.普通会诊中心24小时内给予回复、48小时内安排会诊；急会诊4小时内安排会诊。

4.协作医院按照中心工作人员通知的会诊时间提前10分钟联机、准时开始会诊，如需更改时间，必须提前一天告知中心，由我中心另行安排会诊时间。申请会诊医院不得擅自变动会诊时间，否则，所造成的一切后果由申请会诊医院承担。

5.对协作医院会诊时，我院会诊专家需认真查阅病历资料、耐心对待提问，遵守职业道德、本着严谨的精神给予会诊意见。

6.申请上级医院会诊时，申请医生需充分准备会诊患者的相关检查资料，包括病历摘要、检验、影像资料等。按照要求规范填写远程会诊申请表。

7.对于疑难、危重症及特殊患者，我院鼓励相关科室申请向上会诊及国际会诊。

8.向上会诊时，需要该患者主管医生（主治医师或者以上职称）提前10分钟到场准备，向上级医院专家汇报病情，必要时科主任出席。

9.会诊结束后，主管医生督促患者家属48小时内将缴费凭证送至会诊中心。

10.会诊工作人员负责组织和协调远程会诊工作，维护会诊中心相关仪器设备，不得以任何方式向医院内外无关人员散布、泄露患者病情、隐私及中心会诊数据。

二、远程病理会诊工作制度

1. 互联智慧病理远程会诊工作由诊断经验丰富的副主任医师及以上人员承担。

2. 科室根据会诊工作实行日排班制度，当天值班会诊专家需按时完成会诊任务。

3. 会诊病理专家登录互联智慧分级诊疗平台，在电脑终端上完成会诊病例的图像调阅、分析及诊断，并最终发出病理会诊咨询报告。

4. 互联智慧分级诊疗平台提交的会诊病例，24小时内出具咨询报告。如遇疑难病例，需与协作医院做好沟通工作。

5. 针对疑难病例，需经科内讨论后再出具报告。必要时对病理诊断或相关问题提出"再取活检""密切随访""做某些其他检查"等建议。

6. 针对诊断时间较久病例，应考虑到当时对疾病的认识程度、技术条件和诊断标准，对疾病进行一定的解析。

7. 电话咨询远程病理咨询报告有关事宜，未能明确其身份时，病理科工作人员在电话中负责告知会诊咨询报告是否已发出，不得透露报告内容，以保护患者隐私。

8. 实行病理诊断随访制度。尤其对疑难病例和诊断不确切的病例加强随访，促进科学研究，提高诊断水平。

三、远程影像会诊制度

1. 远程影像会诊由副主任医师以上职称或高年资主治医师的影像科诊断医生担任。

2. 严格执行排班制度，不能按时参加会诊者，需提前一天告知远程会诊排班人员，便于及时更换会诊医生。

3. 会诊医生接到会诊通知后，应在6个小时（工作日内）出具会诊意见，若遇到疑难病例需请其他专家进行会诊时，时间可适当延长，并告知上传会诊的医生。

4. 当班会诊医生遇到疑问，可请求专业组长或亚专业主任进行会诊。疑难病例可交于科室影像专家会诊小组组织会诊、讨论。

5. 奖惩制度：远程会诊与当月绩效挂钩。

（1）远程会诊计算到当月的工作量，参与绩效考核。

（2）全年会诊量在前五名的人予以年终奖励。

（3）无特殊原因，未在规定时间内（6小时）出具会诊报告者每例扣罚50元。

四、远程心电图会诊制度

1.凡远程传输至我院会诊中心的常规心电图，首先由当值一级医师初步会诊、结果在20分钟内上传，普通心电图结果由二级医师确认后4小时内上传，疑难心电图诊断结果经三级医师会诊审核后4小时内上传。

2.常规心电图远程会诊24小时值班，安排我院具有心电图诊断资质的一、二、三级医师会诊。一级医师为住院医师或主治医师，二级医师为副主任医师或高年资主治医师，三级医师为主任医师或高年资副主任医师。一级医师会诊中遇到困难或疑问时及时请示二级医师，二级医师不能解决困难时请示三级医师。当值医师不得擅自脱岗。

3.常规心电图远程会诊24小时交接班，交接班医师须按时交接班。接班医师未到岗时值班医师不得离岗。

4.疑难心电图病例分级会诊，一旦发现疑难或疑问病例，当值一级医师及时与传输心电图所在基层医院沟通交流后汇报上级医师，必要时组织全科疑难病例讨论。

5.会诊遇到疑似急性冠状动脉综合征、严重快速性心律失常和严重缓慢性心律失常等心电图危急值，需要在会诊意见里注明。

第三节　远程教育培训相关制度

一、远程教育培训授课专家工作制度

1.授课专家自定讲课题目，并根据题目提供课程简介、个人简介和照片。

2.授课专家制作多媒体课件，使用带有河南省人民医院LOGO的幻灯模板，页面设置为16：9，幻灯第一张须是带照片的个人简介。课件提前发至指定邮箱。

3.每节课时长为30~40分钟，如超课时，可分多节课程录制。

4.授课专家应提前预约直播时间，直播当天提前5~10分钟到达现场，如遇特殊情况应提前告知中心负责人。

5.授课时应穿工作衣或正装，并佩戴胸卡，男士穿衬衣打领带，女士应化淡妆。

6.授课时使用普通话。

二、远程教育培训工作人员制度

1.根据协作医院培训需求，制订全年远程教育培训计划。

2.每月按计划开展远程教育培训和手术录转播等工作。

3.制定远程教育考核评价表，建立专家远程教育培训考核登记制度。

4.远程教育培训采取定期培训与随机培训、集中培训与定点培训相结合的原则。

5.负责互联智慧分级诊疗协同平台教育培训模块的设计、维护、信息发布等，及时上传远程培训课件。

6.开展远程培训及时做好记录，以备管理部门检查和考核。

7.负责远程设备的日常维护工作，要定期检查。对存在隐患设备，及时停用和维修，经检测合格后方可使用。

8.树立安全意识，下班后要关闭运行设备和电源。

9.加强相关业务学习，创新开展培训模式，不断提升远程培训技能。

三、远程教育培训工作制度

1.严格遵守医院各项规章制度，执行互联智慧分级诊疗医学中心各项规定。

2.认真履行教育培训中心工作职责，按时完成各项工作任务。

3.注重仪容、仪表、言谈举止，有礼有节接待来访人员。

4.妥善保管教育培训中心课件，未经主管部门领导批准，不得以任何方式向医院内外人员传播课件。

5.定期进行教育培训数据的统计分析，未经主管部门领导批准，不得以任何方式向医院内外人员传播。

6.录播设备实行专人负责制，禁止挪为他用，建立使用和维修登记簿。

第四节　综合调度服务中心工作制度

通过医院互联智慧综合调度服务中心平台，整合医院呼叫系统，建立96195 24小时服务热线电话，以电话、短信、公众号服务等形式，开展预约挂号、预约检查、双向转诊、车辆调度、后勤服务调度、就医流程咨询、院外随访、患者投诉，为患者提供诊前、诊中、诊后等优质服务。

一、96195 工作制度

1.在主管院长领导下，通过医院互联智慧综合调度服务中心96195平台，为社会提供24小时优质话务服务。

2.开展预约挂号、预约床位、预约住院等服务。

3.综合调度服务中心为全省急危重患者提供24小时转运车辆调度服务；协调调度出院爱心专车，免费接送患者到火车站；协助航空救援中心完成患者航空救援服务；整合医院呼叫系统，为医护人员提供快捷的后勤支持服务，如水、电、暖维修等服务。

4.开展就医咨询，提供医院介绍、名医介绍、患者就医流程咨询、健康教育宣教等；负责网络解答患者的问题。

5.负责第三方满意度调查及随访，定期进行门诊及住院患者满意度监测，并及时反馈到相关部门和科室，持续提高全院服务品质。

6.开展短信推送，提供预约信息、慢病管理、常见病健康教育、出入院温馨提示短信推送等服务。

7.为协作医院提供优质双向转诊服务。

8.受理患者及家属各类投诉，安抚情绪，详细记录投诉问题，报患者体验部投诉办处理并将处理结果及时回馈。

9.做好96195平台文书记录及平台各数据统计分析。

10.完成医院交办的其他工作。

二、应急预案

（一）泛水、失火应急预案及处理流程

【应急预案】

（1）立即查找泛水、失火原因，通知当班其他人员，共同采取措施防止火灾蔓延或继续泛水。

（2）不能自行解决，立即通知锅炉房值班人员9114或总值班人员9100。

（3）告知工作人员，不可涉足泛水或潮湿处，必要时放置醒目标识，防止跌倒。

【处理流程】

查找泛水、失火原因 → 积极采取措施 → 通知总值班9100、保卫处、9114

→ 协助维修人员 → 保持环境清洁 → 放置醒目标识 → 防止跌倒

（二）停电应急预案及处理流程

【应急预案】

（1）通知停电后，立即做好停电准备，备好应急灯、手电筒、蜡烛等。

（2）突然停电后，立即使用其他照明工具，开启应急灯或使用手电筒或点燃蜡烛照明。

（3）迅速与电工房联系，查询停电原因，尽快排除故障或开启应急发电系统。

（4）加强中心巡视，同时注意防火防盗。

【处理流程】

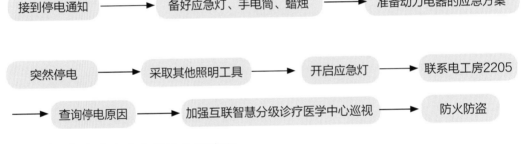

接到停电通知 → 备好应急灯、手电筒、蜡烛 → 准备动力电器的应急方案

突然停电 → 采取其他照明工具 → 开启应急灯 → 联系电工房2205

→ 查询停电原因 → 加强互联智慧分级诊疗医学中心巡视 → 防火防盗

（三）失窃应急方案及处理流程

【应急预案】

（1）维持中心秩序，对可疑人员进行询问。

（2）加强巡视，做好安全工作，随手关门，经常检查门窗。

（3）加强员工安全知识教育，嘱保管好贵重物品和现金。

（4）一旦发生失窃，做好现场保护工作。

（5）通知保卫科或总值班，协助做好侦破工作。

（6）安抚失窃者。

【处理流程】

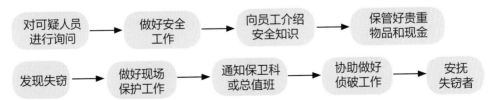

对可疑人员进行询问 → 做好安全工作 → 向员工介绍安全知识 → 保管好贵重物品和现金

发现失窃 → 做好现场保护工作 → 通知保卫科或总值班 → 协助做好侦破工作 → 安抚失窃者

（四）电话平台及电脑故障的应急方案

【应急预案】

（1）当96195电话平台出现故障，需第一时间联系平台技术负责人并记录发生故障时间及恢复时间，上报领导。

（2）当电脑（系统、软件）出现问题，需第一时间联系网络信息中心，并记录发生故障时间及恢复时间，上报领导。

（3）当预约挂号平台出现问题，第一时间联系平台技术支持服务人员，现场处理排除故障。

【处理流程】

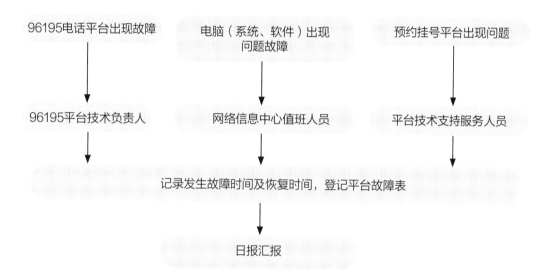

三、综合调度服务中心班组职责

1.提前10分钟到岗，座席固定，保持座席卫生。

2.着淡妆上岗，严格执行服务礼仪及服务规范。

3.执行交接班制度，负责物品交接，做好与夜班交接，掌握综合调度服务中心重症转运车辆信息、重症转运双向转诊信息、工单情况，重点追踪未解决工单。

4.电话实行首接负责制，务必保持96195热线畅通，离开座席时请绑定手机。

5.严格执行各服务流程，做好线上服务。

6.严格执行工单管理，工单和工作量保持一致。

7.按模板进行出院短信推送、慢病管理短信推送、预约信息推送、车辆短信推送等。

8.按要求做好客户资料、双向转诊记录、重症转运车辆调度记录等。

9.遇到紧急情况，请执行应急预案。

第五节　危重症转诊工作制度

1.危重症转运车辆由互联智慧分级诊疗医学中心统一调度指挥（0371-96195），驾驶员必须在接到互联智慧分级诊疗医学中心派车通知后方可出车。车辆作为危重症患者转运使用，不得挪作他用。

2.驾驶员必须坚守工作岗位，按规定着装，不得擅离职守，值班期间不得饮酒，不得私自动用车辆。接到出车命令后认真填写派车单，随身必须携带驾驶证、行车证，行车过程中严格遵守《道路交通安全法》规定的法律法规，不得擅自改变行车路线，按规定收费标准收取车费。做到文明行车、礼貌待人、热情服务。

3.车辆每日必须做好例行检查交接，检查燃油、润滑油、冷却液、轮胎气压、随车维修工具，保证车容整洁、车况良好。按时保养车辆，及时发现排除故障，降低行车安全隐患。

4.驾驶员应当养成良好的生活习惯和作息规律，安排好工作和休息时间，不得私自调班，严禁疲劳驾驶。

5.转运患者过程中发生行车事故时，应当保护好现场，需要移动车辆抢救伤员时，应做好标记并拍照作为证据，及时向当地交通管理部门和医院管理部门报告，等候处理，不得开车逃跑和伪造现场。

6.驾驶员必须按时参加安全学习，认真学习掌握有关安全行车的法律法规，坚持"安全第一，预防为主"方针，切实加强驾驶员遵纪守法、安全行车、文明行车的管理，防止交通事故发生。

第六节　互联智慧外联工作制度

一、联络员岗位职责

（一）岗位要求

1.严格遵守医院劳动纪律、职业道德及各项规章制度，认真履行岗位职责。

2.仪表端庄、举止得体、严以律己、诚实守信，按照医院要求开展外联工作，树立河南省人民医院良好社会形象。杜绝有损医院形象的行为，不发表、不散布与医院发展、协作医院合作有悖的言论。

3.严格遵守医院保密制度，在工作中不得向无关人员透露医院的重要资料和信息。

4.出差期间不做与工作无关的任何事情，不得去与工作无关的场所。

5.出差期间，如遇各种突发事件，及时上报中心。

6.保持24小时通讯畅通，无信号区应注意开启呼叫转移。

7.按时参加部门业务学习、会议等活动，如因故不能参加时，应提前半小时请假。

（二）职责范围

1.了解协作医院服务需求、区域医疗动态、各医院的经营状况，分析医疗市场形势，撰写区域协作医院开展分级诊疗的分析报告。

2.制订为协作医院服务的20条措施落实计划，协助并指导我院医务人员、协作医院有关人员认真落实互联智慧分级诊疗20条服务举措。

3.组织优秀专家团队，开展广覆盖、多形式、宽领域的学科联合活动，如定期举办覆盖市域、县域的专科学术会议、专家适宜技术推广等，做好我院优势学科的推广与宣传。

4.为协作医院的县处级以及享受同等待遇的保健对象、特殊人群、慢性病患者提供健康评估和健康管理服务，及时进行分析、评估、提醒和干预。

5.做好协作医院医务人员到我院进修、学习、参加学术活动或专科培训的联络工作。

6.定期评价、持续改进学科联合工作，探索推进分级诊疗工作的长效、常态化机制。

7.积极完成上级交办的指令性任务，如大型义诊、对外宣传活动、互联智慧学科联盟活动的会务协助等。

二、车辆驾驶员管理制度

1.驾驶员和专家自觉遵守《道路交通安全法》和医院各项规章制度。

2.派出车辆在医院公共事业发展部和互联智慧分级诊疗中心主任领导下进行工作。

3.驾驶员应确保行车安全，驾车前严禁饮酒，严禁超速行驶，严禁开车接打手机、饮食、吸烟等妨碍安全行车的行为。

4.车上人员下车前要使用荷式开门法，在确保安全后再开启车门，上车系安全带。严禁有与司机闲聊等影响安全驾驶的行为。

5.驾驶员连续开车2个小时后应找就近服务区适度休息，严禁疲劳驾驶。

6.熟练掌握驾驶技术、熟悉地理位置等业务，保质保量地完成医院布置的各项工作任务。

7.车辆内配备常用急救物品，如降压药、速效救心丸、解暑药物、纱布、绷带等。

三、车辆使用管理制度

1.使用车辆应严格遵守《道路交通安全法》，严格遵守车辆行驶规定。

2.使用车辆必须保持车况良好，车容车貌整洁，并随时处于出勤备用完好状态。

3.出车前检查车辆的机油、燃油、轮胎气压、车灯等，保证车辆安全正常行驶。

4.车辆启动前，要检查随车人员关好车门，坐好、扶好，系好安全带。

5.定期检修车辆，保证车辆随时能安全出勤。

6.按车辆出厂规定定期保养车辆，更换轮胎、机油、机油滤芯等。

7.出勤车辆必须配有备胎、扳手、千斤顶等自救设备及物品。

8.出勤前如遇到大雾、大雪等自然灾害不能保证出行安全的，应停止出车，如出车途中出现上述情况，就近在服务区或安全地带停车，迅速向医院汇报。

9.出车途中如遇交通事故，应先将受伤人员及时送医院抢救，同时报交警部门，并上报部门及医院领导。

10.如遇跟车人员突发急病，应立即就近送医院急救，确保人员生命安全。

第七节　互联智慧健康服务院工作制度

一、医疗服务管理制度

第一条　为落实《国务院办公厅关于促进"互联网+医疗健康"发展的意见》，推动互联网医院持续健康发展，规范互联网医院管理，提高医疗服务效率，保证医疗质量和医疗安全，根据《执业医师法》《医疗机构管理条例》《处方管理办法》《互联网医院管理办法（试行）》等法律法规，制定本制度。

第二条　本制度适用于互联智慧健康服务院所有医疗业务。

第三条　互联智慧健康服务院作为实体医疗机构第二名称，以实体医院为依托，以医疗服务为目的，仅适用于在本机构注册的医务人员通过互联网等信息技术开展部分常见病、慢性病复诊和"互联网+"家庭医生签约服务。

第四条　互联智慧健康服务院开展经省卫生健康委核准的诊疗科目，主要医疗服务内容与对象包括：

（一）医药健康咨询、问诊、宣教、远程医疗和线下诊疗健康服务。

（二）诊断明确患者，诊治后病情稳定，无须住院但需长期管理的复诊患者。

（三）确诊为慢性疾病的复诊患者。

（四）各类手术后、危重症经规范治疗后，需康复医疗或定期复诊的患者。

第五条　我院实体医院承担互联智慧健康服务院的职责及主体监管，设置完备的互联智慧健康服务院和科室管理组织负责互联智慧健康服务院的整体运营、依法执业、医疗质量控制与管理和医疗纠纷协调处理等工作。医院行政、院办、医务等审批部门按照各自职责，共同做好互联智慧健康服务院的监督管理工作。

第六条　医院负责互联智慧健康服务院医务人员资质的注册登记审核，确保注册的卫生技术人员资质真实、合法、有效，保存卫生技术人员的医师资格证书、医师执业证书、职称证书、身份证扫描件备查，并承担相应的法律责任。

第七条　互联智慧健康服务院执行由国家或行业学协会制定的诊疗技术规范和操作规程，医务人员妥善保管本人登录及在互联智慧健康服务院执业的身份标识，对本人身份标识的使用负责；不对首诊患者和急诊患者开展互联网诊疗活动。

第八条　互联智慧健康服务院必须对患者进行风险评估、风险提示，获得患者的知情同意，必要时签订知情同意书。

第九条　当患者病情出现变化或存在其他不适宜在线诊疗服务，医师应当引导患者到实体医疗机构就诊。

第十条　互联智慧健康服务院应当严格遵守《处方管理办法》等处方管理规定。在线开具处方前，医师应当掌握患者病历资料，确定患者在实体医疗机构明确诊断为某种或某几种常见病、慢性病后，可以针对相同诊断的疾病在线开具处方。

第十一条　所有在线诊断、处方必须有医师电子签名。处方经药师审核合格后方可生效，我院药房委托符合条件的第三方机构配送。不得在互联网上开具麻醉药品、精神类药品处方，以及其他用药风险较高、有其他特殊管理规定的药品处方，不得使用未经疗效确认的试验性药品、违禁药品，不得推广使用临床试验性检查和治疗。为低龄儿童（6岁以下）开具互联网儿童用药处方时，应当确定患儿有监护人和相关专业医师陪伴。

第十二条　按照《医疗机构病历管理规定》和《电子病历基本规范（试行）》等相关文件要求，为患者建立电子病历，并按照规定进行管理，互联智慧健康服务院病历的保存期不得少于15年。患者可以在线查询检查检验结果和资料、诊断治疗方案、处方和医嘱等病历资料。

第十三条　互联智慧健康服务院发生的医疗服务不良事件和药品不良事件按照国家有关规定上报。

第十四条　严格执行信息安全和医疗数据保密的有关法律法规，妥善保管患者信息，不得非法买卖、泄露患者信息。

第十五条　按照公平、合法和诚实信用的原则合理制定价格，并保持一定时期内价格水平相对稳定；要按规定执行明码标价和医药费用明细清单制度，通过多种方式向患者公示医疗服务和药品价格，接受社会监督。

第十六条　按照国家及当地医疗机构管理相关规定，制定互联智慧健康服务院内部管理规范和工作流程，建立完善的内部质控体系，对从事线上诊疗活动的卫生技术人员进行全程视频录像，或者进行电子签名和认证，录像资料保存期至少在3个月以上。

第十七条　互联智慧健康服务院信息技术运营管理人员应遵守以下规定：

（一）严格执行信息安全和医疗数据保密制度，不得泄露、买卖医学、个人隐私等相关信息。

（二）认真履行岗位职责，定期监督、检查机房网络设备运行状态，对路由器、防火墙、访问审计、漏洞扫描及IDS等安全设备产生的日志进行分析，并生成日安全运行报告，对产生的安全隐患提前预警，及时采取安全预防措施，以确保互联智慧健康服务院安全正常运行。

（三）配合医药科室及其相关人员开展互联网诊疗服务工作。

第十八条　根据医院行政部门或质控部门发布的质控指标和标准完善互联智慧健康服务院医疗质量管理相关指标体系，及时收集相关医疗质量信息，开展医疗质量监测工作。

第十九条　在互联网医疗服务过程中发生医疗争议时，由实体医院医疗纠纷处置管理及调解部门和患者按照相关法律、法规和双方达成的协议进行处理。

二、信息系统管理制度

第一条　为了保障互联智慧健康服务院系统的正常运行，确保信息系统的可靠、安全、稳定及数据的完整和准确性，避免人为原因导致系统故障、安全隐患等，特制定本制度。

第二条　本制度适用于互联智慧健康服务院所有人员。

第三条　工作人员应当遵守国家法律、法规，不得利用互联网从事危害国家安全、泄露国家秘密等违法犯罪活动，不得制作、传阅、复制和传播妨碍社会稳定的信息和淫秽色情等信息，不得从事危害计算机信息网络安全的活动。

第四条　工作人员离开工作岗位，要妥善存放好U盘、移动硬盘、资料、文件，并锁定计算机。长时间不用时应当关闭计算机并切断电源。

第五条　计算机、网络设备和通讯设备等不得擅自移动、拆卸；当设备出现故障时应当报告和处理。未经批准，任何人不得擅自拆换或携带外出修理。

第六条　工作人员定期对使用的计算机系统进行病毒检查和清除，定期升级杀毒软件；严格控制使用外来软盘、光盘软件。与外界交换数据时，必须在使用前通过安全检查后方可使用。

第七条　下班之前关闭计算机并切断电源，显示器为液晶屏的不能用手或其他硬物按压。计算机在开机状态下不能直接断掉电源，计算机在使用过程中不要随意移动、搬动、震动。

第八条　应保持计算机周围环境的清洁，键盘、鼠标、机箱、显示器等不应堆积灰尘，要定时清理除尘。

第九条　遇到雷暴天气应主动关闭计算机，关闭网络通讯设备，断开电源，防止雷击造成计算机及设备的损坏。

第十条　不得私自更改计算机的各项设置，如计算机名、网络IP地址、登录方式等。

第十一条　计算机上不得存放有破坏医院计算机、网络正常运行的软件程序，上班严禁安装非工作需要的软件，严禁在医院的计算机系统上安装或玩电脑游戏。

第十二条　使用者自行下载和安装的软件，在使用前需确保来源正规可信，并且安全无毒方可使用。

第十三条　及时做好各项业务数据和文件备份保存工作，任何人不得泄露数据信息。岗位调动时，做好各类备份数据、文件的移交工作。

第十四条　定期联合网络信息中心对服务器安全例行检查。检查检测各应用服务器的用户权限、目录安全性，看看是不是有隐藏账号，查看进程和服务器网络连接情况，查看当前端口开发情况，查看系统相关日志，发现系统入侵后及时修复问题，分析入侵原因，及时修复系统的漏洞。

第十五条　信息系统的管理账号密码应定期更换，密码不得以任何书面形式记录或表示。严禁通过任何方式的表示方法向他人泄露有关账号的信息。岗位调动离开医院，科室要及时通知互联智慧健康服务院管理员收回原账号。

第十六条　不得擅自增加、修改科室、人员信息，需要修改时需向负责人汇报，并做好修改内容的记录。

第十七条　数据库管理员不得擅自增加、修改、删除收费项目信息。如需处理时，要向科室负责人汇报，并经财务部门审批。

第十八条　要定期对管理员权限进行统计，取消与实际工作无关的权限。

第十九条　违规操作者，没有造成经济损失，视情节严重程度给予警告或通报处分；造成经济损失，追诉当事人和责任人相关经济赔偿。

第二十条　造成数据外泄及严重后果的，提交医院相关部门研究处理。

三、医疗质量控制和评价制度

第一条　医疗质量是医院管理核心内容，互联智慧健康服务院必须把医疗质量放在首位，质量管理是不断完善、持续改进过程，应当纳入互联智慧健康服务院的各项工作。

第二条　提高互联智慧健康服务院综合素质，相关负责人是医疗质量管理单元的主要责任人。

第三条　互联智慧健康服务院质量管理组织要根据上级有关要求和自身医疗工作的实际，建立切实可行的质量管理方案。

第四条　质量管理工作应有文字记录，包括互联网医疗质量管理措施。

第五条　有效监控信息质量，确保数据准确完整。

第六条　加强全面质量管理、教育，增强法律意识、质量意识。

（一）实行执业资格准入制度，严格按照《执业医师法》规定的范围执业。

（二）新进人员岗前学习，必须进行互联智慧健康服务院各项规章制度等内容学习。

（三）不定期举行互联智慧健康服务院质量管理教育。

（四）对违反医疗卫生法律法规、规章制度及技术操作规程的人员进行个别强化教育。

（五）互联智慧健康服务院相关负责人应定期组织医务人员学习卫生法规、规章制度等有关规定。

（六）科室建立健全质量保证体系，即建立科室质量管理组织，配备专（兼）职人员；完善各级各类人员岗位职责，实行目标责任制管理。科室医疗质控小组每月应对本科室医疗质量工作进行自查、总结、上报。

四、在线处方管理制度

第一条　为规范互联网处方管理，提高处方质量，促进合理用药，保障医疗安全，根据《中华人民共和国药品管理法》《处方管理办法》等有关法律、法规，制定本规定。

第二条　本规定所指处方，是指由注册的执业医师和执业助理医师（以下简称医师）在本院互联智慧健康服务院诊疗活动中为患者开具的、由取得药学专业技术职务任职资格的药学专业技术人员（以下简称药师）审核、调配、核对，并作为患者用药凭证的医疗文书。

第三条　处方有效期为3天，3天后处方自动失效。

第四条　处方由前记、正文、后记组成。

（一）前记包括：医院名称，费别，患者姓名、性别、年龄、病历号、科别、临床诊断及其开具日期等。

（二）正文包括：药品名称、规格、数量、用法用量。

（三）后记包括：医师电子签名和手机短号（或院内联系电话）、药品金额及审核、调配、核对、发药药师的电子签名或签名。

第五条　患者一般情况、临床诊断填写清晰、完整，并与病历记载相一致。

第六条　药品名称应当使用经药品监督管理部门批准并公布的药品通用名称、新活性化合物的专利药品名称和复方制剂药品名称。医师开具院内制剂处方时应当使用经省级卫生行政部门审核、药品监督管理部门批准的名称。医师可以使用由卫生健康委公布的药品习惯名称开具处方。

第七条　书写药品剂量、规格、用法、用量要准确规范，药品用法可用规范的中文、英文、拉丁文或者缩写体书写，但不得使用"遵医嘱""自用"等含糊不清字句。剂量应按照药品说明书中的常用量使用，必须注明单位，需超剂量使用时医师应注明原因。

第八条 患者年龄应当填写实足年龄，新生儿、婴幼儿写日、月龄，必要时要注明体重。

第九条 西药和中成药可以分别开具处方，也可以开具一张处方，中药饮片应当单独开具处方。

第十条 开具西药、中成药处方，每一种药品应当另起一行，每张处方不得超过5种药品。

第十一条 处方医师的电子签名式样必须在医务部和药剂科留样备查。

第十二条 医师应当根据医疗、预防、保健需要，按照诊疗规范、药品说明书中的药品适应证、药理作用、用法、用量、禁忌、不良反应和注意事项等开具处方。

第十三条 处方限量：一般不得超过7日用量；按照疾病诊断，对于某些慢性病、老年病，处方用量不超过半个月量；各类医保规定病种和高血压、冠心病、肺结核、糖尿病、慢性肝炎等需长期服药的慢性病、老年病，处方最多不超过1个月量，但医师必须注明理由。

第十四条 诊间系统中安装有临床用药决策支持软件，自动提示某药品是否需要皮试、是否易混淆药品、药品的相互作用、重复用药等。

第十五条 药师在线评价处方的适宜性，具体包括下列内容：

（一）药物、剂量、频度及给药途径是否合适。

（二）治疗是否重复。

（三）过敏或潜在过敏或敏感。

（四）药物与药物或药物与食物之间存在或潜在的相互作用。

（五）患者体重和其他生理信息。

（六）其他禁忌证。

第十六条 药师经处方审核后，认为存在用药不适宜时，应告知处方医师，请其确认或者重新开具处方。并按规定登记和上报，定期讨论并将结果公示在医院局域网上。

第十七条 经药师审核的合格处方由患者在网站平台上选择互联智慧药房、本院的门诊药房。

第十八条 医师按规定开具的麻醉药品、精神药品、医疗用毒性药品、放射性药品和药物类易制毒化学品处方仅限于本院的门诊药房调配。

第十九条　处方从开具、审核、修改、支付到配送等信息在互联网院区的数据库中保存，保存期限至少为1年，具有可追溯性。

五、患者知情同意与登记制度

第一条　按照《互联智慧健康服务院管理办法（试行）》第十八条要求，互联智慧健康服务院必须对患者进行风险提示，获得患者的知情同意书。

第二条　本办法适用于借助河南省人民医院开展互联网诊疗活动的所有医护人员。

第三条　医务人员在诊疗活动中应当采取恰当的方式、使用易懂的语言，向患者说明病情和医疗措施，需要实施手术、特殊检查、特殊治疗，应转入实体医院进一步治疗。

第四条　不宜向患者说明的，医务人员应当向患者的近亲属、法定代理人或授权委托人说明，建议患者前往实体医院就诊。说明内容应有记录，并取得其书面同意。患方签字内容至少应包括医务人员是否对目前病情、疾病发展及转归、诊疗措施及评价、替代措施进行了详细说明，患方考虑后的选择情况，是否愿意承担因选择所导致的意外风险等。

第五条　知情同意书应由患者本人签字，本人不能签字时，应由其委托的直系亲属和按相关法律程序规定的相关人员签字方能生效。患者委托代理人时，应由患者本人和被委托代理人共同签署《授权委托书》，被委托人应向医师出示个人身份证等证明资料。

第六条　如患者拒绝接受医嘱或处理，接诊医师做详细记录，内容应包括处理建议，不接受处理可能会产生的后果，将上述情况向患者充分说明后患者仍拒绝接受处理等情况时，应保留患者就诊过程录像。

第七条　患者对自己的病情享有知情权和隐私权。

六、病案管理制度

第一条　为规范互联智慧健康服务院病案（以下简称电子病历）使用行为，维护电子病历实施各方当事人的合法权益，根据卫生部（现国家卫生健康委）《电子病历基本规范（试行）》《病历书写基本规范》及《中华人民共和国执业医师法》《护士条例》等法律法规，结合我院《电子病历管理办法》实际情况制定本管理办法。

第二条　本制度仅适用于互联智慧健康服务院电子病历的建立、使用、保存和管理。

第三条　电子病历的建立应当满足临床工作需要，遵循医疗工作流程，保障医疗质量和医疗安全。电子病历录入应当遵循客观、真实、准确、及时、完整、规范的原则。

第四条　电子病历录入应当使用中文和医学术语，要求表述准确、语句通顺、标点正确。通用的外文缩写和无正式中文译名的症状、体征、疾病名称等可以使用外文。

第五条　记录日期和时间由电子病历系统按年历、月历、日历设定并自动生成，使用阿拉伯数字记录，记录时间应当采用24小时制。年份应设定为4位数，月、日设定为2位数，时间设定至分钟。记录格式为"年-月-日-时间"。

第六条　电子病历采用宋体、四号字排版。

第七条　电子病历要求只能单面打印，打印后发现打印文档中存在错误，必须对电子住院病历内容进行修订后重新打印，禁止直接对电子打印病历进行手写修改，以保证电子文本与打印文本的一致。

第八条　电子病历内容应当按照《病历书写基本规范》《电子病历基本规范（试行）》及河南省卫生厅《河南省病历书写规范实施细则》执行，使用国家卫生健康委和省卫生厅统一制定的项目名称、格式和内容，不得擅自变更。

第九条　电子病历应采用电子签名以确保其法律有效性。医务人员采用身份标识登录电子病历系统完成各项记录等操作并予确认后，系统应当显示医务人员电子签名。

第十条　电子病历系统应当为患者建立个人信息数据库（包括姓名、性别、出生日期、民族、婚姻状况、职业、工作单位、住址、有效身份证件号码、社会保障号码或各类医疗保险号码、联系电话、门诊病历号码、影像和特殊检查资料号码等），授予唯一标识号码并确保与患者的历次医疗记录相对应。

第十一条　电子病历系统应当具有严格的复制管理功能。同一患者的相同信息可以复制，复制内容必须校对，不同患者的信息不得复制。

第十二条　电子病历系统应当满足国家信息安全等级保护制度与标准。严禁篡改、伪造、隐匿、抢夺、窃取和毁坏。

第十三条　医务人员修改电子病历时，电子病历系统应当进行身份识别、保存历次修改痕迹、标记准确的修改时间和修改人信息。

第十四条　病案科具体负责电子病历的收集、保存、调阅、复制等管理工作，接诊医师录入确认即为归档，归档后不得修改。

第十五条 患者诊疗活动过程中产生的非文字资料（CT、磁共振、超声等医学影像信息及心电图、录音、录像等）应当纳入电子病历系统管理，应确保随时调阅、内容完整。

第十六条 建立电子病历信息安全保密制度，设定医务人员和有关医院管理人员调阅、复制、打印电子病历的相应权限，建立电子病历使用日志，记录使用人员、操作时间和内容。未经授权，任何单位和个人不得擅自调阅、复制电子病历。

第十七条 凡违反国家法律法规，违反本办法规定，伪造、破坏或擅自销毁电子病历的，依照国家有关法律追究行为人相应的法律责任。泄露患者隐私造成严重后果的，依法承担相应的赔偿责任。

第十八条 侵犯他人知识产权的，依法承担相应的赔偿责任。以上行为情节严重，构成犯罪的，应依法追究其刑事责任。

七、关于复诊患者病情评估管理和突发情况应急处置制度

第一条 按照《互联网诊疗管理办法（试行）》《互联网医院管理办法（试行）》要求，依据《三级综合医院评审标准与实施细则（2011年版）》标准，为了保证医疗质量，保障患者生命安全，使患者病情能够得到客观科学的评估，医师能够做出详细科学的治疗计划，并且当病情变化的时候能够及时调整修改治疗方法，特制定本制度。

第二条 本制度适用于全院开展互联网诊疗的科室。

第三条 对病情复杂患者，如需要多科会诊进行综合评估，按照首诊负责制的要求，由首诊医师发起多学科在线会诊，互联智慧健康服务院管理部门协调通知。

第四条 确定为急危重症患者的，要引导患者尽快到实体医疗机构就诊。

第五条 对互联智慧健康服务院复诊患者出现突发情况：

（一）不危及生命安全时，应通过在线视频立即告知周围家属或陪同医务人员，护送患者前往实体医院及时处理。

（二）可能危及生命安全时，应立即要求家属或陪同医务人员实施初级生命支持操作，同时拨打"120"呼救，整体过程应全程保留资料。

八、培训考核制度

第一条 为进一步加强互联智慧健康服务院业务学习的管理，营造良好学习氛围，有效提升互联智慧健康服务院专业技术人员的业务素质和技术水平，特制定本规定。

第二条 学习对象包括各临床医护人员及相关工作人员。

第三条 由互联智慧健康服务院拟订学习计划并合理安排时间，进行全院集中性业务学习或科室内业务学习，要求除值班室人员以外的临床医技人员必须参加，因故不能参加的必须提前向互联智慧健康服务院请假。

第四条 科室业务学习采取记录制，并建立学习笔记本。

第五条 科室要做好业务学习的管理工作，合理安排好教学内容，将互联智慧健康服务院操作流程与专业特色相结合，力求达到最好的教学效果。

第六条 全院性业务学习采取签到制，未参加学习人员根据具体实际情况进行相应的警告或惩罚。

九、云门诊工作制度

为规范医务人员在互联智慧健康服务院网络门诊开展健康咨询、远程问诊、宣教等诊疗行为，进一步加强医务人员的互联网医疗安全意识，防范医疗风险，强化互联网医疗安全的监控机制，更有效地防止行医过程中的缺陷发生，根据互联网实际情况，制定本制度。

第一条 给予患者的建议内容应符合患者病情需求。

第二条 对患者的病情建议书写措辞要严谨，无病句、错别字等现象。

第三条 在咨询过程中要态度和善、语气亲切、耐心解答。

第四条 不得把个人情绪带入工作中，更不得对咨询患者口气生硬，不耐烦，草率应付。

第五条 对无法判断或确认的病情处理时，切勿随意回答患者，做出相应解释，防止患者产生不必要的误会。

第六条 对患者的病情无法确诊的情况下，切勿随意下诊断或开具处方，导致不必要的医疗风险。

第七条 禁止用暗示性语言指使患者前往未经医院批准的机构进行就诊或购买药品。

第八条 禁止向患者透露咨询量、预约量等互联智慧健康服务院的相关数据信息，禁止向外人透露患者信息及隐私。

第九条 面对患者骚扰、污秽、辱骂等词语，禁止正面冲突纠缠，可委婉解释、停止就诊。

第十条 在咨询或建议诊疗过程中，提高医疗风险防范意识，确保医疗安全。

第三章

河南省人民医院互联智慧分级诊疗相关长效机制

第一节 院领导包片 + 首席
学科专家负责工作机制

1.院领导按地市分片包干负责，每年回访一次。带领首席学科专家和签约学科专家，深入协作医院听取对互联智慧分级诊疗服务体系工作的意见和建议。

2.临床专家作为首席学科专家或名誉院长、副院长，每季度至少一次到负责协作医院开展20条帮扶举措，定期组织举办县域、有影响力的帮扶活动。

3.每月签约重点专科专家至少一次到负责协作医院开展帮扶活动，持续提升基层医疗机构卫生服务能力。

4.每年公共事业发展部区域外联人员总结互联智慧分级诊疗服务体系建设情况，并拟订明年工作计划，呈交分片包干院领导审阅指导。

5.建立定期反馈机制，公共事业发展部及时告知提醒有关科室和专家完成相关工作进展情况。

6.建立互联智慧分级诊疗服务举措工作台账，细化互联智慧分级诊疗绩效考核工作，对首席专家、签约学科共建专家定期进行工作考核，考核结果与个人绩效挂钩。

7.互联智慧分级诊疗服务指标落实情况纳入临床科主任负责制目标管理考评细则，考核结果兑现到三级医师组，和个人绩效核算挂钩。

第二节 "三固定"专家团工作机制

1.根据基层医院需求，开展针对性、系统性和科学性互联智慧分级诊疗帮扶工作，实行"固定医院、固定时间、固定专业"的"三固定"工作模式，更好地保障帮扶效果。

2."三固定"人员由临床科主任担任组长，院内临床、护理、药学等专家组成专家团，每月深入基层医院，现场帮扶。

3.每年医院对"三固定"工作模式进行总结与反馈。

4.根据我院帮扶基层医院临床专科发展状况及基层医院需求，原则上每2年调整帮扶专业方向一次。

5.如遇基层医院对互联智慧帮扶工作需求个性化，可实行"三固定专业"+"机动专业"（短期帮扶专业）相结合工作模式。

第三节 联络员地图式定位责任管理机制

1.按照河南省地级市人口多少，将基层医院按区域分为11个组，设11名固定联络专员分区负责联络、对接有关工作。

2.在河南省地图上标注区域联络专员名字、照片和联系电话，形成互联智慧分级诊疗联络专员地图。

3.联络员具体负责落实互联智慧分级诊疗协议签署、学科对接和服务举措落实等。

4.联络员必须熟知籍贯为负责区域的专家姓名、职称、职务和业务专长。

5.根据县级医院需求，持续开展"亲情+乡情"活动。

6.不定期举行县域互联智慧分级诊疗工作座谈会，了解县域需求。

7.联络员地图式定位责任制提升互联智慧工作效率，方便医务人员相互交流，也有助于实现监督管理。

参考文献

第一篇

［1］《关于促进"互联网+医疗健康"发展的意见》政策解读［EB/OL］.（2018-04-28）［2020-03-17］. http://www.nhc.gov.cn/guihuaxxs/s10742/201804/39182050fbcc4b2a8958abfc43cb3de6.shtml.

［2］晏国文，曹学平.供需双增：互联网医疗终迎春天［N］.中国经营报，2020-03-02（B11）.

［3］吴谦，邱映贵."互联网+医疗"背景下分级诊疗制度的模式及运行机制研究［J］.卫生软科学，2020，34（1）：7-11.

［4］政策解读.人工智能政策汇总［EB/OL］.（2019-01-31）［2020-03-17］. https://www.sohu.com/a/292560106_100179411.

［5］徐玲玲，徐婷婷."互联网+"背景下智慧医疗应用现状研究［J］.智能计算机与应用，2020，10（1）：207-210.

［6］徐雅芳.5G通信技术特点及在远程医疗中的应用［J］.电子制作，2020（2）：87-89.

［7］夏丽亚.医疗人工智能技术的应用与思考［J］.科学大众（科学教育），2020（2）：196-197.

［8］王淑平，梁颖.大数据背景下医疗卫生行业数据应用研究［J］.自动化技术与应用，2020，39（1）：54-57.

［9］王小平，张定发.5G技术在智慧医疗领域的应用场景研究［J］.现代临床医学，2020，46（1）：62-64.

［10］韩建宁，刘福清.分级诊疗制度下大型公立医院与基层医疗卫生机构共赢发展的途径［J］.现代医院，2019，19（6）：781-783.

［11］孔宛如，孙强.分级诊疗制度下公立医院的实践方式思考［J］.中国初级卫生保健，2019，33（5）：1-3.

［12］焦云龙."互联网+医疗服务"的创新路径和举措［J］.浙江经济，2019（4）：56-57.

［13］袁宁，屈高超，颜帅，等.基于5G网络的人工智能与物联网在智慧医疗领域的应用［J］.中国研究型医院，2019，6（6）：58-62.

［14］陆雅珍，聂良刚，蓝耿.互联网+背景下智慧医疗应用现状初探［J］.网络安全技术与应用，2019（12）：121-122.

［15］肖杨，彭雯，叶梅.构建以物联网技术为基础的智能远程医疗系统［J］.中国医学

装备，2019，16（4）：153–156.

［16］张红伟. 5G时代物联网技术在医疗设备管理中的应用［J］.中国新通信，2019，21（21）：85–87.

［17］盛煜，彭恒，冯毅. 基于5G移动网络的智慧医疗应用［J］.邮电设计技术，2019（7）：1–5.

［18］周昀，李为民. 5G时代医疗服务模式变革趋势探讨［J］. 华西医学，2019，34（12）：1331–1334.

［19］李伦彬，王诗莹，刘心声，等.智慧医疗背景下的大数据互联网医疗平台构建［J］.景德镇学院学报，2019，34（6）：10–12，92.

［20］张红文，蔡媛青，王文娟.“互联网+”精准医疗健康发展趋势分析［J］.中国医院，2019，23（11）：20–22.

［21］袁紫藤，陶金婷，谈莹，等.国内外医疗人工智能应用现状及相关政策［J］.医学信息学杂志，2019，40（5）：2–9.

［22］孙亚丹，崔巍.互联网时代下的医疗健康大数据生态系统［J］.数字通信世界，2019（10）：144–145.

［23］林悦.“互联网+智慧医疗”现状及发展展望［J］.中国医疗器械信息，2019，25（18）：15–16.

［24］陈敏.“互联网+医疗健康”：打造智慧医疗服务新模式［J］.中国党政干部论坛，2018（10）：30–33.

［25］方鹏骞，陈江芸，刘胜林，等.分级诊疗制度下公立医院面临的挑战与思考［J］.中国医院管理，2018，38（10）：1–3.

［26］何雪松，罗力.互联网医疗的应用现状和发展趋势［J］.中国卫生政策研究，2018，11（9）：71–75.

［27］熊威，高灿，张莹，等.分级诊疗背景下大型公立医院发展策略思考［J］.卫生软科学，2018，32（8）：37–39.

［28］房玮.分级诊疗对公立医院经济运行的影响及对策研究［D］.青岛大学，2018.

［29］俞利倩.分级诊疗对公立医院运行的影响及应对策略［J］. 中国国际财经（中文），2018（9）：254–255.

［30］陈曦.互联网医疗研究现状及未来展望［J］.人民论坛·学术前沿，2017（24）：40–47，95.

［31］张彦生，王虎峰.基于分级诊疗的公立医院功能定位探究［J］.中国卫生经济，2017，36（9）：14–17.

［32］孙秀玲.分级诊疗体系中的公立医院功能定位研究［J］.经济师，2017（2）：247–249.

［33］孟群.医疗健康+互联网现状及发展趋势［M］.北京：人民卫生出版社，2016.

［34］高玮.“互联网+”模式下我国医疗服务体系建设研究［D］.天津大学，2016.

［35］余冬苹，张玉良，赵彦涛.“互联网+医疗”发展趋势探讨［J］.移动通信，2016，40（13）：12-15，21.

［36］李颖，孙长学.“互联网+医疗”的创新发展［J］.宏观经济管理，2016（3）：33-35.

［37］常朝娣，陈敏.互联网医院医疗服务模式及趋势分析［J］.中国卫生信息管理杂志，2016，13（6）：557-560.

［38］郭薇，薛澜.互联网医疗的现实定位与未来发展［J］.探索，2016（6）：142-148.

［39］郭珉江，胡红濮.基于资源整合视角的互联网医疗模式分析及分级诊疗作用机制探讨［J］.中国卫生经济，2016，35（12）：35-37.

［40］高琴.刍议分级诊疗模式下大型城市公立医院的未来［J］.中国卫生产业，2016，13（31）：20-21.

［41］刘宁，陈敏.我国互联网医疗服务模式与应用现状分析［J］.中国卫生信息管理杂志，2016，13（5）：455-460.

［42］唐国宝，杨叔禹.分级诊疗视角下公立医院改革探索［J］.现代医院管理，2016，14（4）：7-9，32.

［43］孙波.分级诊疗制度给公立医院带来的新挑战［J］.中医药管理杂志，2016，24（15）：31-33.

［44］赵大仁，何思长，孙渤星，等.我国“互联网+医疗”的实施现状与思考［J］.卫生经济研究，2016（7）：14-17.

［45］安文琛.“互联网+医疗”对传统医疗行业的影响与冲击［J］.医学信息学杂志，2016，37（6）：2-7.

［46］孔祥溢，王任直.“互联网+医疗”重构中国医疗生态圈的现状与思考［J］.医学信息学杂志，2016，37（3）：46-52.

［47］林海，林秀蓉，陈金雄.“互联网+”在医疗领域应用的现状与展望［J］.中国数字医学，2016，11（1）：31-33.

［48］朱劲松.互联网+医疗模式：内涵与系统架构［J］.中国医院管理，2016，36（1）：38-40.

［49］孙国强，由丽孪，陈思，等.互联网+医疗模式的初步探索［J］.中国数字医学，2015，10（6）：15-18.

［50］汪鹏，吴昊.国内外移动互联网医疗应用现状及未来发展趋势探讨［J］.中国数字医学，2014，9（1）：8-10.

［51］何国平，章笠中，何前锋.智慧医疗及医疗物联网应用概述［J］.电信网技术，2013（8）：19-26.

［52］陆阳，张书旭，袁克虹.基于云计算的远程医疗辅助诊断咨询系统［J］.计算机系

统应用，2012，21（12）：22-25.

第二篇

［1］孙国强，由丽莘，陈思，等.互联网+医疗模式的初步探索［J］.中国数字医学，2016，10（6）：15-16.

［2］SKIBA D J.Connected health 2015：the year of virtual patient visits［J］.Nursing Education Perspectives，2015，36（2）：131-134.

［3］M M BUJNOWSKA-FEDAK.Trends in the use of the Internet for health purposes in Poland［J］.Public Health，2015（15）：194.

［4］孟群，尹新，梁宸.中国"互联网+健康医疗"现状与发展综述.中国卫生信息管理杂志，2017，14（2）：110-118.

［5］方丽骞，谢俏丽，胡天天.论互联网与医疗服务的关系［J］.中国卫生政策研究，2016，9（1）：65-68.

［6］郭珉江，胡戏濮.基于资源整合视角的互联网医疗模式分析及分级诊疗作用机制探讨［J］.中国卫生经济，2016，35（12）：35-37.

［7］李洪磊，王强.我国互联网医疗服务发展现状及对策研究［J］.中国管理信息化，2015，18（17）：54.

第三篇

［1］贾斐，王雪梅，汪卫国.5G通信技术在远程医疗中的应用［J］.信息通信技术与政策，2019（6）：94.

［2］胡松林，胡雅玲，张培勇."互联网+"助力县级医院开展分级诊疗的探索［J］.中国卫生信息管理杂志，2019，16（5）：596-600.

［3］毛兵，张连仲，顾建钦.基于互联智慧分级诊疗服务体系远程病理会诊网络构建与实践［J］.中国卫生事业管理，2019，36（6）：409-411.

［4］关欣，刘兰茹，朱虹，等.美国远程医疗对我国创新实践的启示［J］.中国卫生事业管理，2019，36（8）：565-567.

［5］李鹏，陈国纯，易淑明，等.临床护士在线业务学习方案的设计与应用［J］.中华护理教育，2019，16（11）：856-858.

更多参考文献请扫码查看

参考文献

附 河南省人民医院互联智慧分级诊疗相关服务平台

"河南福音省医"微信公众号二维码

"省医互联智慧分级诊疗医学中心"微信公众号二维码

"河南省医互联智慧健康服务院"微信公众号二维码

河南省人民医院官网二维码

河南省人民医院互联智慧分级诊疗协同平台网页二维码

互联智慧健康服务院网页二维码

"河南省医"微信小程序二维码

"河南省医医护版"App二维码

"河南省医患者版"App二维码